Histologie Band 2
Spezielle Histologie

3., komplett überarbeitete Auflage

www.medi-learn.de

Autor: Maximilian Drewes

Herausgeber:
MEDI-LEARN
Elisabethstraße 9, 35037 Marburg/Lahn

Herstellung:
MEDI-LEARN Kiel
Olbrichtweg 11, 24145 Kiel
Tel: 04 31/780 25-0, Fax: 04 31/780 25-27
E-Mail: redaktion@medi-learn.de, www.medi-learn.de

Verlagsredaktion: Dr. Waltraud Haberberger, Jens Plasger, Christian Weier, Tobias Happ
Fachlicher Beirat: PD Dr. Rainer Viktor Haberberger
Lektorat: Almut Hahn-Mieth
Grafiker: Irina Kart, Dr. Günter Körtner, Alexander Dospil, Christine Marx
Layout und Satz: Kjell Wierig
Illustration: Daniel Lüdeling, Rippenspreizer.com
Druck: Druckerei Wenzel, Marburg

3. Auflage 2009

Teil 2 des Histologiepaketes, nur im Paket erhältlich
ISBN-13: 978-3-938802-52-6

© 2009 MEDI-LEARN Verlag, Marburg

Das vorliegende Werk ist in all seinen Teilen urheberrechtlich geschützt. Alle Rechte sind vorbehalten, insbesondere das Recht der Übersetzung, des Vortrags, der Reproduktion, der Vervielfältigung auf fotomechanischen oder anderen Wegen und Speicherung in elektronischen Medien.
Ungeachtet der Sorgfalt, die auf die Erstellung von Texten und Abbildungen verwendet wurde, können weder Verlag noch Autor oder Herausgeber für mögliche Fehler und deren Folgen eine juristische Verantwortung oder irgendeine Haftung übernehmen.

Die Original IMPP-Prüfungsfragen und -bilder sind urheberrechtlich geschützt.
Jegliche Nutzung bedarf der ausdrücklichen Genehmigung des IMPP.

Wichtiger Hinweis für alle Leser

Die Medizin ist als Naturwissenschaft ständigen Veränderungen und Neuerungen unterworfen. Sowohl die Forschung als auch klinische Erfahrungen führen dazu, dass der Wissensstand ständig erweitert wird. Dies gilt insbesondere für medikamentöse Therapie und andere Behandlungen. Alle Dosierungen oder Angaben in diesem Buch unterliegen diesen Veränderungen.
Obwohl das MEDI-LEARN-TEAM größte Sorgfalt in Bezug auf die Angabe von Dosierungen oder Applikationen hat walten lassen, kann es hierfür keine Gewähr übernehmen. Jeder Leser ist angehalten, durch genaue Lektüre der Beipackzettel oder Rücksprache mit einem Spezialisten zu überprüfen, ob die Dosierung oder die Applikationsdauer oder -menge zutrifft. **Jede Dosierung oder Applikation erfolgt auf eigene Gefahr des Benutzers.** Sollten Fehler auffallen, bitten wir dringend darum, uns darüber in Kenntnis zu setzen.

Vorwort

Liebe Leserinnen und Leser,
da ihr euch entschlossen habt, den steinigen Weg zum Medicus zu beschreiten, müsst ihr euch früher oder später sowohl gedanklich als auch praktisch mit den wirklich üblen Begleiterscheinungen dieses ansonsten spannenden Studiums auseinander setzen, z.B. dem Physikum.

Mit einer Durchfallquote von ca. 25% ist das Physikum die unangefochtene Nummer eins in der Hitliste der zahlreichen Selektionsmechanismen.

Grund genug für uns, euch durch die vorliegende Skriptenreihe mit insgesamt 31 Bänden fachlich und lernstrategisch unter die Arme zu greifen. Die 30 Fachbände beschäftigen sich mit den Fächern Physik, Physiologie, Chemie, Biochemie, Biologie, Histologie, Anatomie und Psychologie/Soziologie. Ein gesonderter Band der MEDI-LEARN Skriptenreihe widmet sich ausführlich den Themen Lernstrategien, MC-Techniken und Prüfungsrhetorik.

Aus unserer langjährigen Arbeit im Bereich professioneller Prüfungsvorbereitung sind uns die Probleme der Studenten im Vorfeld des Physikums bestens bekannt. Angesichts des enormen Lernstoffs ist klar, dass nicht 100% jedes Prüfungsfachs gelernt werden können. Weit weniger klar ist dagegen, wie eine Minimierung der Faktenflut bei gleichzeitiger Maximierung der Bestehenschancen zu bewerkstelligen ist.

Mit der MEDI-LEARN Skriptenreihe zur Vorbereitung auf das Physikum haben wir dieses Problem für euch gelöst. Unsere Autoren haben durch die Analyse der bisherigen Examina den examensrelevanten Stoff für jedes Prüfungsfach herausgefiltert. Auf diese Weise sind Skripte entstanden, die eine kurze und prägnante Darstellung des Prüfungsstoffs liefern.

Um auch den mündlichen Teil der Physikumsprüfung nicht aus dem Auge zu verlieren, wurden die Bände jeweils um Themen ergänzt, die für die mündliche Prüfung von Bedeutung sind.

Zusammenfassend können wir feststellen, dass die Kenntnis der in den Bänden gesammelten Fachinformationen genügt, um das Examen gut zu bestehen.

Grundsätzlich empfehlen wir, die Examensvorbereitung in drei Phasen zu gliedern. Dies setzt voraus, dass man mit der Vorbereitung schon zu Semesterbeginn (z.B. im April für das August-Examen bzw. im Oktober für das März-Examen) startet. Wenn nur die Semesterferien für die Examensvorbereitung zur Verfügung stehen, sollte direkt wie unten beschrieben mit Phase 2 begonnen werden.

- **Phase 1**: Die erste Phase der Examensvorbereitung ist der **Erarbeitung des Lernstoffs** gewidmet. Wer zu Semesterbeginn anfängt zu lernen, hat bis zur schriftlichen Prüfung je **drei Tage für die Erarbeitung jedes Skriptes** zur Verfügung. Möglicherweise werden einzelne Skripte in weniger Zeit zu bewältigen sein, dafür bleibt dann mehr Zeit für andere Themen oder Fächer. Während der Erarbeitungsphase ist es sinnvoll, einzelne Sachverhalte durch die punktuelle Lektüre eines Lehrbuchs zu ergänzen. Allerdings sollte sich diese punktuelle Lektüre an den in den Skripten dargestellten Themen orientieren!
Zur **Festigung des Gelernten** empfehlen wir, bereits in dieser ersten Lernphase **themenweise zu kreuzen**. Während der Arbeit mit dem Skript Histologie sollen z.B. beim Thema „Pancreas" auch schon Prüfungsfragen zu diesem Thema bearbeitet werden. Als Fragensammlung empfehlen wir in dieser Phase die „Schwarzen Reihen". Die jüngsten drei Examina sollten dabei jedoch ausgelassen und für den Endspurt (= Phase 3) aufgehoben werden.

- **Phase 2**: Die zweite Phase setzt mit Beginn der Semesterferien ein. Zur **Festigung und Vertiefung des Gelernten** empfehlen wir, **täglich ein Skript zu wiederholen und parallel examensweise das betreffende Fach zu kreuzen**. Während der Bearbeitung der Histologie (hierfür sind zwei bis drei Tage vorgesehen) empfehlen wir alle Histologiefragen aus drei bis sechs Altexamina zu kreuzen. Bitte hebt euch auch hier die drei aktuellsten Examina für Phase 3 auf.
Der Lernzuwachs durch dieses Verfahren wird von Tag zu Tag deutlicher erkennbar. Natürlich wird man zu Beginn der Arbeit im Fach Histologie durch die tägliche Bearbeitung eines kompletten Examens mit Themen konfrontiert, die möglicherweise erst in den kommenden Tagen wiederholt werden. Dennoch ist diese Vorgehensweise sinnvoll, da die Vorab-Beschäftigung mit noch zu wiederholenden Themen deren Verarbeitungstiefe fördert.

Vorwort

- **Phase 3:** In der dritten und letzten Lernphase sollten **die aktuellsten drei Examina tageweise gekreuzt** werden. Praktisch bedeutet dies, dass im tageweisen Wechsel Tag 1 und Tag 2 der aktuellsten Examina bearbeitet werden sollen. Im Bedarfsfall können einzelne Prüfungsinhalte in den Skripten nachgeschlagen werden.

- Als **Vorbereitung auf die mündliche Prüfung** können die in den Skripten enthaltenen „Basics fürs Mündliche" wiederholt werden.

Wir wünschen allen Leserinnen und Lesern eine erfolgreiche Prüfungsvorbereitung und viel Glück für das bevorstehende Examen!

Euer MEDI-LEARN-Team

Online-Service zur Skriptenreihe

Die mehrbändige MEDI-LEARN Skriptenreihe zum Physikum ist eine wertvolle fachliche und lernstrategische Hilfestellung, um die berüchtigte erste Prüfungshürde im Medizinstudium sicher zu nehmen.
Um die Arbeit mit den Skripten noch angenehmer zu gestalten, bietet ein spezieller Online-Bereich auf den MEDI-LEARN Webseiten ab sofort einen erweiterten Service. Welche erweiterten Funktionen ihr dort findet und wie ihr damit zusätzlichen Nutzen aus den Skripten ziehen könnt, möchten wir euch im Folgenden kurz erläutern.

Volltext-Suche über alle Skripte
Sämtliche Bände der Skriptenreihe sind in eine Volltext-Suche integriert und bequem online recherchierbar: Ganz gleich, ob ihr fächerübergreifende Themen noch einmal Revue passieren lassen oder einzelne Themen punktgenau nachschlagen möchtet: Mit der Volltext-Suche bieten wir euch ein Tool mit hohem Funktionsumfang, das Recherche und Rekapitulation wesentlich erleichtert.

Digitales Bildarchiv
Sämtliche Abbildungen der Skriptenreihe stehen euch auch als hochauflösende Grafiken zum kostenlosen Download zur Verfügung. Das Bildmaterial liegt in höchster Qualität zum großformatigen Ausdruck bereit. So könnt ihr die Abbildungen zusätzlich beschriften, farblich markieren oder mit Anmerkungen versehen. Ebenso wie der Volltext sind auch die Abbildungen über die Suchfunktion recherchierbar.

Errata-Liste
Sollte uns trotz eines mehrstufigen Systems zur Sicherung der inhaltlichen Qualität unserer Skripte ein Fehler unterlaufen sein, wird dieser unmittelbar nach seinem Bekanntwerden im Internet veröffentlicht. Auf diese Weise ist sichergestellt, dass unsere Skripte nur fachlich korrekte Aussagen enthalten, auf die ihr in der Prüfung verlässlich Bezug nehmen könnt.

Den Onlinebereich zur Skriptenreihe findet ihr unter www.medi-learn.de/skripte

Inhaltsverzeichnis

Vorwort — 1

1 Haut — 1

1.1 Zwei Häute — 2
1.2 Die Haut als Barriere — 2
- 1.2.1 Dermis (= Corium) und Epidermis — 2
- 1.2.2 Stratum basale — 3
- 1.2.3 Melanozyten — 4
- 1.2.4 Stratum spinosum — 4
- 1.2.5 Stratum germinativum — 4
- 1.2.6 Stratum granulosum — 4
- 1.2.7 Stratum corneum — 4

1.3 Die Haut als Sinnesorgan — 5
- 1.3.1 Freie Nervenenden — 5
- 1.3.2 Merkel-Zellen — 5
- 1.3.3 Meissner-Tastkörperchen — 5
- 1.3.4 Vater-Pacini-Körperchen — 5

2 Verdauungstrakt — 7

2.1 Transport — 7
- 2.1.1 Enterisches Nervensystem — 8

2.2 Zersetzung — 8

2.3 Abwehr — 8
- 2.3.1 Peyer-Plaques-Regionen — 8

2.4 Abschnitte des Darms — 8
- 2.4.1 Ösophagus — 9
- 2.4.2 Magen — 10
- 2.4.3 Duodenum (= Zwölffingerdarm) — 13
- 2.4.4 Restlicher Dünndarm — 15
- 2.4.5 Colon — 17

3 Oberbauchdrüsen — 20

3.1 Pancreas — 20

3.2 Leber — 21
- 3.2.1 Leberläppchen — 21
- 3.2.2 Portales Feld — 23
- 3.2.3 Kupffer-Sternzellen — 23
- 3.2.4 Ito-Zellen — 24

4 Lunge — 25

4.1 Trachea — 25
- 4.1.1 Respiratorisches Epithel — 26

4.2 Bronchien — 27

4.3 Ductus alveolaris und Alveolen — 28

4.4 Lungenkapillaren — 28

5 Herz — 30

6 Urogenitaltrakt — 30

6.1 Nieren und ableitende Harnwege — 30
- 6.1.1 Ultrafiltration — 31
- 6.1.2 Konzentration — 32
- 6.1.3 Ableitende Harnwege — 33

6.2 Keimdrüsen — 35
- 6.2.1 Männliche Geschlechtsorgane — 35
- 6.2.2 Weibliche Geschlechtsorgane — 43
- 6.2.3 Plazenta — 49

7 Lymphatische Gewebe und Immunsystem — 52

7.1 Lymphknoten — 52

7.2 Milz — 54

7.3 Thymus — 55

7.4 Tonsillen — 57

8 Endokrine Drüsen — 58

8.1 Nebennieren (= Glandulae suprarenales) — 58
- 8.1.1 Nebennierenmark ... 59
- 8.1.2 Nebennierenrinde ... 59

9 Zentrales Nervensystem — 60

9.1 Afferenzen — 60
- 9.1.1 Auge ... 60
- 9.1.2 Ohr ... 63

9.2 Rückenmark — 65

9.3 Spinalganglion — 67

9.4 Kleinhirn — 67

9.5 Großhirn — 69

9.6 Hirnstamm/Monoaminerge Systeme — 71

IMPP-Bilder — 73

Index — 82

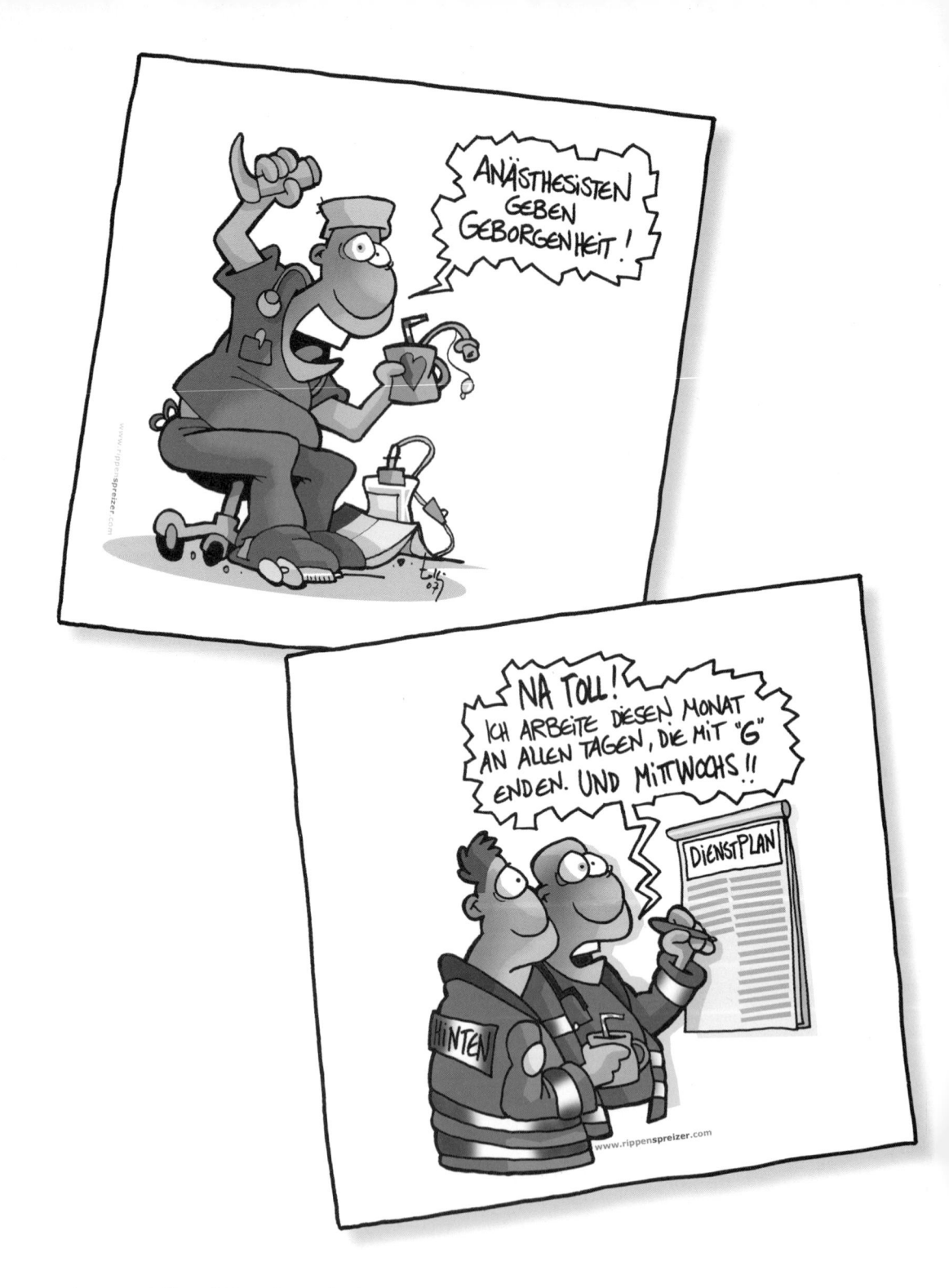

Diese und über 600 weitere Cartoons
gibt es in unseren Galerien unter:

www.Rippenspreizer.com

Vorwort

Guten Morgen und herzlich Willkommen zur speziellen Histologie.

In der Natur geht es zu wie in der Wirtschaft: Alles schreit nach Effizienz! Unser Körper bildet da keine Ausnahme. Da er das Ergebnis einer langen Entwicklung ist, können wir – im Gegensatz zur Wirtschaft - jedoch davon ausgehen, dass es sich bei den darin ablaufenden Prozessen um sehr effektive und hochfunktionelle Abläufe handelt.

Die kleinste funktionelle Einheit unseres Körpers ist die Zelle, deren verschiedene Aufgaben ihr wahrscheinlich in der allgemeinen Histologie schon kennen gelernt habt. Die nächsthöhere Organisationseinheit und das Thema dieses Skripts ist der Zellverbund/das Gewebe. Mit den Geweben, ihrem Aufbau und ihrer Funktion beschäftigt sich also die spezielle Histologie.

Lernen sollte ebenfalls ein effektiver Vorgang sein, denn dann bleibt mehr Zeit zum Kochen, Essen und Feiern. Deshalb kommt es nicht nur darauf an, sich detailliertes Wissen irgendwie reinzuziehen, sondern auch es sinnvoll und damit rasch abrufbar zu speichern.

Mir selbst gelingt das immer dann, wenn ich einen Sinn erkenne in dem, was ich lerne. Also habe ich mich hier darum bemüht, die einzelnen Gewebe unter dem Aspekt ihrer jeweiligen Funktionen darzustellen. Ausgehend von den Funktionen kann man den Einzelteilen dann ihren Platz im Körper zuordnen. An diesem Platz hat jede Zelle bestimmte Bedürfnisse oder Anforderungen, die dann ihre molekularbiologische Ausstattung erklären (meistens zumindest...).

So erhält euer Wissen eine hierarchische Gliederung:
- allgemeine Anforderungen (= Funktion)
- Organ/Organaufbau (= spezielle Gewebelehre)
- benötigte Zellpopulationen/Zellen mit bestimmter Ausstattung.

In der schriftlichen Prüfung bewegt man sich zwar fast nur auf den untersten Ebenen (im wahrsten Sinne des Wortes...), aber wenn ihr in der mündlichen Prüfung Stellung beziehen müsst, kann ich euch nur empfehlen, nach dem oben genannten Prinzip (= vom Großen ins Kleine) vorzugehen. Das zeigt dem Prüfer, dass ihr strukturiert denken und arbeiten könnt. Außerdem reitet kaum ein Prüfer auf Details rum, wenn die Basics souverän vorgetragen werden.

So, aber jetzt genug der allgemeinen Tipps. Steigen wir ein ins Reich der kleinen Dinge und schauen uns den Menschen durchs Mikroskop an...

1 Haut

Die Haut ist unser größtes Organ. Als Barriere gegenüber der Außenwelt hat sie schützende Aufgaben zu erfüllen. Andererseits stellt sie aber auch eine enorm große Kontaktfläche zur Umwelt dar, über die wir viele Informationen aufnehmen. Damit ist das Aufgabenfeld unserer Haut auch schon abgesteckt. Nun stellt sich noch die Frage, wie sie all diese Aufgaben bewältigen kann. Um darauf eine Antwort zu finden, wird auf dem Gebiet der Dermatologie fleißig geforscht und wo geforscht wird, gibt es auch Ergebnisse, die sich dann hervorragend in Prüfungsfragen umformulieren lassen...

Was ihr davon wissen solltet, ist, dass man die Haut histologisch in verschiedene Schichten unterteilt und jede dieser Schichten einen mehr oder weniger klangvollen Namen hat (s. Abb. 1a, S. 2 und 1b, S. 3).

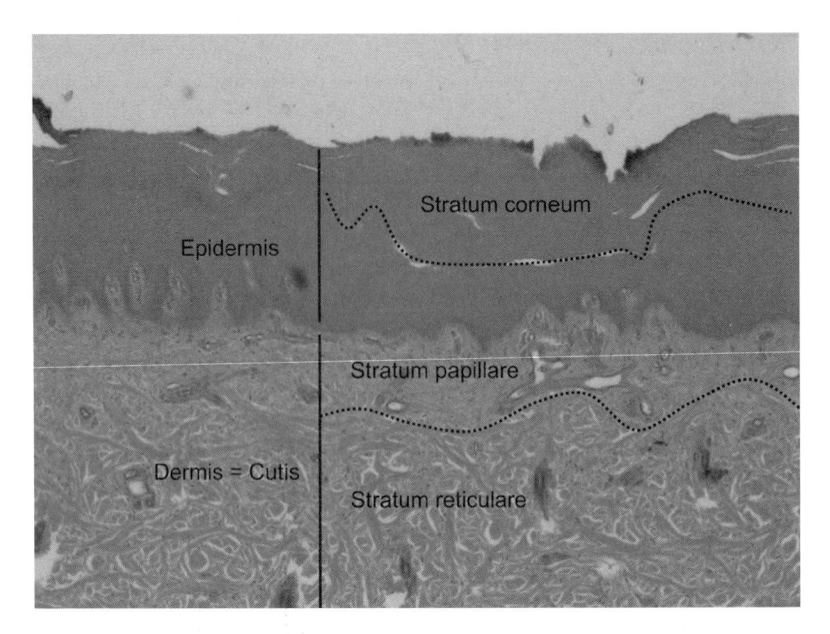

Abb. 1a: Hautschichten

Übrigens...
Die Zellen, die unsere Haut bilden heißen **Keratinozyten**.

1.1 Zwei Häute

Wie die Überschrift schon vermuten lässt, haben wir nicht nur eine, sondern zwei Hautarten:
- die Leistenhaut und
- die Felderhaut.

Die **Leistenhaut** kommt eigentlich nur an der Innenseite unserer Hände und Füße vor. Wenn ihr euch eure Hände einmal anschaut, versteht ihr sicherlich auch, warum sie Leistenhaut heißt. Das kommt daher, weil sie in Linien (= Leisten) verläuft. Außerdem ist sie durch Haarlosigkeit und eine hohe Dichte an Schweißdrüsen charakterisiert. Was ihr immer dann feststellen könnt, wenn ihr aufgeregt seid. Die **Felderhaut** findet sich z.B. auf dem Handrücken. Wenn ihr eure Hände umdreht und ganz genau betrachtet, so könnt ihr dort lauter kleine rautenförmige Felder erkennen. Wo sich die begrenzenden Furchen treffen oder kreuzen sprießen unsere Körperhaare hervor. Die Schweißdrüsen befinden sich genau in der Mitte dieser Felder.

MERKE:
Die Felderhaut ist charakterisiert durch Behaarung und Talgdrüsen. Schweißdrüsen sind ebenfalls vorhanden.

Übrigens...
- Haare kommen stets gemeinsam mit Talgdrüsen vor, was sich z.B. nach einem fiesen Lernmarathon unschwer an der fettigen Kopfbehaarung erkennen lässt.
- Die Leistenhaut hat – verglichen mit der Felderhaut - eine höhere Dichte an Schweißdrüsen.
- Bei Kältereiz kommt es unter anderem zu einem Aufrichten der Haare auf dem Unterarm („Gänsehaut") durch die Mm. arrectores pilorum. Diese werden am ehesten zur Kontraktion angeregt durch noradrenerge sympathische Nervenfasern.

1.2 Die Haut als Barriere

Oder: Wie schützt uns unsere Haut vor der Außenwelt, und was bedroht uns eigentlich?
Sieht man von unserer eigenen Dummheit und wilden Tieren einmal ab, dann bleiben fast nur noch physikalisch-chemische Bedrohungen und kleinste Tierchen (= Bakterien und Viren) übrig.

1.2.1 Dermis (= Corium) und Epidermis

Die erste Voraussetzung für die Erfüllung ihrer Schutzaufgabe ist, dass unsere Haut dort bleibt, wo sie ist. Dafür braucht sie eine gute Verankerung. Sieht man sich die Histologie der Haut an, so erkennt man einen großen Wellenkamm. Auf seiner Höhe greifen die **Dermis** und die **Epidermis** ineinander (s. Abb. 1a und 1b). Zapfen von

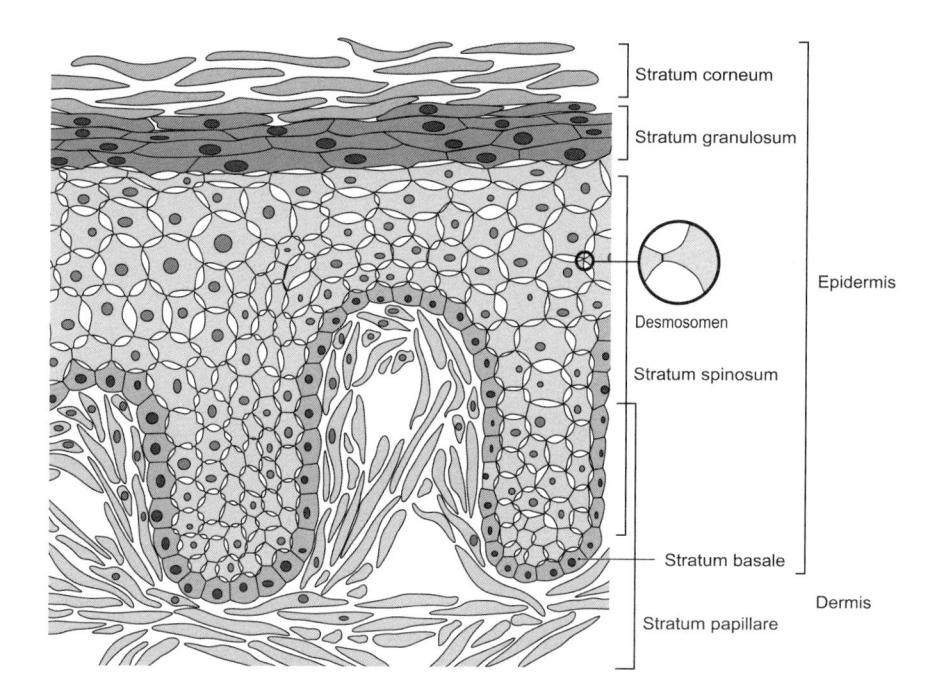

Abb. 1b: Hautschichten

Bindegewebe schieben sich von unten zwischen die dunkler gefärbten Reteleisten der Epidermis. Diese Zone heißt **Stratum papillare** und trennt die **Epidermis** von der **Dermis**.

MERKE:
Am Übergang der Epidermis zum Corium/Dermis finden sich in den Spitzen der Papillen viele Mastzellen.

Dermis und **Cutis** setzen sich nach unten als **Stratum retikulare** fort, dessen Bindegewebe sich immer weiter verläuft, bis es schließlich nur noch als bindegewebige Septen durch das Unterhautfettgewebe zieht. Das gehört dann schon zur Subcutis. Zwischen dem aufgelockerten Bindegewebe sind Schweiß- und Talgdrüsen sowie die Haarzwiebeln (= Bulbus) eingelagert.

1.2.2 Stratum basale

Eine nicht unwesentliche Bedrohung, der die Haut entgegenwirken muss, ist der Verschleiß. Durch mechanische Belastung findet nämlich ein ständiger Abrieb an der Oberfläche statt, der aus der Tiefe ersetzt werden muss. Dies gewährleistet unsere Haut, indem sie einfach ständig neue Haut produziert.

Übrigens...
- Der tägliche Verlust an Hornschicht beträgt zwischen 6 und 14 Gramm.
- Die Erneuerung der Haut dauert etwa 30 Tage und kann bei verschiedenen Krankheiten bis zu 5 mal so schnell stattfinden, Beispiel: Schuppenflechte.

Die Hautproduktion findet in einer spezialisierten Schicht der Epidermis - dem **Stratum basale** - statt. Hier teilen sich also eifrig die Keratinozyten. Für die Prüfung ist es wichtig zu wissen, dass es sich dabei um eine **differentielle Zellteilung** handelt, was bedeutet, dass eine der Tochterzellen an Ort und Stelle verbleibt und den Kontakt mit der **Basalmembran** behält, während die andere abwandert; zur Sonne, zur Freiheit...

MERKE:
Zwischen Basalzellschicht und Lamina densa der Basalmembran sorgt Laminin5 dafür, dass der Kontakt fest und sicher ist. Besteht ein genetischer Defekt dieses Proteins, so können durch leichten Druck Hautblasen entstehen. Da mit den Basalzellen die regenerative Schicht verloren geht, verheilen diese Blasen unter Narbenbildung.

Ebenfalls hervorzuheben ist die **hohe Mitoserate** des Stratum basale. Da sich hier ständig Zellen teilen, finden sich eben auch viele **Mitosen**. Histologisch lassen sich intrazellulär Chromosomen erkennen.

1.2.3 Melanozyten

A propos zur Sonne, zur Freiheit: Genau daraus ergibt sich für die Haut eine weitere Bedrohung. Da sie des Öfteren der UV-Strahlung ausgesetzt ist, musste sie etwas entwickeln, um die in Mitose befindlichen Zellen zu schützen. Denn gerade in dieser Phase ist unser Erbgut gegenüber der schädigenden (= mutativen) UV-Strahlung sehr empfindlich.

Das Ergebnis dieser Entwicklung sind die Melanozyten. Diese Zellen sind auf die Produktion von **Melanin** spezialisiert. Dabei handelt es sich um einen dunkelbraunen bis schwarzen Farbstoff, den die Melanozyten an die über ihnen liegenden **Keratinozyten** abgeben können. So stellen sie den Keratinozyten einen inneren Sonnenschutz zur Verfügung. Entwicklungsgeschichtlich entstammen die Melanozyten der Neuralleiste. Ihren Platz haben sie im **Stratum basale**, von wo aus sie ihre Fortsätze zwischen den Keratinozyten hindurch in Richtung Oberfläche strecken. In Abhängigkeit von der Sonneneinstrahlung werden diese Fortsätze länger oder kürzer.

Übrigens...
Die Länge der Melanozytenfortsätze entscheidet darüber, ob wir Bleichgesichter sind oder nicht. Mengenmäßig sind alle Menschen etwa gleich gut bestückt.

MERKE:
Melanozyten entstammen der Neuralleiste. Sie produzieren Melanin und Phäomelanin und strecken ihre Fortsätze zwischen die Hautzellen.

1.2.4 Stratum spinosum

An das Stratum basale schließt sich das **Stratum spinosum** an. Es hat seinen Namen von den Zellkontakten, über die die histologisch fixierten Zellen miteinander verbunden bleiben. Durch das Trocknen schrumpfen sie und werden zu kleinen, stacheligen Bällen. In dieser Schicht befinden sich nun endlich die Zellen, die helfen, uns vor Bakterien und Viren zu schützen. Sie heißen **Langerhans-Zellen** und gehören in die Gruppe der **interdigitierenden**, **antigenpräsentierenden Zellen**. Interdigitierend bedeutet, dass sie sich in Zellzwischenräumen aufhalten. Antigenpräsentierend heißt, dass sie Fremdproteine (z.B. von Viren) phagozytieren und an ihrer Oberfläche den T- oder B-Zellen präsentieren. Sie sind somit ein wichtiger Teil in der Kette der Abwehrreaktionen unseres Körpers (mehr dazu s. Skript Biochemie 6).

MERKE:
Langerhans-Zellen gehören zu den phagozytierenden, antigenpräsentierenden Zellen, die im Wesentlichen T-Helferzellen aktivieren. Sie befinden sich in der Epidermis und dort im Stratum spinosum.

1.2.5 Stratum germinativum

Stratum basale und Stratum spinosum gemeinsam heißen auch Stratum germinativum. Der Name leitet sich von Germination ab, was soviel bedeutet wie Sprossung. Daraus geht hervor, dass sich in dieser Schicht die Zellteilung abspielt. Man bezeichnet das Gewebe dieser Schicht deshalb auch als **Blastem** (= gr. Spross).

1.2.6 Stratum granulosum

Stand vorne noch zu lesen, dass die eine Tochterzelle zur Sonne zur Freiheit strebe, so müsst ihr euch jetzt der traurigen Wahrheit stellen. Denn weiter als bis ins Stratum granulosum wird diese arme Zelle nicht kommen, wenigstens nicht lebend. Nachdem sie ihrer Aufgabe – der Produktion von **Keratin** – bis zuletzt nachgekommen ist, beginnt für sie der gerichtete Zelltod, die Apoptose. Histologisch ist das **Stratum granulosum** gekennzeichnet durch eine sehr gute Anfärbbarkeit, weshalb es im Schnitt sofort ins Auge sticht. Hier könnt ihr es auch gut als Landmarke zur Orientierung nutzen: Es grenzt die Hornschicht nach unten ab. Die im Stratum spinosum noch gut erkennbaren **Zellkerne** lösen sich im Stratum granulosum in kleine Fragmente auf, denn von hier ab geht es nur noch als Keratin weiter. Die Zellen bis zu ihrer Abstoßung am Leben zu erhalten, wäre für unseren effektiven Körper wahrscheinlich ein intolerabler Energieverlust.

1.2.7 Stratum corneum

Diese Hautschicht ist unsere sicherste und wichtigste Barriere gegen mechanische Schäden und gegen Austrocknung. Sie wird von den zugrunde gegangenen **Keratinozyten** und dem zwischen den Zellen liegenden Keratin gebildet. Hier sind nur noch schwer einzelne Zellen abzugrenzen.

1.3 Die Haut als Sinnesorgan

Da wir über die Haut mit der Umwelt in ständigem Kontakt stehen, musste die Haut lernen, unterschiedliche Umweltreize zu erkennen und zu interpretieren. Dazu verfügt sie über spezialisierte Rezeptoren für die verschiedenen Reizarten.

Um auch diesen Abschnitt systematisch zu gliedern, beginnen wir mit den unangenehmen Reizen wie Schmerz und enden mit den angenehmeren Tastreizen.

1.3.1 Freie Nervenenden

Bei den freien Nervenenden der Haut handelt es sich um die Enden markloser Nervenfasern, die sich zwischen den Zellen der Dermis und der Epidermis aufzweigen. Stimuliert werden sie über direkten Kontakt mit Fremdkörpern, durch extreme Scherbewegungen oder durch Mediatoren von Immunzellen.

Übrigens...
Bei einer schweren Verbrennung gelten Schmerzen als prognostisch günstig. Sie sind nämlich ein Hinweis darauf, dass die Verbrennung noch nicht ganz bis zur Muskelfaszie hinabreicht.

1.3.2 Merkel-Zellen

Merkel-Zellen dienen der Wahrnehmung von Druck – genauer gesagt von Druckveränderungen – und Dehnung.

MERKE:
Merkel-Zellen gehören zu den langsam adaptierenden Mechanorezeptoren.

1.3.3 Meissner-Tastkörperchen

Diese kleinen Organellen sind in den Papillenspitzen zuhause (Stratum papillare). Sie sehen aus wie kleine Tannenzapfen und sind besonders zahlreich in der unbehaarten Haut anzutreffen: an den Händen, den Füßen, den Lippen und am Genitale. Dort sorgen sie für die Wahrnehmung angenehmer Reize; sind also echt wichtige Teilchen.

MERKE:
Meissner-Tastkörperchen gehören zu den schnell adaptierenden Mechanorezeptoren.

1.3.4 Vater-Pacini-Körperchen

Vater-Pacini-Körperchen sitzen sehr tief in der Haut, nämlich am Übergang der Cutis zur Subcutis. Mit 2-4 mm sind sie relativ groß. Da es ihre Aufgabe ist, Vibration wahrzunehmen, könnte man sie auch als Beschleunigungsmessgeräte bezeichnen.

DAS BRINGT PUNKTE

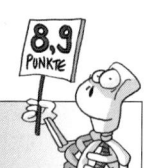

Zur Haut kamen bislang im Schriftlichen noch jedes Mal ein paar Fragen. Einer der Dauerbrenner ist die Zuordnung einer Hautschicht zu bestimmten Zellarten, die sich darin gehäuft finden.

Um euch hier den Überblick zu erleichtern, eine kurze Zusammenfassung:

Hautschicht	Zellart
Epidermis	• Keratinozyten, • Melanozyten, • Langerhans-Zellen, • Merkel-Zellen
Stratum basale	Melanozyten
Stratum papillare	• Mastzellen, • Meissner-Körperchen

Tabelle 1: Hautschichten und Zellarten

Besonders beliebt sind Fragen nach
- den Melanozyten, dass sie von der Neuralleiste abstammen und Fortsätze zwischen die Keratinozyten schieben.
- den Langerhans-Zellen, dass sie in der Epidermis wohnen und sich dort teilen können.
- den Mastzellen und dass sie sich im Stratum papillare (= Corium) aufhalten.

Haut

BASICS MÜNDLICHE

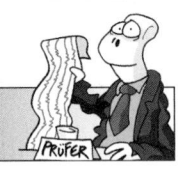

Erklären Sie mir bitte den Schichtenaufbau der Haut.
Es gibt eine grobe und eine feine Unterteilung der Haut; die Grobe teilt in Epidermis und Dermis, die Feine benennt alle Schichten einzeln (s. Abb. 1a + b, S. 2f.):
- Stratum corneum,
- Stratum granulosum,
- Stratum spinosum und
- Stratum basale.

Diese vier Schichten gehören zur Epidermis und bilden den sich regenerierenden Teil.
- Stratum papillare und
- Stratum retikulare.

Diese zwei Schichten bilden die Dermis, über die die Versorgung der Epidermis gewährleistet wird.

Nennen Sie mir bitte Beispiele für Hautanhangsgebilde.
- Haare,
- Schweißdrüsen,
- Nägel.

Welche verschiedenen Typen von Haut kennen Sie?
- Leistenhaut,
- Felderhaut.

Was sind die Aufgaben der Haut?
Schutzaufgaben
- Schutz vor Austrocknung,
- Schutz vor mechanischen, physikalischen und chemischen Verletzungen und
- Schutz vor Fremdorganismen.

Sinnesorgan zur Wahrnehmung von
- Schmerz,
- Berührung und
- Temperatur.

2 Verdauungstrakt

Auch das zweite Organsystem, das ihr hier kennen lernt, ist recht groß. Vielleicht wird es genau deshalb so gerne im Physikum gefragt?
Um den Aufbau des Verdauungstrakts zu verstehen, ist es wieder von Vorteil, wenn man sich zuerst Gedanken über seine Aufgaben macht. Dazu gehören:
- der Transport der Nahrungsbestandteile,
- die Zersetzung der Nahrungsbestandteile und
- die Abwehr von unerwünschten Eindringlingen.

2.1 Transport

Während der Zeit, die ein Mittagessen oder ein Frühstück im Darm verbringt, wird sein biologischer Wert für uns immer geringer. Also muss eines Tages alles wieder raus, was reingekommen ist. Um das zu gewährleisten, hat der Darm die besondere Bewegungsform der **Peristaltik** entwickelt, die einen ganz besonderen Bau seiner Wand und der einzelnen Wandschichten zur Folge hat. Dazu gehören die verschiedenen Muskelschichten, die Schleimhautdrüsen und die Nervenzellen, die die Bewegung koordinieren. Der **Wandbau** des Verdauungstrakts setzt sich fort von der oberen Ösophagusenge bis zum Anus. Daher kann man ihn getrost als Grundstruktur bezeichnen, die in den einzelnen Darmabschnitten lediglich kleinen Veränderungen unterworfen ist.

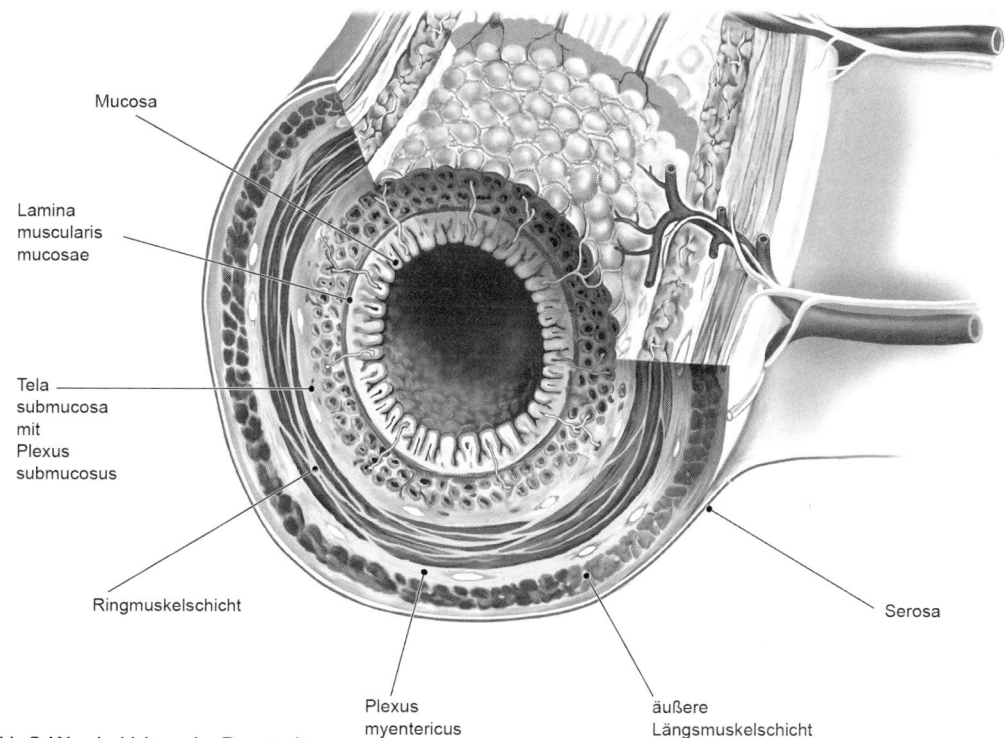

Abb. 2: Wandschichten des Darmtrakts

Von innen nach außen folgen aufeinander:
- Tela mucosa (= Mucosa) mit
  - Lamina epithelialis mucosae,
  - Lamina propria mucosae und
  - Lamina muscularis mucosae (folgt im Verlauf dem Epithel!)
- Tela submucosa mit submucösen Drüsen
- Tunica muscularis mit einer inneren zirkulären und einer äußeren longitudinalen Schicht
- Tunica adventitia (= Serosa)
  - in diesem Bindegewebsraum verlaufen Blut- und Lymphgefäße
  - sie dient als Verschiebespalt und
  - sie ist in Darmabschnitten mit Mesenterium nur schwach ausgeprägt.

MERKE:
Die Lamina muscularis mucosae folgt in ihrem Verlauf dem Schleimhautepithel und dringt bis in die Plicae circulares ein.

2.1.1 Enterisches Nervensystem

Um die Bewegungen des Darmrohrs zu koordinieren, bedarf es eines eigenen Nervensystems. Dieses Gehirn des Darms befindet sich als Plexus myentericus (= Auerbach Plexus) zwischen der zirkulären und der longitudinalen Schicht der Tunica muscularis und als Plexus submucosus zwischen der Tela submucosa und der zirkulären Muskelschicht (s. Abb. 2, S. 7). In seiner Gesamtheit heisst dieses Nervensystem enterisches Nervensystem.

Dieses autonome Nervensystem hat eine Eigendynamik, die jedoch der Regulation von Sympathikus und Parasympathikus unterliegt.

> **Übrigens...**
> - Die „interstitiellen Zellen von Cajal" sind verzweigte Zellen in der Tunica muscularis des Darms mit Kontakten sowohl zu Axonen als auch zu glatten Muskelzellen und werden auch als **Schrittmacherzellen** des Darms bezeichnet.
> - Man munkelt, dass das enterische Nervensystem sogar mehr Nervenzellen beherbergt als unser Gehirn. Wer gerne isst, der weiß das eigentlich...
> - Ein Fehlen von Nervenzellen des Plexus myentericus wird als **M. Hirschsprung** bezeichnet.

2.2 Zersetzung

Die Nahrung, die wir zu uns nehmen, kann in dieser Form nicht von unseren Zellen aufgenommen werden. Zur Resorption muss sie in ihre molekularen Bausteine zerlegt werden. Begleiten wir unsere Nahrung unter diesem Gesichtspunkt durch den ganzen Darm, lernen wir die Verdauungsvorgänge auch bis ins molekulare Detail kennen. Da die Molekularbiologie immer noch der letzte Schrei ist, wird hier viel geforscht. Und wo viel geforscht wird, wird viel entdeckt, was kleinkariert genug ist, um im Physikum gefragt zu werden.

In den Bereich der molekularen Verdauung gehören die Schleimhaut und die großen Oberbauchdrüsen. Da sich bei diesen Vorgängen viele biochemische Prozesse abspielen, werde ich dort, wo es für das Verständnis notwenig ist, darauf eingehen. Für detailliertere Informationen möchte ich jedoch auf Skript Biochemie 7 verweisen.

2.3 Abwehr

Im Grunde ist unser Darm nichts anderes, als eine nach innen gekehrte Körperoberfläche. Daher sieht auch er sich – wie die Haut (s. S. 2) - der Notwendigkeit zur Abwehr ausgesetzt. Die Abwehraufgabe wird von lymphatischem Gewebe wahrgenommen, das sich sehr zahlreich in der Wand unseres Darms findet. Genau genommen befindet sich das lymphatische Gewebe unter der Schleimhaut und reicht bis in den Bereich der Submucosa. Dabei sitzen unterhalb des Epithels einzelne Lymphfollikel und in der Submucosa sowie zwischen den Blättern der Mesenterien zahlreiche Lymphknoten. In einigen Darmabschnitten nimmt das lymphatische Gewebe besonders ausgeprägte Formen an. Dies sind
- die **Tonsillen**, die den **Waldeyer-Rachenring** bilden,
- die **Peyer-Plaques** im terminalen Ileum und
- der **Appendix vermiformis**, der auch als die Tonsille des Darms gilt.

2.3.1 Peyer-Plaques-Regionen

Für die Peyer-Plaques-Regionen des Ileums gilt: Sie liegen gegenüber dem Mesenterialansatz und sind im Grunde etwas speziellere Lymphknoten. Darum gibt es in ihnen auch Hochendothelvenolen und Sekundärfollikel mit zahlreichen Lymphozyten. Als Spezialität finden sich hier zum Darmlumen hin **Domareale**. Das sind kuppelförmige Räume mit zahlreichen Lymphozyten.

2.4 Abschnitte des Darms

An die drei Aufgabenbereiche Transport, Zersetzung und Abwehr werde ich mich in den folgenden Abschnitten als Grundstruktur halten.

> **Übrigens...**
> Natürlich beginnt der Verdauungstrakt nicht mit der Speiseröhre sondern mit den Lippen, den Zähnen, der Mundhöhle und dem Rachen. Diese Bereiche sind jedoch Themen des Skripts Anatomie 4.

2.4.1 Ösophagus

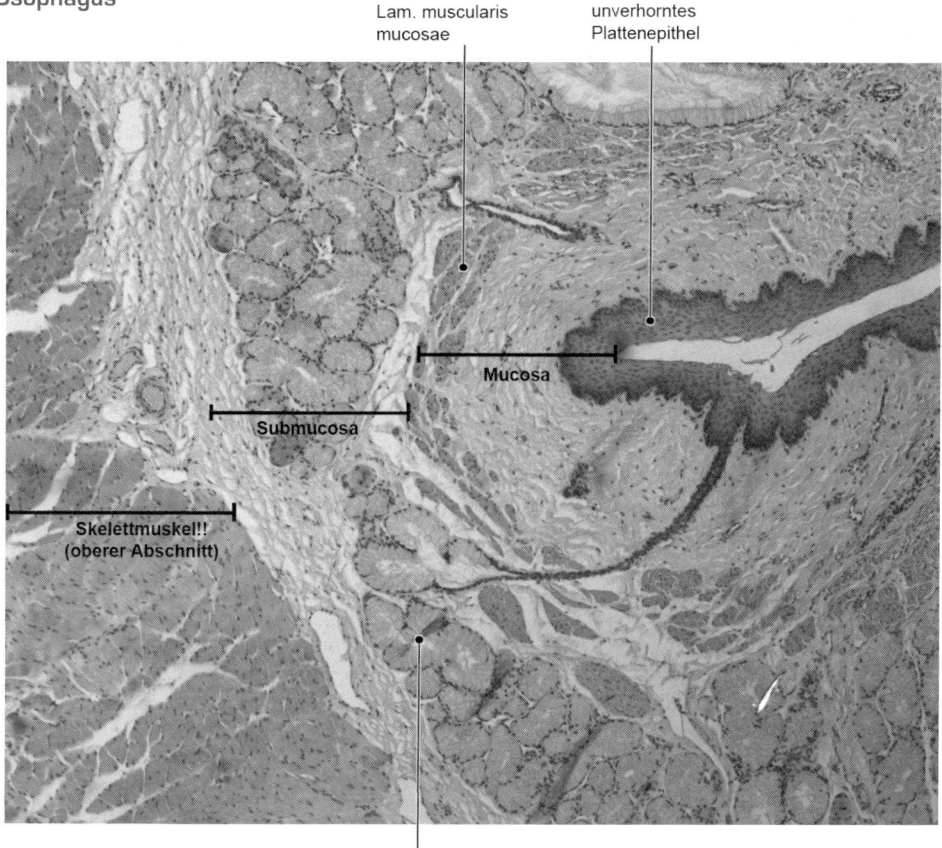

Abb. 3: Ösophagus

Labels: Lam. muscularis mucosae, unverhorntes Plattenepithel, Mucosa, Submucosa, Skelettmuskel!! (oberer Abschnitt), Gll. oesophageae

Die wichtigste Aufgabe der Speiseröhre besteht im Weiterleiten der noch weitgehend unverdauten Nahrung. Sie übernimmt den Speisebrei aus dem Rachen und gibt ihn an den Magen ab. Daraus ergibt sich eine verhältnismäßig dicke Tunica muscularis und eine ebenso recht ansehnliche Lamina epithelialis mit **unverhorntem (= nichtverhornendem) Plattenepithel**. Dieses erfüllt u.a. eine Schutzfunktion vor den noch rauen, kantigen Nahrungsbrocken. Man denke nur daran, wie manche Menschen ihr Essen fast unzerkaut hinunterschlingen.

Histologisch erscheint die Schleimhaut aufgefaltet wie im makroskopischen Bild. Die Faltung resultiert aus der Notwendigkeit, dehnbar (= ein Reserveraum) zu sein und daraus, dass sich die Muskulatur durch die Fixierung des Präparates zusammenzieht.

In der Tela submucosa finden sich die **Glandulae oesophageae**. Diese sorgen für einen **reibungslosen Transport** und sind NICHT etwa Becherzellen, wie es manchmal in den Antwortmöglichkeiten angeboten wird.

Das lymphatische System ist in der Tela submucosa durch vereinzelte Lymphfollikel vertreten. Doch auch das unverhornte Plattenepithel allein stellt schon einen guten Schutz dar.

Merke:
Im nichtverhornenden Plattenepithel des Ösophagus finden sich KEINE Becherzellen. Deren Aufgabe wird von den Glandulae oesophageae übernommen.

Übrigens...
Eine enzymatische Aufbereitung wird vom Ösophagus selbst NICHT eingeleitet.

2.4.2 Magen

Die Hauptaufgabe des Magens ist die chemische Zersetzung der Nahrung. Diese wird gewährleistet von einer sehr komplex aufgebauten Schleimhaut, die verschiedenste Funktionen zu erfüllen hat. Zum einen muss sie all die zersetzenden Stoffe bereitstellen, zum anderen darf sie sich dadurch nicht selbst verdauen. Als Schutz vor Selbstverdauung ist die Mageninnenfläche mit einer Zellschicht aus **Schleim- und Nebenzellen** ausgekleidet, die einen alkalischen Schleim produziert. Die Produktion der Säure und der Enzyme findet in den **Hauptzellen der Hauptdrüsen** (= **Glandulae gastricae propriae**) von Fundus und Corpus statt.

Übrigens...
Im Großen und Ganzen hat der Magen den gleichen Wandbau wie der Rest des Darms. Die Physikumsfragen beschäftigen sich daher fast ausschließlich mit dem Aufbau der Schleimhaut und der Funktion ihrer einzelnen Zellen [s. IMPP-Bild 1 und 2 im Anhang S. 73].

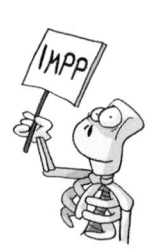

Zeit, einen Blick auf die Histologie der Magenschleimhaut zu werfen:

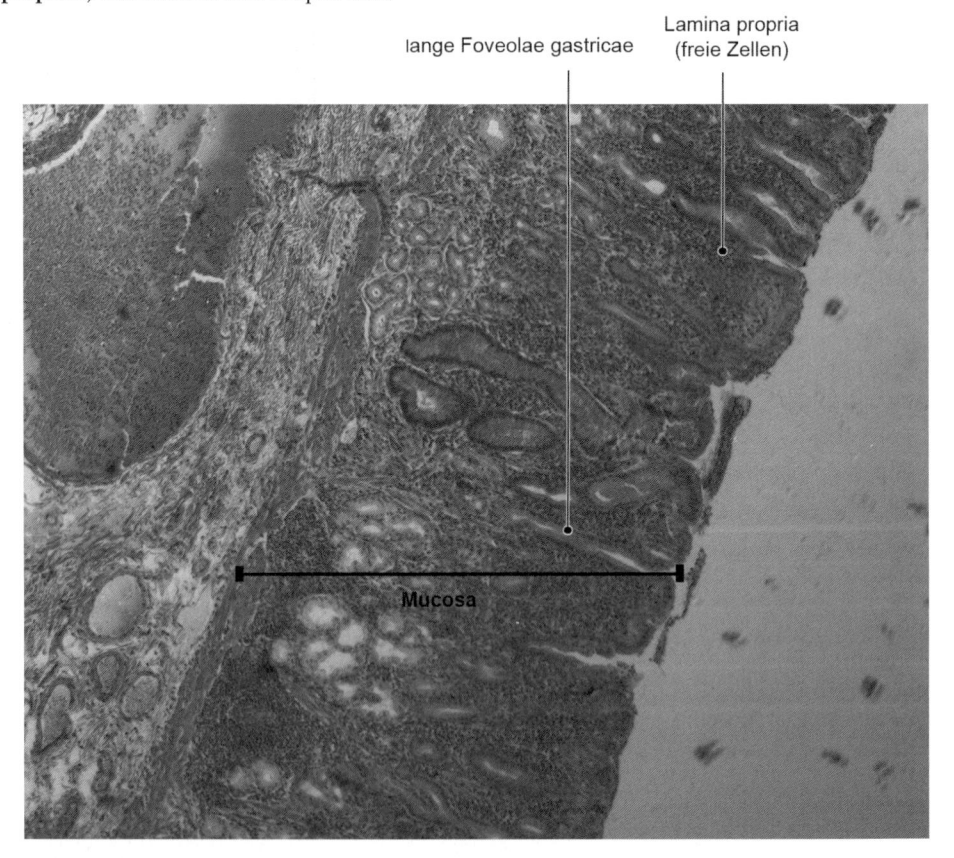

Abb. 4: Magenschleimhaut und Pylorus

Die Schleimhaut erstreckt sich bis in den Bereich, wo erste glatte Muskelzellen die Lamina muscularis mucosae markieren. Sie lässt sich auf den ersten Blick grob in zwei Teile gliedern:
- Der lumennahe Anteil erscheint unregelmäßig gefaltet. Er zeigt Täler und Berge, die **Foveolae gastricae** (= Magengrübchen).
- Von den Tälern setzen sich Gänge in die Tiefe fort, die sich kurz vor der Lamina muscularis mucosae aufzweigen. Das sind die **Glandulae gastricae propriae** des Magens.

Der obere Bereich dieser Drüsen nennt sich Drüsenhals, der untere Drüsengrund.

Foveolae gastricae

Die Magengrübchen sind alle mit einem **einschichtigen, hochprismatischen Epithel** überzogen, das den schützenden Schleim sezerniert. Interessant ist, dass direkt unter diesen Zellen die Lamina propria mucosae liegt, obwohl der Abstand zur Muscularis mucosae noch sehr weit zu sein scheint.

MERKE:
Direkt unter den Epithelzellen der Foveolae gastricae liegt die Lamina propria mucosae.

Glandulae gastricae propriae (= Hauptdrüsen)

In den Hauptdrüsen finden sich im wesentlichen drei Zelltypen:
- Belegzellen,
- Hauptzellen und
- Nebenzellen.

Belegzellen (= Parietalzellen). Am zahlreichsten sind die Belegzellen vertreten, die für die Sekretion der H^+ und der Cl^--Ionen zuständig sind. Damit diese latent aggressiven Ionen (aus der Salzsäure = HCl) nur einen kurzen Weg zu ihrem Einsatzort zurücklegen müssen, befinden sich die meisten Belegzellen im Hals und im mittleren Abschnitt des Drüsenschlauchs (s. Abb 6, S. 12). Die Ausschleusung der H^+-Ionen erfolgt dort über die **apikale H^+/K^+-ATPase**.

Zum Selbstschutz gegenüber der Salzsäure enthalten die Belegzellen und die sie umgebenden Gewebezellen das Enzym **Carboanhydrase**, mit dem sie HCO_3^--Ionen zur Neutralisierung der freien Protonen erzeugen.

Die Belegzellen produzieren die H^+-Ionen auf Vorrat und speichern sie in **tubulären** Vesikeln zwischen, bis sie durch **Gastrin**, **Histamin** oder **Acetylcholin** (= über den Parasympatikus) zu deren Abgabe angeregt werden. Diese Aufgabe verbraucht sehr viel Energie, die durch eine große Anzahl von **Mitochondrien vom Cristaetyp** bereitgestellt wird. Anhand dieser Mitochondrien und ihrer speziellen Anfärbbarkeit kann man die Belegzellen histologisch gut identifizieren.

Die zahlreichen Mitochondrien sind auch in EM-Bildern gut zu sehen und erleichtern so die Identifizierung des Magens.

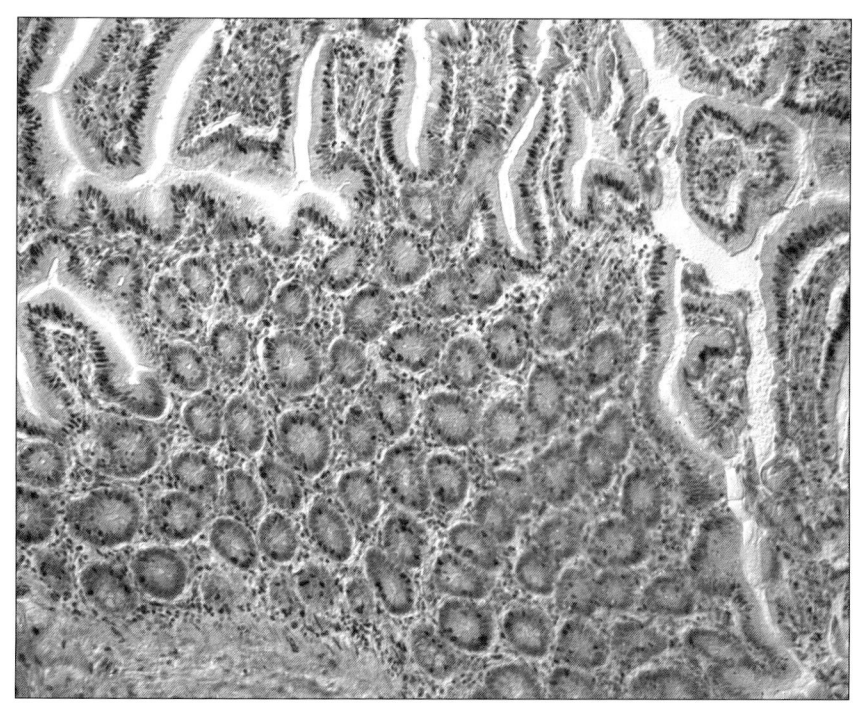

Abb. 5: Foveolae gastricae

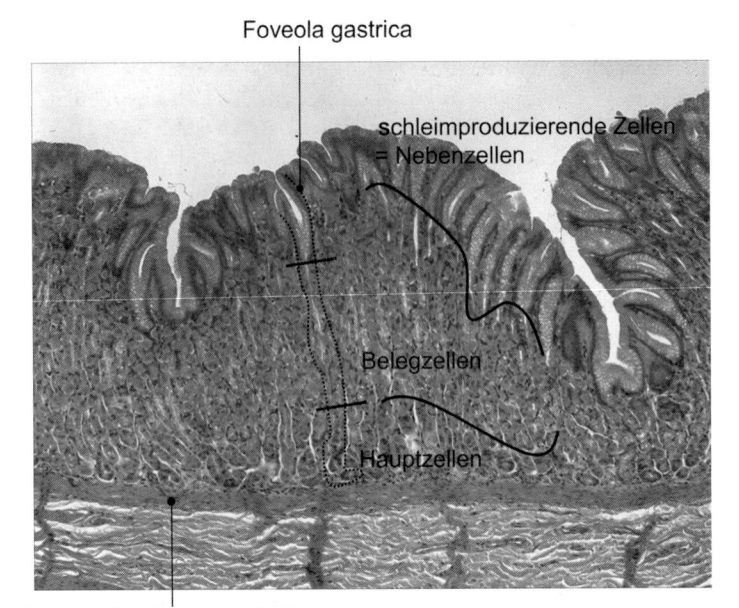

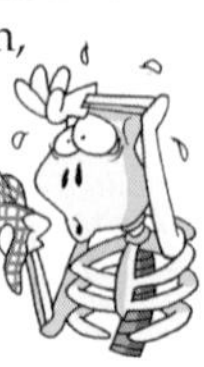

Verdauungstrakt

Foveola gastrica
schleimproduzierende Zellen = Nebenzellen
Belegzellen
Hauptzellen
Lamina muscularis mucosae

Abb. 6: Magenzellen

Neben der Salzsäureproduktion bilden die Belegzellen auch noch den **Intrinsic factor**, ein Peptid, das zur Aufnahme von Vitamin B_{12} (= Cobalamin, der zugehörige Extrinsic factor) essentiell ist.

MERKE:
Belegzellen erkennt man an ihren vielen Mitochondrien vom Christaetyp. Sie produzieren Salzsäure und Intrinsic factor.

Übrigens...
- Der Komplex aus Intrinsic und Extrinsic factor wird erst im terminalen Ileum vom Körper aufgenommen.
- Cobalamin spielt eine wichtige Rolle bei der Erythropoese und bei der Reifung und Erhaltung anderer Zellen (z.B. Nervenzellen).
- Fehlt das terminale Ileum oder ein Großteil des Magens (Auslöser = Chirurg) oder ist es stark entzündet (Auslöser = Morbus Crohn), so kann Cobalamin nicht aufgenommen werden und es entsteht eine Mangelsituation.

Hauptzellen. Die zweite große Zellgruppe in den Hauptdrüsen sind die **Hauptzellen**. Ihre Aufgabe ist es, den Enzymvorläufer **Pepsinogen** herzustellen. Ihre hohe Syntheserate spiegelt sich in einer ansehnlichen Ausstattung mit rauem endoplasmatischem Retikulum wieder, das ja einen wichtigen Anteil an der Proteinsynthese hat (s. Skript Biologie und Histologie 1).
Da Pepsinogen wesentlich ungefährlicher ist als Salzsäure, befinden sich die Hauptzellen vor allem am Drüsengrund. Sie werden durch Gastrin stimuliert.

MERKE:
Die Hauptzellen synthetisieren das Protein Pepsinogen. Man erkennt sie an dem stark ausgeprägten rauen endoplasmatischen Retikulum.

Nebenzellen. Diesen Zelltyp findet man im Drüsenhals (s. Abb. 6). Er produziert Schleim, der das Epithel vor der Säure der Belegzellen schützt. Bei diesen Zellen handelt es sich wohl um recht unspektakuläre Zellen, da sie sich noch keinen Platz in den Prüfungsfragen ergattern konnten.

Zelltyp	Funktion	Vorkommen	Specials
Hauptzellen	produzieren Pepsinogen	auf dem Grund der Hauptdrüsen	reich an rauem endoplasmatischem Retikulum (da ja Pepsinogen ein Protein ist...)
Belegzellen = Parietalzellen	produzieren • Magensäure und • Intrinsic factor	im Drüsenhals der Hauptdrüsen	• ATP-getriebene H^+/K^+-Pumpen, • Carboanhydrase, • Mitochondrien vom Cristaetyp, • stimulierbar durch Gastrin, Histamin und Acetylcholin, • tubulovesikuläre intrazelluläre H^+-Speicher
Nebenzellen	sezernieren alkalischen Schleim	im Drüsenhals der Hauptdrüsen	
Schleimzellen	sezernieren alkalischen Schleim	auf den Foveolae gastricae	produzieren Gastrin

Tabelle 2: Magenzellenmemory

Übrigens...

- Sehr beliebt sind im Zusammenhang mit dem Magen die guten alten Memory-Spielchen: Was gehört zu wem? Aus diesem Grund solltet ihr den Inhalt von Tabelle 2 fürs Physikum parat haben.
- Beliebt sind manchmal auch Bilder der Pylorusregion des Magens, auf denen man erkennen soll, dass es eben die Pylorusregion ist.
Diese Diagnose lässt sich am besten indirekt stellen, indem man in der Tela submucosa auf eine bestimmte Drüsenart – die Brunnerdrüsen – achtet, die nur im Duodenum vorkommt. Und genau davon handelt der nächste Abschnitt.

DOCH ZUVOR SOLLTET IHR ERST MAL EUREM EIGENEN MAGEN ETWAS GUTES TUN UND EINE PAUSE MACHEN!

2.4.3 Duodenum (= Zwölffingerdarm)

Funktionell markiert das Duodenum einen Übergang:
- Ösophagus und Magen sind verantwortlich für Transport und Zersetzung,
- die nachgeschalteten Darmabschnitte Ileum, Jejunum und Colon übernehmen vorwiegend Resorptionsaufgaben.

Zwischen diesen Aufgabenfeldern findet der Zwölffingerdarm seinen Platz. Die Struktur seiner Schleimhaut ist der des Dünndarms schon sehr ähnlich, in seinem Lumen empfängt er jedoch die Sekrete von Galle und Pankreas, die den Nahrungsbrei weiter chemisch zersetzen.

Vom Pylorus bis zur Bauhin-Klappe finden sich im Darm zirkulär verlaufende Schleimhautfalten, die **Plicae circulares** oder **Kerckring-Querfalten**. Diese stellen die erste Stufe der Oberflächenvergrößerung dar, die durch die Zotten und schließlich die Mikrovilli fortgesetzt wird. Die **Zotten** entstehen durch Falten der einschichtig wachsenden Enterozyten, **Mikrovilli** sind zytoplasmatische Ausstülpungen.

MERKE:
- Im gesamten Dünndarm beteiligen sich am Aufbau der Falten die Wandschichten bis einschließlich der Tela submucosa. Die Tunica muscularis folgt dem Verlauf dieser Falten also NICHT.
- Die Lamina muscularis mucosae folgt dem Verlauf der Falten und entsendet sogar Ausläufer in die Zotten. Diese können durch Kontraktion Pumpbewegungen der Zotten verursachen und damit die Stoffaufnahme steigern.

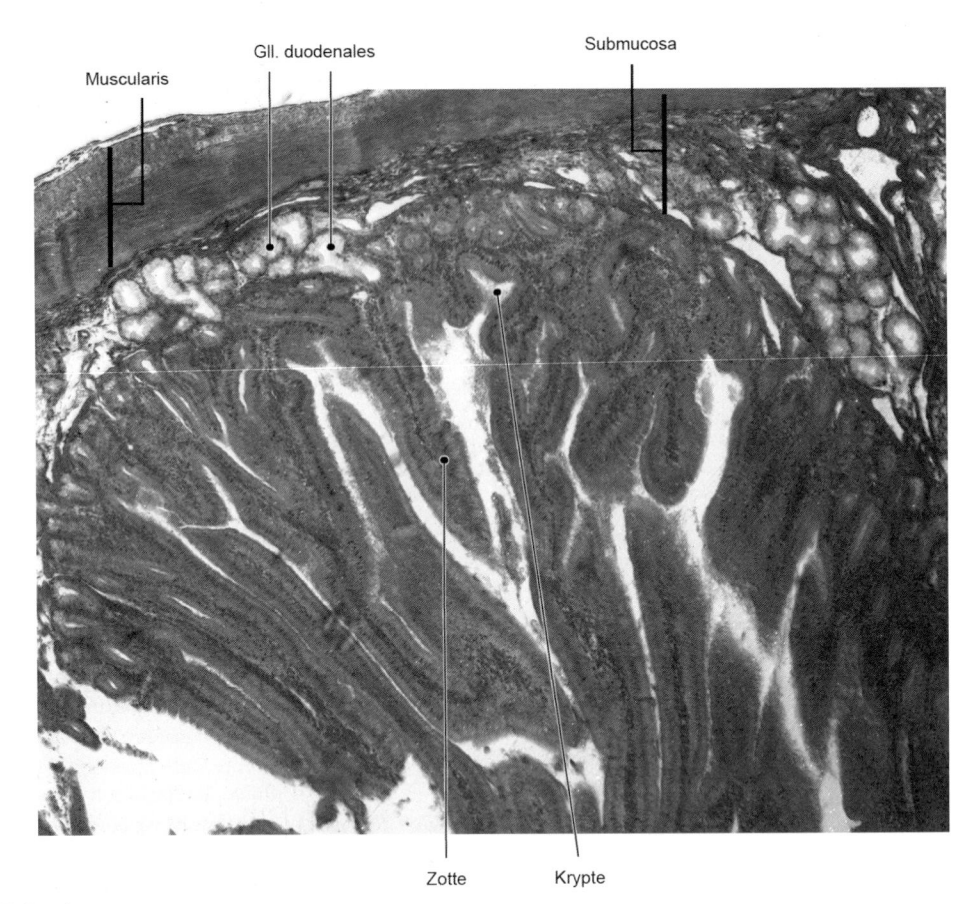

Abb. 7: Duodenum

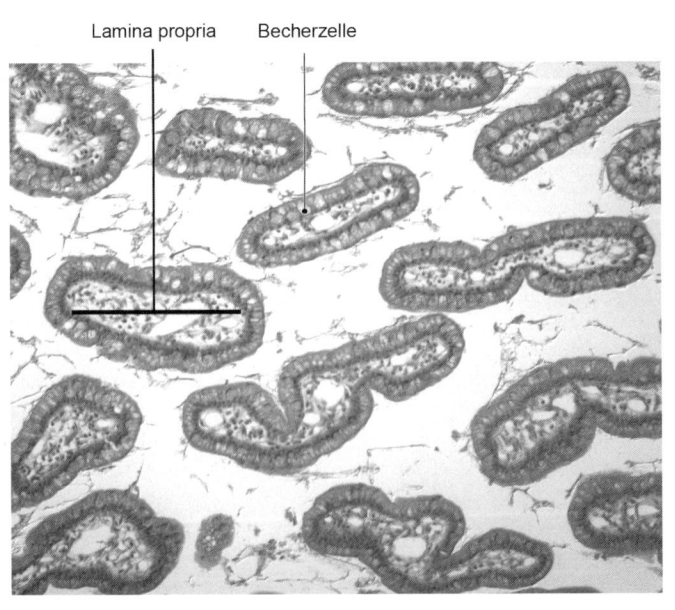

Muscularis — Gll. duodenales — Submucosa — Zotte — Krypte

Abb. 8: Duodenalzotten vergrößert

Lamina propria — Becherzelle

Übrigens...
Zeigt ein Bild schöne, fast kreisrunde Strukturen und handelt es sich dabei um angeschnittene Zotten, so ist auf diesen Bildern IMMER auch Submucosa zu sehen.

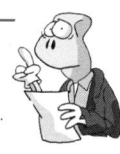

Enterozyten
Der ganze resorptive Darmanteil ist von **Enterozyten** ausgekleidet. In ihrer Gesamtheit nennt man sie auch Saumepithel oder **Bürstensaum**, hauptsächlich deshalb, weil durch die oberflächlichen Mikrovilli der Eindruck eines (Bürsten-) Saumes entsteht.

Becherzellen
Der Saum aus Enterozyten ist nur an einigen Stellen unterbrochen. Dort befinden sich die apikalen Öffnungen der **Becherzellen**. Diese Zellen produzieren ein schleimiges Sekret, das sie per **Exozytose** abgeben. Man bezeichnet sie als unizelluläre oder auch intraepitheliale Drüsen, weil sie einzeln in einem Epithelverband liegen.

MERKE:
Becherzellen befinden sich im gesamten Darm, aber NICHT im Ösophagus und NICHT im Magen.

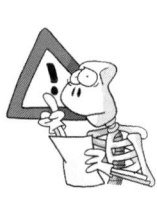

Übrigens...
Becherzellen sind leicht zu erkennen und verleiten so oft zu einer übereilten Diagnose. Eine häufige Verwechslung dürfte zwischen Darm und Trachea vorkommen. Daher solltet ihr für eine sichere Diagnose immer mehrere Kriterien berücksichtigen, wie z.B. Mehrreihigkeit des Epithels und Knorpelgewebe in der Trachea oder die Lamina muscularis mucosae der Darmschleimhaut.

Glandulae intestinales (= Lieberkühn-Krypten)
Dort, wo sich die Zotten an ihrer Basis aneinander schmiegen entsteht ein kleiner, schmaler Gang. Dieser setzt sich noch ein Stück weit in die Tiefe fort und wird dort als Krypte bezeichnet. Durch ihre Entdeckung hat sich ein Herr Lieberkühn verewigt, ihr anderer Name ist Glandulae intestinales.

MERKE:
Glandulae intestinales setzen sich in der Tiefe bis zur Lamina muscularis mucosae fort.

Paneth-Körnerzellen
Interessant sind diese Lieberkühn-Krypten aus zweierlei Gründen: Erstens wird dadurch die resorptive Oberfläche nochmals vergrößert und zweitens versteckt sich auf ihrem Grund eine besondere Zellart, die Paneth-Körnerzellen (s. IMPP-Bild 3 im Anhang S. 74). Wie der Name schon sagt, erscheinen sie im Schnittbild körnig. Aufgrund ihres Verhaltens bei Anfärbung heißen sie auch **oxyphile Zellen**, was schon öfters mal eine Examensfrage wert war.
Es handelt sich hierbei um exokrine Drüsen, die bakteriolytisches **Lysozym** an das Darmlumen abgeben. Daher kann man sie in die Rubrik unspezifische Abwehr einsortieren.

MERKE:
Paneth-Körnerzellen kommen am Boden der Lieberkühn-Krypten, aber auch in den Glandulae jejunales vor.

Brunnerdrüsen
Die Brunnerdrüsen sind die absolute Spezialität des Duodenums. Hierbei handelt es sich um muköse Drüsen, deren zum Teil gewundene Gänge in der Tela submucosa liegen. Sie folgen dem Verlauf der Querfalten (s. Abb. 7, S. 14).

Übrigens...
Kein Duodenum ohne Brunnerdrüsen. Sie sind hier das wichtigste Kriterium zur Orientierung.

2.4.4 Restlicher Dünndarm
Jetzt kommen wir endlich dorthin, wo all unsere Nährstoffe ins Blut aufgenommen werden: ins Jejunum (s. IMPP-Bilder 3 und 4 im Anhang S. 74) und Ileum. Histologisch und physikumsmäßig betrachtet, gibt es keinen wirklich signifikanten Unterschied zwischen diesen beiden Dünndarmabschnitten. Der existiert nur für echte Darmfreaks, die an sowas forschen.

Enterozyten
Die wichtigsten Zellen und kleinsten funktionellen Einheiten des **Darms** sind die **Enterozyten**. Diese kleinen Zellen haben es wirklich in sich, denn von

ihnen hängt immerhin unser Überleben ab. Im Jejunum ist ihre Hauptaufgabe die Resorption von **Kohlenhydraten, Fetten und Aminosäuren**, im Ileum kommt noch die Aufnahme von **Vitamin B_{12}** hinzu und dafür sind sie bestens gerüstet. Im Vordergrund steht die Oberflächenvergrößerung, die durch den Besatz mit Mikrovilli erreicht wird. Mikrovilli sind Ausstülpungen der Zellmembran, die so auf ein Vielfaches ihrer ursprünglichen Grundfläche anwächst.

Die Enterozyten sitzen als **einreihiges Epithel** auf der Basalmembran und sind lediglich von Becherzellen unterbrochen. Da es sich um eine Oberfläche gegenüber der Außenwelt handelt, dürfen die Enterozyten nicht alles hineinlassen. Zu diesem Zweck haben sie ein Schlussleistennetz, das alle Enterozyten an ihrem apikalen Rand miteinander verschweißt. Auf einem histologischen Bild kann man dieses **Schlussleistennetz** an den kleinen schwarzen Punkten erkennen, die direkt unterhalb des Bürstensaums liegen.

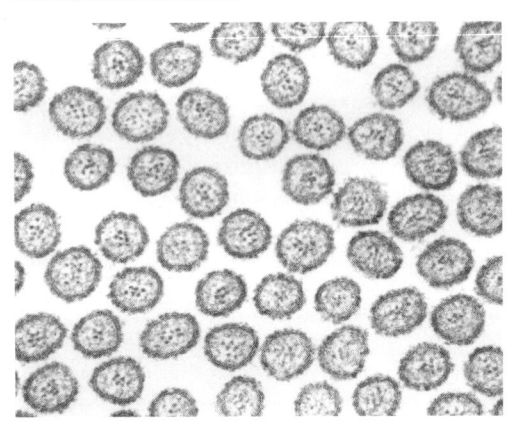

Abb. 9: Elektronenmikroskopische Aufnahme von Darmzotten
www.medi-learn.de/skrbild059 © IMPP

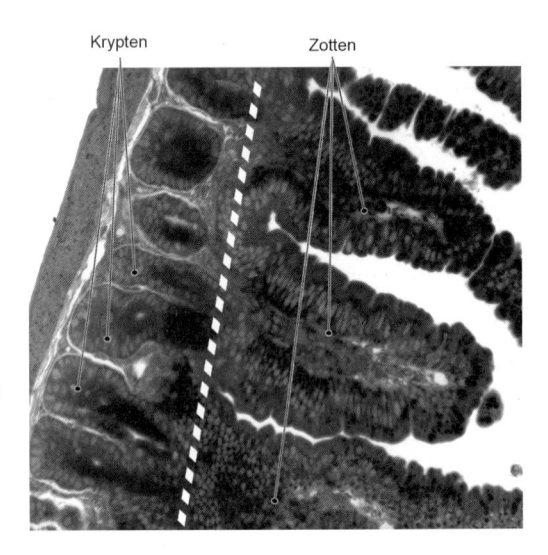

Abb. 11: Längsschnitt Darmkrypte + Zotte

Abb. 10: Längsschnitt Darmzotten

Übrigens...

- Häufig - weil leicht möglich - ist die Verwechslung von Mikrovilli mit Kinozilien. Da es im Darm jedoch nirgendwo Kinozilien gibt, bewahrt einen auch hier die genaue Diagnose vor Punktverlust. Auch hier heißt also die spannende Frage: Darm oder Trachea. Bedenkt die Unterschiede (s. S. 15) und lasst euch beim Beantworten der Fragen lieber eine Minute mehr als eine zuwenig Zeit.
- Häufig wurde auch nicht direkt nach Kinozilien gefragt, sondern nach deren intrazellulären Bestandteilen, den Kinetosomen. Da es im Darm aber KEINE Kinozilien gibt, gibt es dort natürlich auch KEINE Kinetosomen.

Da die molekulare Biologie ja schwer auf dem Vormarsch ist, gibt es hierzu auch gerne Fragen. Beim Thema Dünndarm geht es dabei vor allem um die zellulären Transportmechanismen:
An der apikalen (= der dem Lumen zugewandten) Seite enthalten die Enterozyten verschiedene Transportproteine. Diese arbeiten als Cotransporter, was bedeutet, dass sie Natrium in die Zelle auf- und gleich noch etwas anderes mitnehmen; entweder eine Glucose oder eine Aminosäure. Für diese Aufnahme bedarf es einer treibenden Kraft, die durch die basal gelegene **Natrium-Kalium-ATPase** bereitgestellt wird. Diese Pumpe senkt den intrazellulären Na^+-Spiegel weit genug ab, um einen Na^+-Gradienten zwischen der Zelle und dem Darmlumen zu schaffen, der das lumenseitige Natrium in die Zelle treibt.

MERKE:
- Enterozyten nehmen an ihrer luminalen Membran Glucose und Aminosäuren über Na^+-Cotransport auf.
- Enterozyten verfügen über eine basale Na^+-K^+-ATPase.

Und was ist mit den **Fetten**? Die müssen doch nicht etwa draußen bleiben? Die Fette (= Triglyceride) werden von den Lipasen des Pankreas in **freie Fettsäuren** zerlegt, die durch die apikale Zellmembran in die Enterozyten diffundieren (= Fett in Fett gelöst). Intrazellulär werden sie im glatten endoplasmatischen Retikulum wieder zu **Triglyceriden** synthetisiert und mit einer speziellen Hülle versehen. Diese Gebilde im Inneren der Enterozyten sehen aus wie Fettaugen (wie das Öl auf dem Nudelwasser) und werden Chylomikronen genannt. Die Chylomikronen verlassen die Enterozyten an der Basis mittels Exozytose und werden über die Lymphe zum linken Venenwinkel befördert.

MERKE:
Enterozyten nehmen freie Fettsäuren auf und geben selbst hergestellte Triglyceride als Chylomikronen ab. Die Chylomikronen haben KEINE eigene Membran; die Fettaugen auf der Suppe ja schließlich auch nicht. Die finden sich einfach sooo gut, dass sie gerne zusammenbleiben...

2.4.5 Colon

Mit dem terminalen Ileum, und der dortigen Aufnahme von Cobalamin (= Vitamin B_{12}), ist die Resorption der Nährstoffe weitestgehend abgeschlossen. Jetzt gilt es noch, die durch die Verdauungssekrete zugegebene Flüssigkeit zurückzugewinnen. Diese Aufgabe erfüllt der Dickdarm. In seinem Lumen befinden sich KEINE Zotten mehr. Stattdessen ist seine Schleimhaut in **tiefe Krypten** eingefaltet und von zahlreichen **Becherzellen** durchsetzt (s. IMPP--Bild 5 im Anhang S. 75). Denn je trockener der Darminhalt wird, desto größer wird auch die Reibung, und genau die wird durch den Schleim dieser Zellen gemindert. Vom Colon aus gelangt der eingedickte Stuhl ins Rektum, in die Ampulle und von dort endlich nach draußen.

MERKE:
Kennzeichen des Colons sind tiefe Krypten und eine von vielen Becherzellen durchsetzte Schleimhaut.

Außerdem ist das Colon von **saprophytischen Bakterien** besiedelt. Diese possierlichen Tierchen erfüllen verschiedene Aufgaben für den Menschen: Sie sind für die Reifung des **Immunsystems** von Bedeutung und ermöglichen den enterohepatischen Kreislauf z.B. durch Freisetzen von Bilirubin aus Bilirubindiglucuronid. Das nun freie Bilirubin wird im Darm zu Urobilinogen und Stercobilinogen umgebaut, zum Teil ins Blut aufgenommen und per Fäzes sowie renal ausgeschieden.

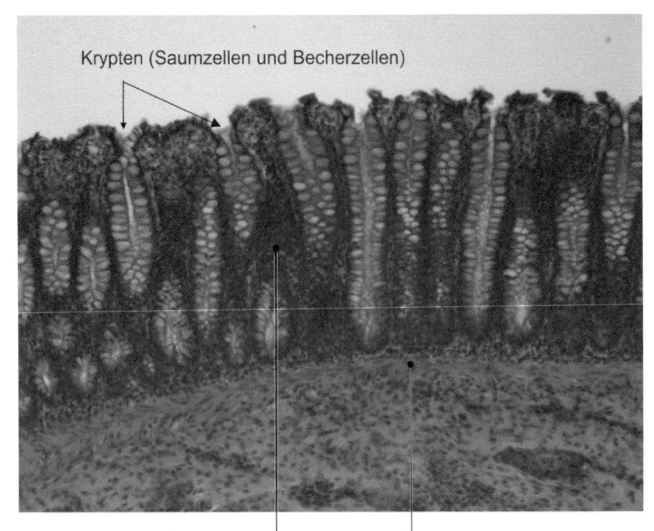

Verdauungstrakt

Abb. 12: Längsschnitt Colon

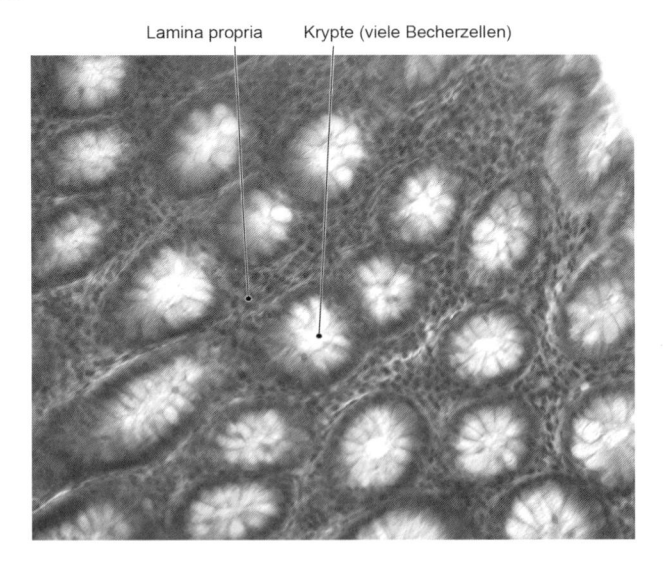

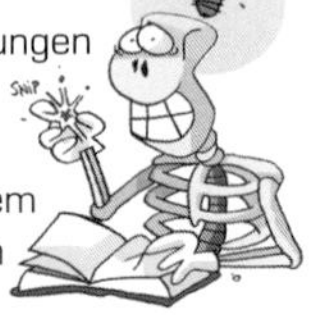

Labels: Krypten (Saumzellen und Becherzellen); Lamina propria; Lamina muscularis mucosae

Abb. 13: Kryptenquerschnitt Colon

Labels: Lamina propria; Krypte (viele Becherzellen)

Übrigens...

Ratten, die unter derart sterilen Bedingungen aufgewachsen sind, dass sie keine Keimbesiedelung des Darms zeigen, konnten auch kein potentes Immunsystem entwickeln und starben bei ihrem ersten Kontakt mit Bakterien.

DAS BRINGT PUNKTE

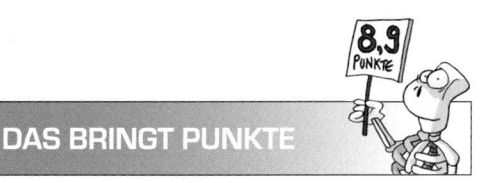

Im gesamten Verdauungstrakt sind die unterschiedlichsten Zelltypen angesiedelt. Sie unterscheiden sich im Aussehen und in ihrer molekularen Zusammensetzung. Für den schriftlichen Teil ist besonders dieses Wissen um einzelne Zellen und Enzyme wichtig.

Beim Thema Magen kommt immer wieder das Memoryspiel (s. Tab. 2, S. 13).
Besonders gut merken sollt ihr euch, dass
- Belegzellen auch Parietalzellen heißen und in ihrer apikalen Membran eine ATP-betriebene Protonenpumpe haben.
- Belegzellen den Intrinsic factor synthetisieren.
- Hauptzellen ein Protein herstellen (= Pepsinogen) und darum viel raues ER haben.

Zum Thema Darm sollte man im Examen wissen, dass
- es im Darm KEINE Clara-Zellen und KEINE Kinozilien gibt.
- Paneth-Körnerzellen an der Basis der Krypten liegen und Lysozym sezernieren.
- Enterozyten an ihrer luminalen Membran Glucose und Aminosäuren mittels Na^+-Cotransport aufnehmen.
- Enterozyten über eine basale Na^+-K^+-ATPase verfügen.
- die Lamina muscularis mucosae dem Verlauf der Falten sehr wohl folgt und sogar Ausläufer in die Zotten entsendet.

BASICS MÜNDLICHE

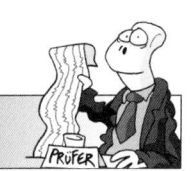

Das Magenzellenmemory ist auch im Mündlichen ein sehr beliebtes Spiel (s. Tab. 2, S. 13). Daneben wird noch gerne gefragt:

Beschreiben Sie bitte den Grundaufbau des Darmrohrs.
Der Darm lässt sich grob in drei Teile gliedern:
- Die Muscularis ist in eine innere Ring- und eine äußere Längsschicht gegliedert; dazwischen liegt der Auerbach Plexus.
- Die Mucosa verfügt über eine eigene Muskelschicht, die Muscularis mucosae.
- Intraperitoneal gelegene Anteile zeigen als äußerste Schicht die Serosa (s. Abb. 2, S. 7).

Woran erkennen Sie das Duodenum?
Die besonderen Kennzeichen des Duodenums sind:
- Zotten,
- Krypten,
- Becherzellen und
- Brunnerdrüsen (die sichern die Diagnose!).

Woran erkennen Sie den Magen?
Die besonderen Kennzeichen des Magens sind:
- Foveolae gastricae und
- Glandulae gastricae, die bis an die Muscularis mucosae heranreichen.

Welche Arten der Oberflächenvergrößerung kennen Sie?
- Querfalten (= Plicae circulares),
- Zotten,
- Krypten und
- Mikrovilli.

www.medi-learn.de

3 Oberbauchdrüsen

Wie im vorangegangenen Kapitel beschrieben, müssen die aufgenommenen Nährstoffe vor ihrer Aufnahme in den Körper zersetzt und in ihre molekularen Bestandteile zerlegt werden. Einen Teil dieser Aufgabe übernimmt die Schleimhaut selbst. Da wir Menschen im Laufe unserer Entwicklung sehr große Säugetiere geworden sind, haben wir auch einen sehr großen Energiebedarf entwickelt und müssen folglich auch sehr viel essen. Die Schleimhaut allein war daher irgendwann mit der Zerlegung der Nahrung überfordert und hat kurzerhand Teile von sich nach außen verlagert. Daraus haben sich zwei große Drüsen entwickelt, die dem Darm bei der Verdauung helfen: das **Pancreas** und die **Leber**.

MERKE:
Die exokrinen Anteile von Pancreas und Leber entstammen entwicklungsgeschichtlich dem Darmrohr.

3.1 Pancreas
Die Bauchspeicheldrüse hat zwei wichtige Aufgaben für den Stoffwechsel:
- Als **exokrines Pancreas** produziert sie sehr potente Enzyme, die im Lumen des Darms spalten können.
  - Proteine = **Trypsin, Chymotrypsin**,
  - Kohlenhydrate = **Amylasen** und
  - Fette = **Lipasen**
- Als **endokrines Pancreas** produziert es hauptsächlich Insulin und Glukagon, zwei antagonistisch wirkende Hormone des Kohlenhydratstoffwechsels.
  - **Insulin = blutzuckersenkend**
  - **Glukagon = blutzuckersteigernd**
    (= **glykogenolytisch**)

MERKE:
Das exokrine Pancreas produziert Trypsin, Chymotrypsin, Amylasen und Lipasen. Das endokrine Pancreas stellt Insulin und Glukagon bereit.

Intelligenterweise werden die Enzyme des exokrinen Pancreas als inaktive Vorstufen synthetisiert, die erst durch das alkalische Milieu des Duodenums aktiviert werden. Damit schützt sich das Pancreas vor Selbstverdauung.

Übrigens...
Wenn sich die Bauchspeicheldrüse entzündet, kann es vorkommen, dass ihre Enzyme in den Pancreasgängen aktiviert werden und tatsächlich anfangen es zu verdauen. Daher kommen die schrecklichen Schmerzen bei einer Pancreatitis.

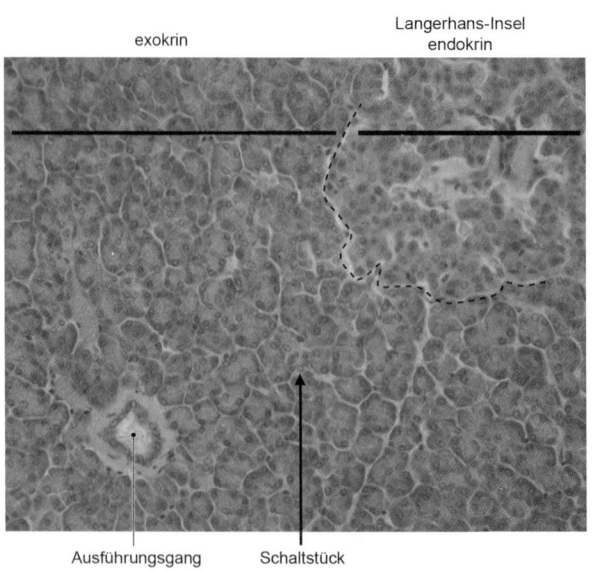

Abb. 14: Pancreas mit Schaltstück + Insula (heller)

Das Pancreas gehört mit der Glandula parotidea und der Tränendrüse zu den rein serösen Drüsen. Seine sekretorischen Enzyme werden in den **Azinuszellen** der **Drüsenendstücke** synthetisiert, in denen sich aus diesem Grund auch **reichlich raues ER** befindet (s. Skript Histologie 1). Da es Sinn macht, die Abgabe der Enzyme an die Anforderungen der Verdauung zu koppeln, werden die Azinuszellen hormonell und parasympathisch reguliert. Dementsprechend verfügen sie auch über Rezeptoren für **Acetylcholin** und **Cholezystokinin**. Vom Ort seiner Herstellung gelangt das Sekret dann durch die **Schaltstücke** in den Pancreasgang, der auf der Papilla vateri im Duodenum mündet. Manche Zellen der Schaltstücke ragen in das Zentrum eines solchen Azinus hinein. Dort nennt man sie **zentroazinäre Zellen**. Diese Zellen beteiligen sich an der Sekretproduktion indem sie viel Bikarbonat abgeben. Dafür sind sie mit dem Enzym **Carboanhydrase** ausgestattet.

MERKE:
- Azinuszellen verfügen über viel raues ER und über Rezeptoren für Acetylcholin und Cholezystokinin.
- Zentroazinäre Zellen sind reich an Carboanhydrase.
- Sekretin wirkt stimulierend auf die zentroazinären Zellen des Pancreas.

Der endokrine Teil der Bauchspeicheldrüse wird durch die **Langerhans-Inseln** repräsentiert, die als Zellnester verstreut im Pancreas liegen. Da sie sich schlechter anfärben als das umliegende Gewebe, sind sie im Präparat gut erkennen (s. Abb. 14, S. 20 und IMPP-Bilder 6 und 7 im Anhang S. 75 und 76). In diesen Inseln befinden sich vier verschiedene Zellarten:
- **B-Zellen**, die **Insulin** produzieren, das im Körper die **Glykogensynthese** induziert und dadurch den Blutglucosespiegel senkt. Sie stellen mit 80% den größten Anteil am endokrinen Pancreas.
- **A-Zellen**, die **Glukagon** abgeben, das antagonistisch zum Insulin wirkt (= glykogenolytisch) und etwa 20% des endokrinen Pancreas ausmachen.
- **D-Zellen**, die **Somatostatin**, und **PP-Zellen**, die das **pancreatische Polypeptid** abgeben. Diese beiden stellen kleine Subpopulationen dar.

Zellart	Wirkstoff	Wirkung
[β-] B-Zellen	Insulin	• Glykogensynthese • Einbau von GLUT 4 Glucosetransportern für erleichterte Diffusion
[α-] A-Zellen	Glukagon	• Glykogenolyse, • Gluconeogenese
[δ-] D-Zellen	Somatostatin	• Hemmung der Sekretion von Insulin und Glukagon
PP-Zellen	pancreatisches Polypeptid	• hemmt die exokrine Sekretion, • relaxiert die Gallenblase

Tabelle 3: Zellen des endokrinen Pancreas

3.2 Leber

Die Leber ist der Biochemiker unter den Organen, und jeder Biochemiker hat seine Freude an ihr. Als zentrales Stoffwechselorgan steht sie zwischen dem Darm und dem Rest des Körpers, wacht über das Blut, entgiftet den Körper und - als wäre das noch nicht genug - gibt mit der Galle ein Sekret ab, das die Fettverdauung fördert. Dafür ist die Leber bestens gerüstet, was sich auch an ihrer Histologie zeigt.

3.2.1 Leberläppchen

Die Leber erhält über die Vena portae (= Pfortader) und die Arteria hepatica propria ihre Zuflüsse:
- Die Pfortader bringt vom Darm kommend viele gelöste Aminosäuren und Kohlenhydrate,
- die Leberarterie Sauerstoff, Fette (aus dem Ductus thoracicus) und Stoffwechselendprodukte.

Makroskopisch verlaufen diese beiden Gefäße im **Ligamentum hepatoduodenale** gemeinsam mit dem Gallengang (= Ductus hepaticus), der sein Sekret von der Leber weg transportiert.

Oberbauchdrüsen

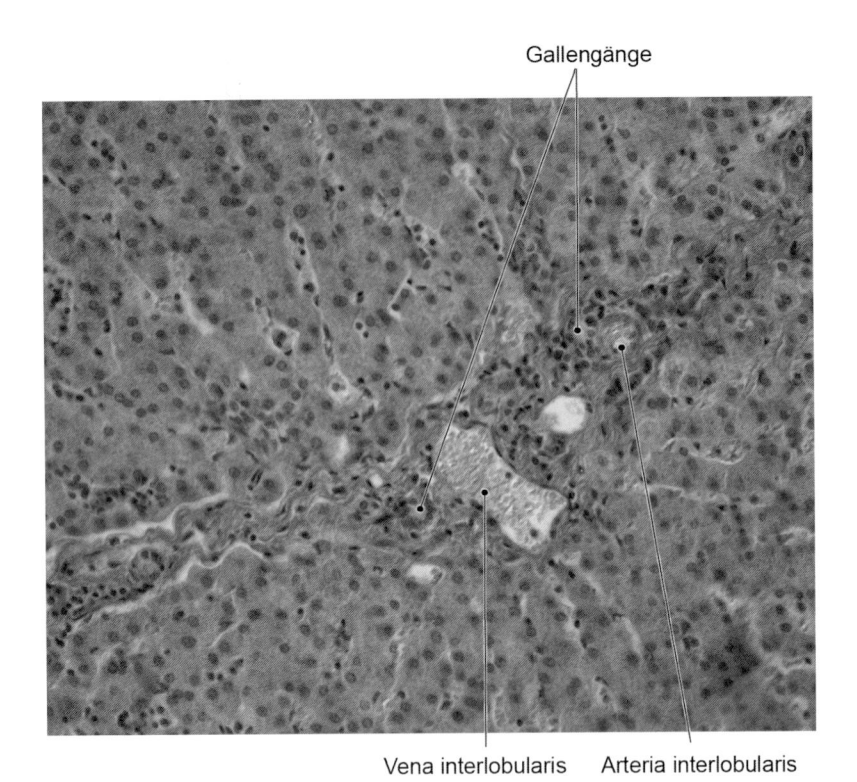

Gallengänge

Vena interlobularis   Arteria interlobularis

Abb. 15: Trias hepatica

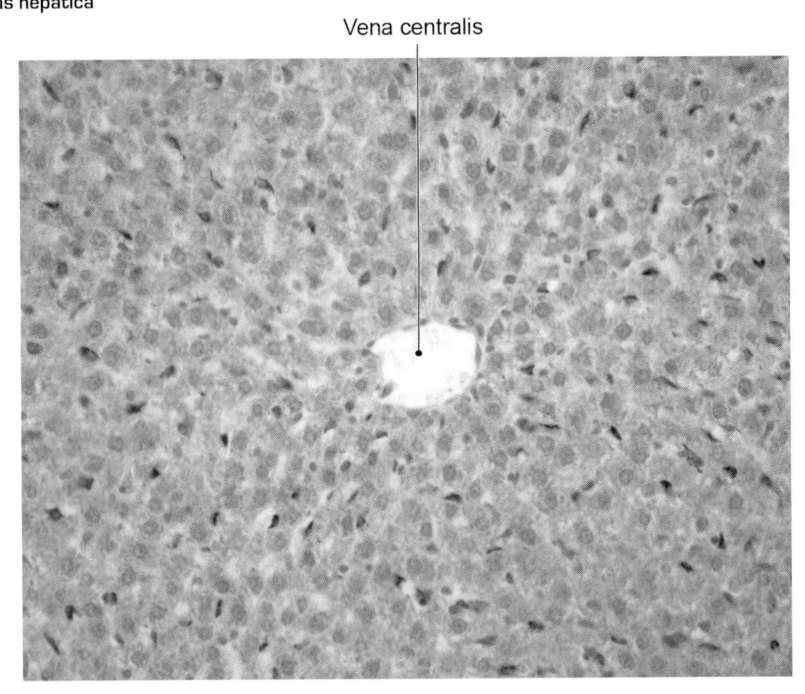

Vena centralis

Abb. 16: Lebersinus

Diese Trias aus Vene, Arterie und Gallengang verzweigt sich immer weiter, bis man sie schließlich im **Glisson-Dreieck** (= periportales Feld oder Trias hepatica) wiederfindet (s. Abb. 15, S. 22 und IMPP-Bild 8 im Anhang S. 76). Zwischen diesen **Periportalfeldern** liegen die Leberläppchen. Sie haben eine polygonale Form. Von ihren Rändern ziehen die **Lebersinus** zur Zentralvene (s. Abb. 16, S. 22). Die radiäre Struktur der Sinus wird einerseits durch die Hepatozyten, andererseits durch gefensterte Endothelzellen gebildet.

Aus den Gefäßen ergießt sich das Blut in die Sinus, in denen sich daher arteriovenöses Mischblut befindet. Zwischen den gefensterten Endothelien – die KEINER Basalmembran aufsitzen und in ihren Poren KEIN Diaphragma haben - und den Leberzellen gibt es einen freien Raum, der **Dissé-Raum** genannt wird (s. IMPP-Bild 9 im Anhang S. 77). Hier haben die Hepatozyten direkten Kontakt zum Plasma, aus dem sie die Aminosäuren und die Glucose resorbieren und in das sie die **Plasmaeiweiße** sezernieren. Neben diesen Aktivitäten synthetisiert und speichert die Leber noch viel **Glykogen** aus der Glucose des Pfortaderbluts. Schließlich läuft in den Zentralvenen das veränderte Blut zusammen, verlässt über die Venae hepaticae die Leber und mündet in die Vena cava inferior.

MERKE:
- Jeweils ein Ast der Pfortader, der Leberarterie und der abführenden Gallenwege bilden zusammen die Trias hepatica, die auch Glisson-Trias genannt wird.
- Die polygonalen Felder heißen Leberläppchen.
- Der Disse-Raum liegt zwischen den Hepatozyten und den gefensterten Endothelzellen.
- In den Sinusoiden gibt es KEINE Basalmembran.
- Aus den in den Hering-Kanälen (= Schaltstücken zwischen Hepatozyten und interlobulären Gallengängen) liegenden Stammzellen kann sich Lebergewebe regenerieren. Diese Stammzellen sind Epithelzellen.

3.2.2 Portales Feld

Stellt man die Produktion und den Abtransport der Galle in den Vordergrund, so kann man die Leber histologisch auch anders unterteilen: Man denkt sich ein Dreieck zwischen drei Zentralvenen und hat dann die Trias hepatica im Zentrum (s. Abb. 15, S. 22).

Die Galle hat verschiedene Aufgaben:
- In ihr werden die Endprodukte der hepatischen Entgiftung, aber auch einfacher, ständig im Körper anfallender Müll ausgeschleust. Wichtig ist z.B. das glucuronidierte Bilirubin, ein Abbauprodukt des Häm.
- Mit ihr werden die Gallensäuren ausgeschieden. Sie können im Darm größere Fettpartikel emulgieren (= in Lösung bringen) und sie so für die Lipasen des Pancreas angreifbar machen.

Die intrahepatischen Gallengänge besitzen KEIN eigenes Epithel. Sie liegen einfach zwischen den Hepatozyten, deren Seitenwände die Gänge bilden. Um ein Auslaufen zu verhindern, sind diese Gänge mit Zonulae occludentes und Desmosomen abgedichtet. Die extrahepatischen Gallenwege dagegen sind mit einem einschichtigen, kubischen Epithel ausgekleidet.

MERKE:
Das Dreieck mit der zentralen Trias hepatica heißt portales Feld.

Übrigens...
Bei einer Verletzung der Leberzellen (z.B. durch eine Hepatitis) tritt Galle ins Blut über, was zu einer Gelbfärbung der Skleren und der Haut führt. Das zugehörige Krankheitsbild heißt Ikterus oder Gelbsucht.

3.2.3 Kupffer-Sternzellen

Die Lebersinus könnte man mit den Gängen eines Zollamts vergleichen: Mit dem Pfortaderblut kommen zahlreiche Waren angeschwemmt. Da sich hier auch schon mal der eine oder andere ungebetene Gast einschleicht, gibt es in den Sinusoiden die **Kupffer-Sternzellen** (= Zollbeamten). Sie gehören zum **monozytären Phagozytosesystem**, sitzen in regelmäßigen Abständen dem Endothel auf und überwachen das vorbeiströmende Blut. Fremdstoffe und fremde Organismen, die sich über den Darm eingeschlichen haben, können so frühzeitig abgefangen werden.

Kupffer-Sternzellen haben einen hohen **Eisengehalt** und lassen sich mit Tusche, die sie verspeisen, gut anfärben (s. Abb. 17, S. 24).

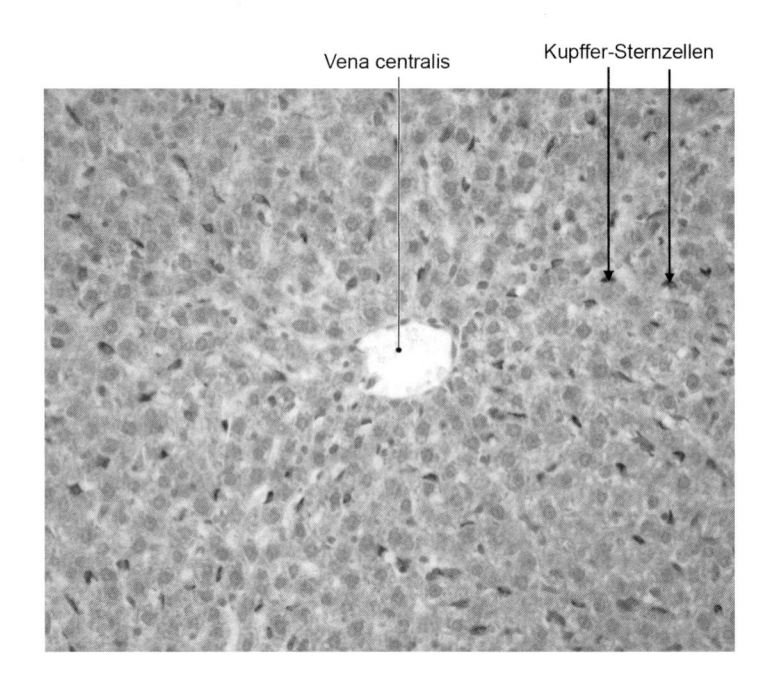

Abb. 17: Kupffer-Sternzellen Tuschepräparat

3.2.4 Ito-Zellen

Inmitten der Hepatozyten liegen verstreut einzelne Zellen, über deren Funktion noch nicht so viel bekannt ist. Man weiß allerdings und fragt es auch im Examen, dass sie mit dem Fettstoffwechsel in Verbindung stehen und dass sich **Vitamin A** stark in ihnen anreichern kann. Der Name dieses noch (fast) weißen Flecks auf unserer Zelllandkarte lautet Ito-Zellen. Sie liegen im Dissé-Raum.

DAS BRINGT PUNKTE

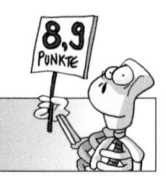

Die beiden Oberbauchdrüsen sind Wunderwerke der Biochemie, besonders die Leber. Die schriftlichen Fragen zur Leber sind daher auch wesentlich häufiger als die zum Pancreas. Das Wichtigste davon nochmal in Kürze:

Pancreas:
- Die Zuordnung von Zellart zu Syntheseprodukt und dessen Wirkung.
- Das exokrine Pancreas produziert Trypsin, Chymotrypsin, Amylasen und Lipasen.
- Die Azinuszellen stehen über Tight junctions miteinander in Verbindung.

Leber:
- Die Sinusoide haben keine Basalmembran.
- Die Sinusoide öffnen sich über Endothelporen in den Disse-Raum.
- Kupffer-Sternzellen sind zur Phagozytose fähig.
- Den Gallengang der Trias hepatica erkennt man an seinem kubischen Epithel mit den prominenten Zellkernen.

BASICS MÜNDLICHE

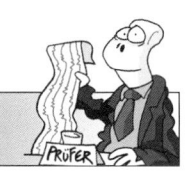

Die Zellen des endokrinen Pancreas und ihre Aufgaben sind auch im Mündlichen sehr beliebte Themen (s. Tab. 3, S. 21). Daneben wird noch gerne gefragt:

Was sind die Aufgaben des Pancreas?
Die Aufgabe des exokrinen Pancreas ist die Verdauung von
- Aminosäuren mit Trypsin und Chymotrypsin,
- Kohlenhydraten mit Amylase und
- Fetten mit der Lipase.

Die Aufgabe des endokrinen Pancreas ist die Sekretion der Hormone Insulin und Glukagon. Diese beiden regulieren als Gegenspieler den Blutzuckerspiegel: Insulin senkt ihn und Glukagon hebt ihn an.

Wie sichern Sie die Diagnose Pancreas?
Tipp: Das Pancreas ist ein schweres Präparat, also langsam und bedacht anfangen zu erzählen. Zunächst könntet ihr sagen, dass das Pancreas eine seröse Drüse ist. Es enthält lange Schaltstücke, die sich als zentroazinäre Zellen in die Drüsenendstücke hinein fortsetzen. Das Pancreas hat nur seröse Endstücke. Seine hellgefärbten Langerhans-Inseln sichern euch die Diagnose (s. Abb. 14, S. 20).

Schildern Sie den Aufbau eines Leberläppchens.
Leberläppchen haben eine polygonale Form und sind meistens sechseckig. Sie enthalten:
- Zenralvene,
- Sinusoide und
- Trias hepatica mit Vene, Arterie und Gallengang.

Welche Aufgaben erfüllt die Leber?
Aufbau von
- Albumin,
- Gerinnungsfaktoren und
- Glykogen.

Abbau von
- Giften und
- Stoffwechselendprodukten sowie

Produktion und Abgabe der Galle zur Entgiftung und Fettverdauung.

4 Lunge

Neben der Haut und dem Darm ist die Lunge ein weiteres Organ, das eine große, direkte Kontaktfläche zur Außenwelt hat. Ihr Sinn und Zweck ist der Gasaustausch. Dafür benötigt sie dreierlei:
- Als erstes einen Transportdienst für Frischluft und Abgase in Gasform,
- dann einen Raum, in dem die Wände dünn genug für die Gasdiffusion sind und
- letztlich den Transportdienst für die Gase in chemisch gebundener Form.

Die zuerst genannte Aufgabe wird von den luftleitenden Wegen – Trachea, Bronchien, Bronchioli terminales und den luftleitenden Abschnitten der Bronchioli respiratorii – übernommen. Sie sind die anatomische Entsprechung des Totraumvolumens (mehr dazu s. Skript Physiologie 4). In ihnen erfolgt also KEIN Gasaustausch.

Der Raum, in dem der Gasaustausch stattfindet, besteht aus den alveolären Abschnitten der Bronchioli respiratorii, den Ductus alveolares und den eigentlichen Alveolen. Die hier anzutreffenden Gasgemische hängen von der Atemtiefe und der Atemfrequenz sowie von den Blutgaskonzentrationen ab. Am Aufbau der Diffusionsbarriere sind Alveolarzellen und Endothelzellen beteiligt. Die wichtigste Barriere gegen das Eindringen von Gewebeflüssigkeit in den Alveolarraum sind die Zonulae occludentes zwischen den Alveolarepithelzellen.

Die letzte Aufgabe, den Transport der chemisch gebundenen Gase übernimmt das Blut, das durch die zahlreichen Kapillaren der Alveolen strömt. Und weil Histologen immer ganz genau hinsehen, dürft auch ihr jetzt ganz genau schauen, wie diese Aufgaben von den einzelnen Strukturen bewältigt werden.

4.1 Trachea

Die luftleitenden Wege müssen verschiedenen Anforderungen gerecht werden. Zum einen sollten sie immer offen bleiben, denn davon hängt unser Überleben ab. Das sichern sie, indem in ihre Wand **Knorpelspangen**/Knorpelplättchen eingebaut sind.

Gll. tracheales   Flimmerepithel

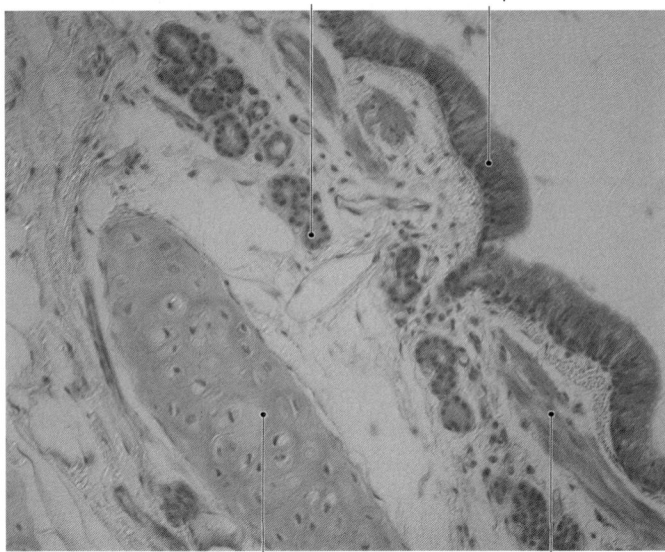

hyaliner Knorpel   glatte Muskulatur

Abb. 18: Trachea

Des weiteren ist es wichtig, dass die Luft von Schwebeteilchen gereinigt, angewärmt und angefeuchtet wird, bevor sie die Alveolen erreicht. Dafür hat sich ein spezialisiertes Epithel entwickelt. Dieses **respiratorische Epithel** (= Flimmerepithel) kleidet alle luftleitenden Wege - von der Nase angefangen - aus.

4.1.1 Respiratorisches Epithel

Dieses spezielle Epithel hat ein paar Worte verdient, da es das kennzeichnende Merkmal der oberen Atemwege ist. Es verliert sich schließlich und kommt in den Bronchioli terminales, den Bronchioli respiratorii und den Ductus alveolares nicht mehr vor. Seine Zellen tragen an ihrer Oberfläche **Kinozilien**, die intrazellulär an **Kinetosomen** verankert sind. Die Kinozilien bewegen sich in einer dünnen Schicht aus flüssigem Sekret, das von den Epithelzellen und den Glandulae tracheales der Lamina propria produziert wird. Auf diesem Flüssigkeitsfilm liegt eine weitere Schicht etwas zäheren Schleims, der von den Becherzellen hergestellt wird. Durch die Bewegung der Kinozilien wird die flüssige Schicht aktiv bewegt und der Schleim passiv in Richtung Ausgang (= Larynx) gespült.

Übrigens...
Bei Menschen mit Mukoviszidose (= cystischer Fibrose) ist ein Gen defekt, das für einen Chloridkanal in der apikalen Membran dieser und anderer Zellen kodiert. Dadurch kommt der dünnflüssige Film nicht mehr zustande und die Kinozilien müssen ihre Arbeit direkt im zähen Schleim verrichten. Die resultierenden Transportstörungen sind der Grund für die häufigen Infektionen dieser Patienten.

MERKE:
- Sind im Schnittbild irgendwelche Lumina zu sehen, die in ihrer Wand Knorpel enthalten, so stammt das Präparat aus einem luftleitenden Abschnitt des Respirationstrakts. Nur den Bronchioli respiratorii fehlt das Knorpelgewebe. Da sie jedoch schon inmitten von Alveolen liegen, dürfte die Diagnose trotzdem gelingen.
- Erkennt ihr das auskleidende Epithel als Flimmerepithel, so dürft ihr euch ebenfalls des Respirationstrakts sicher sein.

Respiratorisches Epithel zeigt eine **mehrreihige** Anordnung von **hochprismatischen** Zellen, die einer verhältnismäßig dicken Basallamina aufsitzen. Die Zellen, die in der untersten Reihe des Epithels liegen, heißen sinnigerweise auch **Basalzellen**.

Zwischen ihnen befinden sich die **Becherzellen** sowie - bei sehr genauem Hinsehen erkennbar (= bei entsprechend guter Färbung) - **Clara-Zellen** und Zellen des **APUD-Systems (= endokrine Zellen)**. Diese Schicht aus Basal-, Becher, Clara und endokrinen Zellen heißt Lamina mucosa. Unterhalb davon - in der Lamina propria mucosae – sieht man zwischen zahlreichem Bindegewebe kleine Knäuel von Drüsen, die **Glandulae tracheales**. Direkt im Anschluss daran kommt auch schon das Perichondrium der trachealen Knorpelspangen (s. Abb. 18, S. 26).

> **Übrigens...**
> Alle diese Schichten folgen dicht auf dicht und es gibt keinen wirklichen Verschiebespalt. Das ist gewollt, da sich die Schleimhaut möglichst wenig bewegen darf, um die Luftwege nicht zu verlegen. Aus dem Grund blutet die Schleimhaut auch so schnell, wenn man sie bei einer Lungenspiegelung mit dem Bronchoskop berührt.

MERKE:
Die Zelltypen der Trachea und der großen Bronchien sind
- kinozilientragende Zellen,
- Basalzellen,
- Becherzellen,
- Clara-Zellen und
- endokrine Zellen.

Clara-Zellen
Verstreut im Flimmerepithel liegen einzelne Zellen, die so etwas wie verkürzte Mikrovilli an ihrer Oberfläche tragen. Sie produzieren ein Surfactant ähnliches Sekret und werden zahlreicher, je weiter es zu den Alveolen hin geht. Diese Zellen heißen Clara-Zellen und spielen nur in den theoretischen Fragen zum Respirationstrakt eine Rolle, da man sie meist nicht sehen kann (schon gar nicht auf den „Ratebildern" der Bildbeilage). Aber dennoch ist es - um Punkte zu sammeln - gut zu wissen, dass es sie gibt und wo sie hingehören.

APUD-Zellen

MERKE:
APUD-Zellen finden sich im ganzen Körper. Sie zeichnen sich durch eine besondere Enzymbesetzung aus und ihr Name steht für Amino Precursor Uptake and Decarboxylation.

4.2 Bronchien
Zwischen den Hauptbronchien und den Bronchioli terminales reduzieren sich die Knorpelspangen zu kleinen Knorpelplättchen. Dafür kommt eine Schicht **glatter Muskulatur** dazu, die sich der Lamina propria außen anlagert. Die Schleimhaut ist nunmehr **einreihig** und wird auch als **isoprismatisches Epithel** bezeichnet, da die Zellen in ihrer Form nahezu quadratisch sind.

MERKE:
- Die Tunica muscularis liegt auf der Innenseite der Knorpelplättchen.
- Bildet sich in den Bronchien an einigen Stellen unverhorntes Plattenepithel - anstatt des physiologischerweise dort anzutreffenden Flimmerepithels - so nennt man diesen Vorgang **Metaplasie**. Eine Ursache dafür ist z.B. Zigarettenrauch.

> **Übrigens...**
> Das Wissen um die neue Lamina muscularis ist von großer Bedeutung. Hierbei handelt es sich nämlich um diejenige Muskulatur, die für die Bronchospasmen z.B. bei einem asthmatischen Anfall verantwortlich ist. Sie wird von parasympathischen Fasern innerviert.

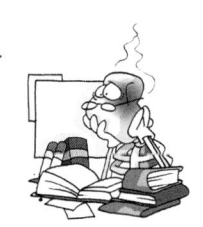

Um den Atembewegungen folgen zu können, enthalten die Bronchioli respiratorii **elastische Fasern**. Diese sind sooo interessant, dass schon mehrmals im Examen danach gefragt wurde.

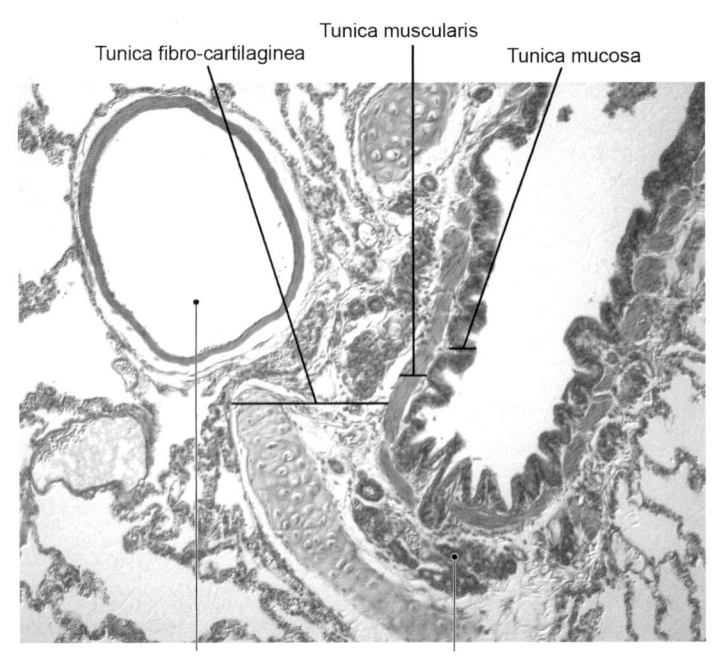

Abb. 19: Bronchus
(Beschriftungen: Tunica fibro-cartilaginea, Tunica muscularis, Tunica mucosa, Arteria pulmonalis, Gll. bronchiales)

4.3 Ductus alveolaris und Alveolen

Knorpel und Muskulatur verlieren sich irgendwann ganz und die isoprismatischen Zellen der Bronchioli respiratorii gehen über in Alveolar(epithel)zellen. Dann ist man am Ort des Gasaustausches angekommen (s. IMPP-Bild 10 im Anhang S. 77).

Von den **Alveolarepithelzellen** gibt es zwei Typen:
- **Typ I** ist wesentlich häufiger vertreten und kleidet etwa 93% der alveolären Oberfläche aus. Diese Zellen sind miteinander durch Tight junctions verbunden, womit sie sich an der Bildung der **Blut-Luft-Schranke** beteiligen.
- **Typ II** ist seltener, doch seine Aufgabe nicht minder wichtig. Diese bereits vorgeburtlich reifenden Zellen produzieren den **phospholipidhaltigen Surfactant**, der die Wandspannung der Alveolen so weit senkt, dass sie leichter offen bleiben.

MERKE:
- In den Ductus alveolares und den Alveolen finden sich KEINE Kinozilien mehr.
- Alveolarepithelzellen vom Typ I sind über Tight junctions miteinander verbunden.
- Alveolarepithelzellen vom Typ II gelten als pluripotente Stammzellen. Durch Zellteilung gehen aus ihnen die Alveolarepithelzellen vom Typ I hervor.

So, und falls es trotz aller Sicherheitsvorkehrungen doch noch Schwebeteilchen bis in die Alveolen geschafft haben, lauern hier auf sie die speziellen Alveolarmakrophagen. Diese Fresszellen räumen auf, was der übrige Respirationstrakt liegen ließ. Weil es von diesen possierlichen Tierchen auch Fotos gibt, wurde schon hin und wieder mal im Schriftlichen danach gefragt: Alveolarmakrophagen sehen aus wie Makrophagen, sind aber umgeben von ganz dünnen Wänden aus Alveolarepithelzellen.

4.4 Lungenkapillaren

Wo es eine Blut-Luft-Schranke gibt, gibt es neben der Luft eben auch Blut. Dieses muss durch **Kapillaren** an den Ort des Gasaustausches gelangen. Aus diesem Grund sieht man auf Schnittbildern mit Alveolen auch immer zahlreiche angeschnittene Kapillaren. Sie sind an den Erythrozyten zu erkennen, die sich teilweise noch

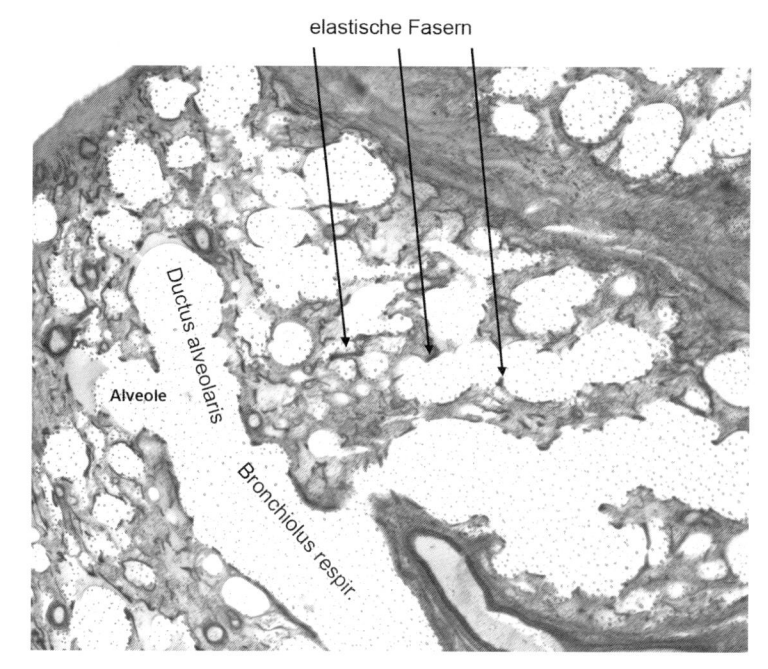

Abb. 20: Ductus alveolaris

darin aufhalten. Ausgekleidet sind diese Gefäße nur mit einer sehr dünnen Schicht Endothelzellen, die keinen Spalt zwischen sich lassen.

MERKE:
In den Lungenalveolen finden sich Kapillaren vom NICHT gefensterten Typ. Tritt dennoch Blut in den Alveolarraum ein, z.B bei einem Herzkranken, so finden sich in dessen Sputum zahlreiche „Herzfehlerzellen".
Dabei handelt es sich um zugrunde gegangene (Alveolar-)Makrophagen, die mit Hämosiderin aus Erythrozyten beladen sind.

Übrigens...
An dieser Stelle haben wir nun endlich alle Strukturen zusammen, die an der berüchtigten Diffusionsbarriere beteiligt sind:
- Alveolarepithelzellen vom Typ I und
- Endothelzellen vom NICHT fenestrierten Typ. Diese beiden Zelltypen liegen so dicht aneinander, dass ihre Basallaminae miteinander verschmolzen sind.
- Die größte Barriere sind dabei die Zonulae occludentes zwischen den Alveolarepithelzellen.

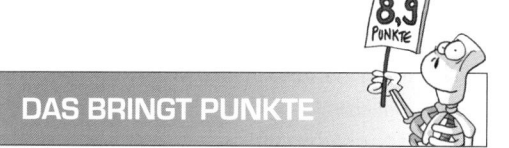

DAS BRINGT PUNKTE

Zum Thema Lunge solltet ihr wissen, welche Zellen in mehrreihigem Flimmerepithel vorkommen:
- kinozilientragende Zellen,
- Becherzellen,
- Clara-Zellen und
- Zellen des APUD-Systems.

Ein absoluter Dauerbrenner ist auch die Frage, ob gefensterte Kapillaren in der Lunge vorkommen. Das tun sie garantiert nicht, denn sonst hätten wir ein ständiges Lungenödem!
Außerdem wurde in den Fragen des schriftlichen Examens noch regelmäßig zur Diskussion gestellt, ob denn nun die Zellen der Ductus alveolares Kinozilien tragen oder nicht. Und auch hier lautet die Antwort: Nein, die Ductus alveolares haben KEINE Kinozilien.
Merken solltet ihr euch außerdem, dass
- Alveolarzellen vom Typ I zu 93% an der Auskleidung der Alveolen beteiligt und miteinander durch Tight junctions verbunden sind.
- elastische Fasern Wandbestandteile der Bronchioli respiratorii sind.

- Die Alveolarzellen von Surfactant überzogen sind.
- Der Surfactant von den Alveolarzellen Typ II hergestellt wird.

BASICS MÜNDLICHE

Woran erkennen Sie, dass es sich um respiratorisches Epithel handelt?
Respiratorisches Epithel
- ist mehrreihig,
- trägt Kinozilien,
- ist durchsetzt mit Becherzellen und
- in seiner Nähe findet sich Knorpelgewebe.

Welche Zellen bilden die Blut-Luft-Schranke?
- Alveolarepithelzellen Typ I und
- Endothelzellen vom nicht gefensterten Typ.
- gemeinsame Basalmembran

Beschreiben Sie bitte den Wandbau eines kleinen Bronchus.
Wandbau von innen nach außen:
- Tunica mucosa,
- Tunica muscularis und
- Knorpelspangen.

5 Herz

Das Herz ist unser zentrales Kreislauforgan, das das Blut in Schwung hält. Außerdem ist es essentiell im Umgang mit unseren Mitmenschen.
Histologisch beschränken sich die Fragen zu diesem Organ auf den Aufbau der Herzmuskulatur, der im Skript Histologie 1 erläutert wird. Darum wird in diesem Skript nicht näher darauf eingegangen.

6 Urogenitaltrakt

Zum Urogenitaltrakt gehören im Wesentlichen zwei Teile:
- Die Nieren und die ableitenden Harnwege erfüllen wichtige Aufgaben bei der Entgiftung des Körpers und bei der Aufrechterhaltung der Homöostase.
- Die Keimzellen und die Reproduktionsorgane dienen der Fortpflanzung und damit der Erhaltung unserer Art.

6.1 Nieren und ableitende Harnwege

Die Nieren sind paarig angelegt, liegen in einem retroperitonealen Fettlager und sind von einer bindegewebigen Kapsel umgeben. Schneidet man eine Niere der Länge nach auf, so ist ein verzweigter innerer Hohlraum - das **Nierenkelchsystem** – zu erkennen. Von hier aus geht der Urether in Richtung Blase ab. In die Nierenkelche hinein ragen die **Nierenpapillen**, an deren Spitzen die Sammelrohre münden und den Urin an das Kelchsystem abgeben.
Das angeschnittene Parenchym lässt sich schon makroskopisch in zwei Teile gliedern:
- die **Medulla renalis** (= innere Markzone) und
- den **Cortex renalis** (= äußere Rindenzone).

Betrachtet man einen Nierenausschnitt histologisch, so lässt sich diese Aufteilung in Rinde und Mark aufrechterhalten. Für diese Trennung sind die speziellen Gefäße des Niereparenchyms verantwortlich. Die vom Nierenpol kommenden Gefäße ziehen bis an die Mark-Rinden-Grenze und machen dann einen scharfen Bogen. Deshalb heißen sie hier auch **Arteriae arcuatae**. Aufgrund ihres hier horizontalen Verlaufs entsteht die sichtbare Grenze.
Von ihnen gehen die **Arteriae interlobulares** in Richtung Kapsel ab, zweigen sich kurz auf, um die glomeruläre Kapillarschlinge zu bilden und verlaufen dann als **Arteriae rectae** in Richtung Papille.
Der venöse Abfluss erfolgt über die Venae rectae in die Venae arcuatae zum Nierenhilus in die Vena renalis.

In der **Rinde** befinden sich - neben Gefäßen und gewundenen Gängen - hauptsächlich Glomeruli, die wie viele kleine Nester in den Ästen der **Tubuli contorti** sitzen.
Bei der Betrachtung des **Marks** fallen streifige Strukturen auf, die alle in Richtung Papille ziehen: die **Markstrahlen**.

Merke:
- Die Arteriae arcuatae verlaufen an der Mark-Rinden-Grenze.
- Die Durchblutung des Marks durch die Arteriae rectae ist postglomerulär.

Funktionell läßt sich die Aufgabe der Nieren in drei Teilbereiche untergliedern:
- Die Produktion von Primärharn durch Ultrafiltration,
- die Konzentration des Harns in den **Tubuli** und den **Sammelrohren** und
- die Sekretion (von z.B. Renin und Erythropoetin).

6.1.1 Ultrafiltration

Die Ultrafiltration erfolgt in der Rindenzone der Niere. Die entsprechende funktionelle Einheit ist das Glomerulum, von dem es etwa 1,2 Millionen Stück pro Niere gibt (s. Abb. 21).
Histologisch unterscheidet man die **Kapillarschlingen** mit einem zuführenden Vas afferens und einem ableitenden **Vas efferens** von der **Bowman Kapsel** mit einem visceralen und einem parietalen Blatt.

Sowohl die Kapillaren als auch die Zellen der Bowman Kapsel weisen prüfungsrelevante Besonderheiten auf:

- Das Endothel der Kapillaren ist **gefenstert** und sitzt einer Basalmembran auf. Am Gefäßpol des Glomerulums liegen die Kapillaren direkt neben spezialisierten Zellen der distalen Tubuli, der **Macula densa**.
- Die Zellen der Bowman Kapsel lassen sich unterteilen in die flachen Zellen, die das parietale Blatt bilden und die dickeren Zellen, die den Kapillaren aufsitzen. (Auf der anderen Seite sitzen die dicken Zellen auf der Basalmembran).
Die dicken Zellen heißen **Podozyten** und bilden kleine Fortsätze aus, von denen wiederum Füßchen abgehen, die die Kapillarschlingen gänzlich umfassen (s. Abb. 22, S. 32). Zwischen diesen Fortsätzen wird das Ultrafiltrat als **Primärharn** vom Kapillarbett in die **Bowman Kapsel** gepresst.

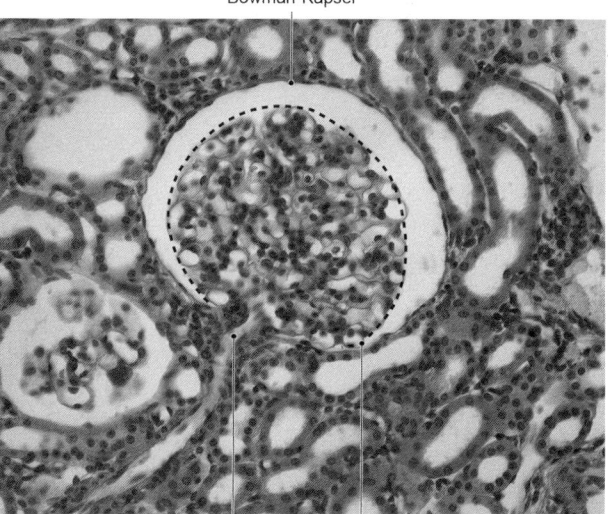

Abb. 21: Glomerulum

32 | Urogenitaltrakt

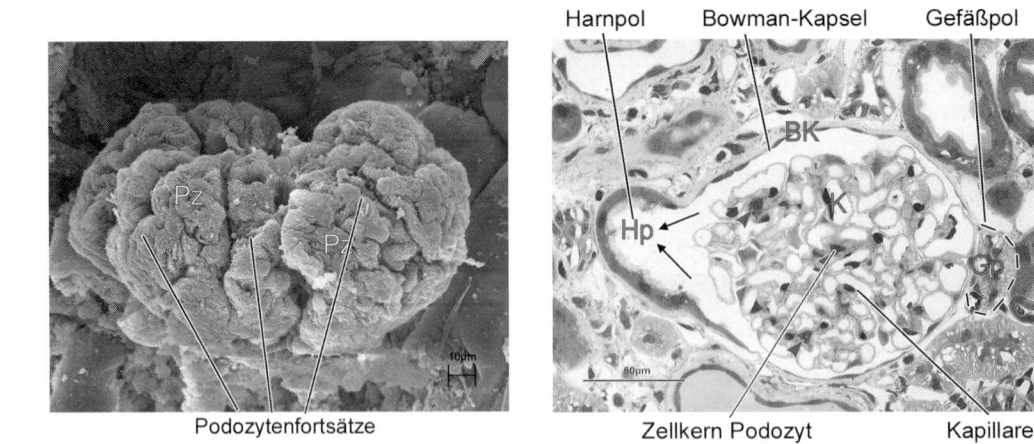

Abb. 22 a/b: Vergleich Glomerulum im EM und in Toluidinblaufärbung
(mit freundlicher Genehmigung von Johannes Kacza, Lehrstuhl für Histologie und Embryologie des Veterinär-Anatomischen Instituts Universität Leipzig)

MERKE:
- Die Macula densa zählt sowohl zum extraglomerulären Mesangium (= neben den Kapillaren liegend) als auch zum juxtaglomerulären Apparat (= neben dem Glomerulum gelegen).
- Die Kapillaren sind von fenestriertem Endothel ausgekleidet, was die Filtration ermöglicht.

6.1.2 Konzentration

An die Kapsel des Herrn Bowman schließt sich das Tubulussystem an. Grob unterscheidet man hier einen **proximalen** von einem **distalen Tubulus**. Außerdem finden sich pro Tubulus noch jeweils eine gewundene **Pars convoluta** (= Tubulus contortus) und eine gerade Pars recta. Die gewundenen Anteile liegen vorwiegend im Bereich

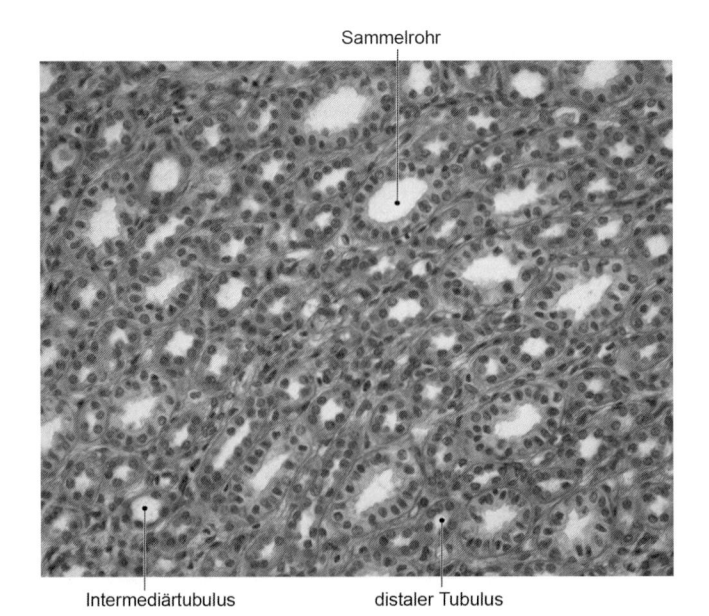

Abb. 23: Querschnitt Nierenmarktubuli

der Rinde, wodurch das Bild eines Labyrinths entsteht, was zur Bezeichnung **Nierenlabyrinth** geführt hat. Die geraden Anteile bilden zusammen mit den Sammelrohren die Markstrahlen.

MERKE:
Die radiäre Streifung des Marks wird von proximalen und distalen Tubuli, den Vasa recta sowie den Sammelrohren erzeugt.

Proximaler Tubulus

Histlogisch kann man den proximalen Tubulus an einem schmalen **Bürstensaum** erkennen, der durch kleine **Mikrovilli** zustande kommt, die die Resorptionsoberfläche vergrößern. Wer viel resorbiert, muss aber auch viel abgeben, weshalb die basale Seite dieser Tubuluszellen ebenfalls eine Fältelung – die **Zellinterdigitationen** - aufweist.

Die einzelnen Zellen sind über **Tight junctions** miteinander verbunden und grenzen das Lumen daher sehr gut gegen das Interstitium des Marks ab. Dies ist eine essentielle Voraussetzung für die Aufrechterhaltung eines **Konzentrationsgradienten**.

MERKE:
- Als Zeichen der Aufnahme von Peptiden findet man Vacuolen im apikalen Zytoplasma der Tubuluszellen. Außerdem können sie aktiv Xenobiotika aufnehmen.
- Die Zellen des proximalen Tubulus erkennt man an ihrem feinen Bürstensaum.

Distaler Tubulus

Im Gegensatz zum proximalen haben die Zellen des distalen Tubulus ein eher flaches Epithel mit **linsenförmigen** Kernen und einen kaum ausgeprägten Bürstensaum.

Die Pars recta des distalen Tubulus bildet den aufsteigenden Teil der **Henle-Schleife**. Ihre Zellen besitzen an ihrer apikalen Membran einen **Na^+-K^+-$2Cl^-$-Cotransporter**, der durch das Diuretikum Furosemid gehemmt werden kann. Das lohnt sich zu merken, denn dieses Wissen sichert euch nicht nur einen Punkt im Physikum, sondern auch in späteren Prüfungen.

Am Übergang der Pars recta zur Pars convoluta befindet sich die Macula densa (s. Abb. 22). Hier werden nochmals Ionenkonzentrationen gemessen, was eine Rückwirkung auf die glomeruläre Filtration hat. Die distale Pars convoluta mündet schließlich in ein Sammelrohr ein.

MERKE:
Die Zellen des distalen Tubulus tragen einen furosemidsensitiven Na^+-K^+-$2Cl^-$-Cotransporter an ihrer apikalen Oberfläche und bilden die Macula densa.

Übrigens...
Die Gesamtheit aus Glomerulum, proximalem und distalem Tubulus bezeichnet man als ein **Nephron**.

Sammelrohr

Die Sammelrohre erstrecken sich vom Bereich der Rinde bis zur Papille, wobei ihr Durchmesser stetig zunimmt. Ihr Epithel wird von zweierlei Zellen gebildet, den **Schaltzellen** und den wesentlich zahlreicheren **Hauptzellen**.

MERKE:
- Die Schaltzellen sind zum aktiven Protonentransport fähig und können so nachträglich den pH-Wert des Harns beeinflussen.
- Die Hauptzellen sind ADH-sensitiv und bauen unter seiner Wirkung Aquaporine in ihre apikale Zellwand ein, wodurch die Wasserresorption gesteigert werden kann.

6.1.3 Ableitende Harnwege

Die Sammelrohre münden an den Papillenspitzen in das Kelchsystem der Niere. Das Epithel aus Haupt- und Schaltzellen geht hier in das **Übergangsepithel (= Urothel)** über, das die gesamten ableitenden Harnwege auskleidet (s. Skript Histologie 1).

Harnleiter

Der Harnleiter weist - neben dem Übergangsepithel – eine **zweischichtige** Tunica muscularis auf, die den Harn in peristaltischen Wellen zur Blase transportiert.

Harnblase

Neben dem Übergangsepithel findet sich in der Blase eine **dreischichtige** Tunica muscularis, der Musculus detrusor vesicae.

MERKE:
Kennzeichen der ableitenden Harnwege ist das Übergangs- oder Urothel.

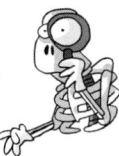

DAS BRINGT PUNKTE

Für die schriftliche Prüfung ist hinsichtlich der Niere wieder mal nur das Detailwissen interessant. Bilder werden seltener vorgelegt.
Hier daher nochmal eine kurze Aufzählung der wirklich, wirklich, wirklich wichtigen Dinge:
Für die Gefäße des Glomerulums gilt, dass
- es gefensterte Kapillaren sind und
- ihr abführendes Gefäß (= Vas efferens) in die Markarterien übergeht.

Zu den proximalen Tubuluszellen solltet ihr wissen, dass
- sie einen Bürstensaum haben,
- über basale Zellinterdigitationen verfügen,
- zum aktiven Transport von Xenobiotika fähig sind und
- über Tight junctions miteinander verbunden sind.

Im Gegensatz dazu gilt für die distalen Tubuluszellen, dass
- sie keinen Bürstensaum haben,
- über einen Na^+-K^+-$2Cl^-$-Cotransporter verfügen und
- die Macula densa bilden.

Die Sammelrohrzellen solltet ihr unterscheiden in
- ADH-sensitive Hauptzellen und
- Schaltzellen, die aktiv H^+-Ionen transportieren können.

BASICS MÜNDLICHE

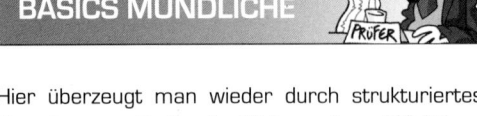

Hier überzeugt man wieder durch strukturiertes Vorgehen vom Großen ins Kleine und vom Wichtigen zum Unwichtigen.
Nennen Sie mir bitte die Funktionen der Niere.
- Filtration des Blutes zu Primärharn,
- Sicherung der Homöostase,
- Entgiftung und
- Blutdruckregulation (mehr dazu s. Skript Physiologie 1).

Beschreiben Sie mir bitte den Aufbau der Niere.
- Innen befindet sich das Kelchsystem, in das die Papillen hineinragen.
- Im Parenchym kann man das Mark von der Rinde abgrenzen.
- In der Rinde finden wir Vasa arcuata und die Glomerula, in denen der Primärharn produziert wird.
- Die Längstrahlen des Marks werden von Vasa recta, den geraden Tubulusabschnitten und den Sammelrohren gebildet.

Was ist ein Glomerulum und wie ist es aufgebaut?
Das Glomerolum ist der eigentliche Filter der Niere. Ein Glomerulum besteht aus einem Vas afferens, das sich in etwa 5-7 Kapillarschlingen aufspaltet und dann in das Vas efferens übergeht. Diese Schlingen werden von spezialisierten Zellen – den Podozyten – gegen den Hohlraum der Bowman Kapsel abgegrenzt.
In diesen Hohlraum hinein wird Flüssigkeit aus dem Gefäßsystem abgepresst.
Die Podozyten stellen den visceralen Anteil der Bowman Kapsel, während die parietalen Zellen dieser Kapsel flach sind und schließlich in den proximalen Tubulus übergehen.

Was ist ein Nephron?
Die Gesamtheit aus
- Glomerulum,
- proximalem und
- distalem Tubulus.

Welches Epithel finden wir in den Kelchen?
Urothel, auch Übergangsepithel genannt.

AM BESTEN IHR TUT JETZT WAS FÜR EURE HOMÖOSTASE UND MACHT EINE TRINKPAUSE.

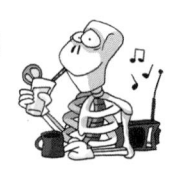

6.2 Keimdrüsen

In den Keimdrüsen **Hoden** und **Ovar** reifen die Zellen heran, die die Voraussetzung für unsere geschlechtliche Vermehrung sind. Eine wichtige Grundlage dieser Fortpflanzungsform ist die Reduktion auf einen **haploiden Chromosomensatz**. Da haploide Zellen sich nicht komplett selbstständig versorgen können, brauchen sie Hilfe bei ihrer Reifung und während ihrer Wartezeit auf den großen Moment. Diese Hilfe wird ihnen von spezialisierten Zellen (= Sertoli- oder Stützzellen, s. S. 39) gewährt, die auch in den Keimdrüsen zu finden sind.

> **Übrigens...**
> Viele Keimzelltumoren gehen von dieser zweiten helfenden Zellpopulation aus, die auch gerne mal im Physikum auftaucht.

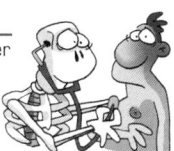

Bei der Keimzellreifung handelt es sich um ein gut erforschtes Gebiet mit ausreichender Tragweite, weshalb es einem sowohl in der schriftlichen als auch in der mündlichen Prüfung begegnen kann. Untrennbar damit verbunden sind die Geschlechtsorgane, die die Voraussetzung zur Kopulation und damit zur Befruchtung sind.

> **Übrigens...**
> Die Embryologie ist eine Lehre von Wanderschaften:
> - Die Keimdrüsen entstehen aus den **Urkeimzellen**, die aus dem **Dottersackgewebe** in die Nähe der Nierenanlage gewandert sind. Von hier aus wandern Hoden/Ovar zum oder durch das kleine Becken.
> - Die Geschlechtsorgane sind aus den embryonalen Grundlagen der ableitenden Harnwege hervorgegangen und haben diese enge räumliche Beziehung behalten.

6.2.1 Männliche Geschlechtsorgane

Anatomisch lassen sich **Hoden** und **Nebenhoden** unterscheiden, von denen der Ductus deferens die Spermien - an der Samenblase und Prostata vorbei - bis zum **Colliculus seminalis** in der Harnröhre transportiert. Das hier ausgestoßene Ejakulat setzt sich aus den Spermien (aus dem Nebenhoden) und der Ejakulatflüssigkeit (aus der Vesicula seminalis und der Prostata) zusammen.

Hoden

Die **Spermien** entstehen im Hoden und erhalten dort ihre endgültige Form. Die Binnenstruktur des Hodens besteht aus einzelnen Kanälchen - den **Ductuli seminiferi** -, die auf einen gemeinsamen Ausgang zulaufen, von wo es in den Nebenhoden weitergeht. Zusammen bilden die Kanälchen ein Netz, das **Rete testis**.

Diese Organisation in viele kleine Gänge ermöglicht zum einen eine Entwicklung in mehreren Schritten entlang des Ganges (ähnlich eines Fließbands). Zum anderen ist so die parallele Reifung vieler Spermien gewährleistet, was dem Bedarf an einer großen Zahl gerecht wird. Ganz nach dem Motto: Viel hilft viel.

An einem gut geführten - oder glücklich getroffenen - Querschnitt durch den Ductus seminiferus lassen sich alle Phasen der Spermatogenese erkennen und (hoffentlich auch) benennen (s. IMPP-Bild 11 im Anhang S. 78).

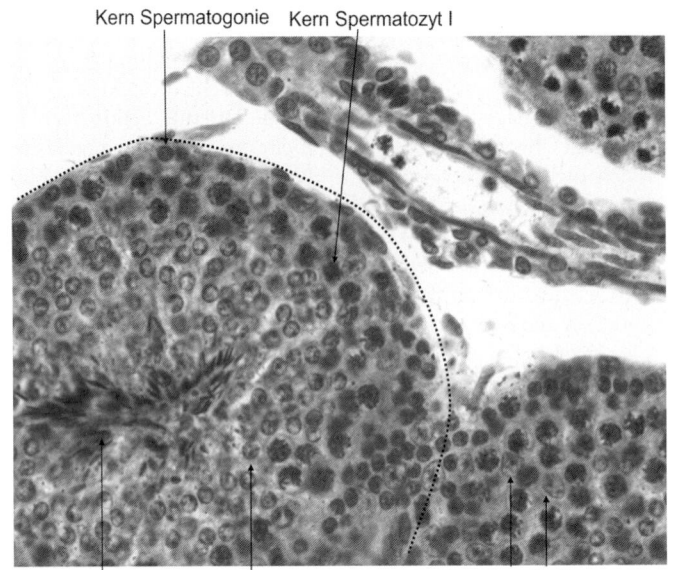

Urogenitaltrakt

Abb. 24: Hodenkanälchen

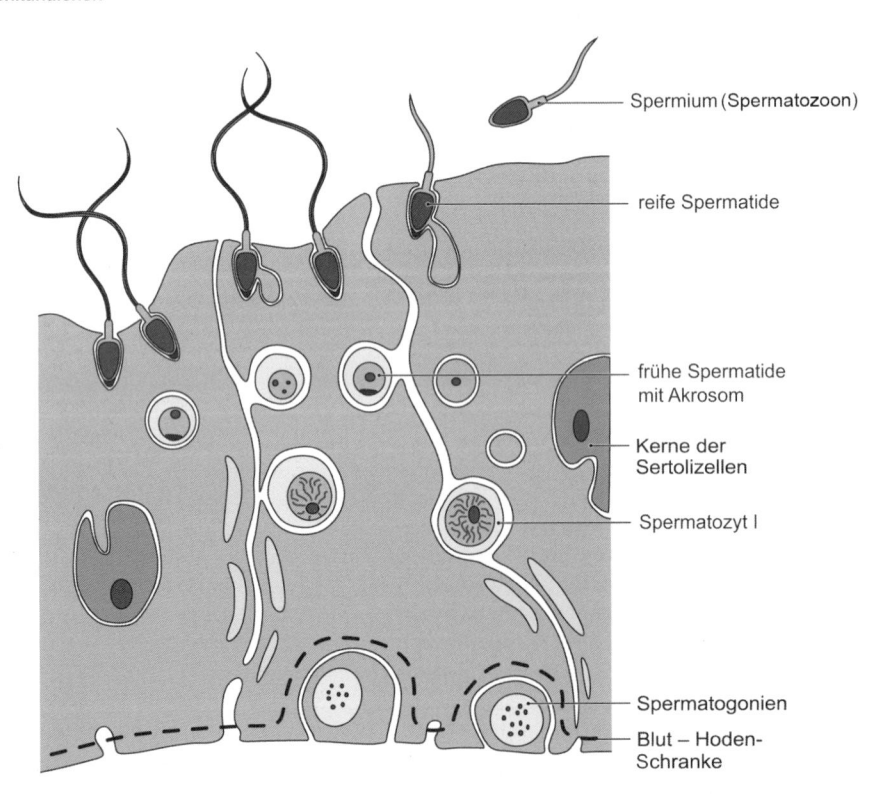

Kern Spermatogonie · Kern Spermatozyt I · Kern reife Spermatide · Kern frühe Spermatide · Kern Sertolizelle

Abb. 25: Spermatogenese

- Spermium (Spermatozoon)
- reife Spermatide
- frühe Spermatide mit Akrosom
- Kerne der Sertolizellen
- Spermatozyt I
- Spermatogonien
- Blut – Hoden-Schranke

Auslands-Famulatur-Endoskopie (↑ Länderinformationen)
f: (engl.) endoscopic external clinical traineeship: Ausleuchtung aller Möglichkeiten für eine Famulatur im Ausland. Bei einer geplanten Auslands-Famulatur verabreicht Ihnen Ihr Spezialist von der Deutschen Ärzte Finanz umfangreiche Informationen über das Land, in dem Sie tätig werden möchten – zuzahlungsfrei.

Nicht alles was für Medizinstudierende und Ärzte wichtig ist, erfährt man aus dem Pschyrembel.

Gut, dass Ihnen die Heilberufe-Spezialisten der Deutschen Ärzte Finanz ein umfangreiches Seminarangebot anbieten können. Hier erfahren Sie alles, was für einen optimalen Berufsstart und eine weitsichtige Karriereplanung wichtig ist. Melden Sie sich gleich im Internet an: www.aerzte-finanz.de. Oder nutzen Sie den Anmeldebogen auf der Rückseite dieser Anzeige.

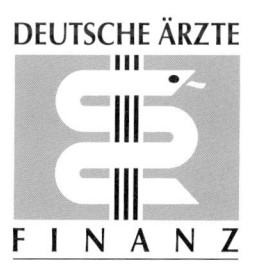

DEUTSCHE ÄRZTE FINANZ

VIP-Faxantwort   Fax-Hotline: 02 21 / 1 48 - 2 14 42

Sie können uns Ihre Antwort auch gerne per E-Mail zusenden: service@aerzte-finanz.de.
Unser aktuelles Seminarangebot finden Sie auch im Internet unter www.aerzte-finanz.de.
Gleich reinschauen und anmelden.

Informieren Sie mich bitte zu folgenden Themen:
Bitte kreuzen Sie an!

☐ **PJ-Info-Treff** – Laden Sie mich zu Ihrem nächsten Info-Treff „rund um das Praktische Jahr" ein.

☐ **Bewerber-Workshop** – Sichern Sie sich den Vorsprung gegenüber Ihren Mitbewerbern. Mit aktueller Chefarztbefragung.

☐ **Famulatur/PJ im Ausland** – Informationen zum Land _____

☐ **Berufs- und Privathaftpflicht** – Empfohlene Konzepte Ihrer Berufsverbände

☐ **Berufsunfähigkeits-Absicherung** – Empfohlene Konzepte Ihrer Berufsverbände mit Preis- und Leistungsvorteilen

☐ **Services rund um das Thema Bank** – Sichern Sie sich besondere Leistungen wie eine attraktive Studienfinanzierung, eine kostenfreie goldene VISA- und Mastercard oder ein spesenfreies Girokonto.

☐ **MEDI-LEARN Club** – die kostenfreie Unterstützung für Ihr Medizinstudium. Jetzt Mitglied werden und Vorteile sichern. Mehr unter www.medi-learn.de/club

_____   _____
Name/Vorname   Straße/Haus-Nr.

_____   _____
PLZ/Ort   Festnetz-Telefon

_____   _____
Mobil-Telefon   E-Mail

_____   _____
Geburtsdatum   Universität/Fachsemester

Einwilligung (bitte ankreuzen)

☐ Ich möchte auch weiterhin für Heilberufe interessante Angebote schriftlich oder per Telefon/E-Mail von der Deutschen Ärzte Finanz erhalten. Diese Einwilligung kann ich jederzeit widerrufen.

☐ Ich bin damit einverstanden, dass die von mir angegebenen Daten für Werbung sowie Zwecke der Kundenzufriedenheit bei der Deutschen Ärzte Finanz gespeichert und genutzt werden. Die Daten werden nicht an Dritte weitergegeben. Diese Einwilligung kann ich jederzeit widerrufen.

_____
Datum/Unterschrift

Deutsche Ärzte Finanz Beratungs- und Vermittlungs-AG
51171 Köln · Telefon: 0221/148-3 23 23 · Fax: 0221/148-2 14 42
E-Mail: service@aerzte-finanz.de · www.aerzte-finanz.de

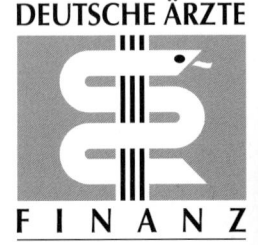

DEUTSCHE ÄRZTE FINANZ

Keimdrüsen

Spermatogenese Phase I. Im Hodenkanälchen ganz außen liegen die **Spermatogonien** einer Basalmembran an, die von myoepithelialen Zellen umgeben ist. Diese Zellen sind der Pool, aus dem alle Spermien kommen. Dabei handelt es sich um eine differenzierte Zellteilung, wobei eine Tochterzelle an Ort und Stelle bleibt, während die andere abwandert und sich weiterentwickeln darf. Die verbleibende Spermatogonie liegt eingebettet zwischen großen, pyramidenförmigen Zellen, den **Sertolizellen** oder **Stützzellen**.

MERKE:
In einem Hodenkanälchen finden sich Sertolizellen und alle Stadien der Spermatogenese.

Sertolizellen. Die Sertolizellen sitzen der Basalmembran auf. Durch eine Schicht enger Zellkontakte grenzen diese Zellen ein **basales** gegen ein apikales Kompartiment der Hodenkanälchen ab. Diese Grenze ist impermeabel für gelöste Substanzen und heißt deshalb Blut-Hoden-Schranke (s. Abb. 24 und 25, S. 36).
Der auf Phase I folgende Reifungsprozess spielt sich innerhalb dieser Schranke ab. Um reifen zu können, sind die angehenden Spermien auf die Hilfe der Stützzellen angewiesen. Diese wiederum benötigen für ihre Arbeit große Mengen an **Androgenen**, weshalb sie ein **ABP (= androgenbindendes Protein)** entwickelt haben, um diese Stoffe in ihrem Zytoplasma anzureichern. Des weiteren besitzen sie Rezeptoren für **FSH (= Follikel stimulierendes Hormon)** und produzieren Inhibin. **Inhibin** sorgt für eine Hemmung der neurohypophysären Stimulation (s. Abb. 26, S. 40).

MERKE:
- Im basalen Teil liegen die Spermatogonien außerhalb der Blut-Hoden-Schranke.
- Sertolizellen produzieren androgenbindendes Protein, FSH-Rezeptoren und Inhibin.

Spermatogenese Phase II. Die aus den Spermatogonien hervorgegangen Zellen vermehren sich zuerst per **Mitose**, um die nötige Anzahl zu erreichen und werden dann zu Spermien.
Nach der ersten Reifeteilung - der 1. **Meiose, einer Reduktionsteilung** - heißen sie **Spermatozyten I**. (= Spermatozyten erster Ordnung). Diese Zellen sind in histologischen Schnitten gut und häufig zu finden (s. Abb. 24, S. 36).

Nach der zweiten Reifeteilung - der **2. Meiose, einer Äquationsteilung** - heißen sie **Spermatozyten II**. (= Spermatozyten zweiter Ordnung). Ab hier haben sie einen **haploiden** Chromosomensatz. Spermatozyten zweiter Ordnung sind fast nie auf Schnitten (leider auch nicht auf unseren Abbildungen) zu sehen, da sie sich sofort zur endgültigen Spermienform weiter umwandeln. Um diese zu erreichen, geben sie überschüssiges Zytoplasma ab, das von den Sertolizellen phagozytiert wird.
Im Laufe dieser Reifung erreichen die Spermatozyten das Lumen des Hodenkanälchens. Dabei halten sie jedoch den Kontakt zu den Sertolizellen aufrecht, da sie ohne die nicht lange überleben könnten. Von hier aus gelangen sie schließlich in den Nebenhoden.

Übrigens...
Der Reifungsprozess im Hoden dauert etwa 80 Tage. Hinzu kommen nochmal 5-7 Tage im Nebenhoden. Wurden die Spermien bis dahin nicht gebraucht, werden sie von den Zellen des Nebenhodens phagozytiert und abgebaut.

MERKE:
- 1. Meiose – Spermatozyten I. - diploid – häufig zu sehen
- 2. Meiose – Spermatozyten II. - haploid – selten zu sehen
- Sertolizellen sind zur Phagozytose fähig.

Leydig-Zellen. Eine weitere wichtige Zellart des Hodens sind die **Leydig-Zellen**. Sie liegen im Bindegewebe zwischen den Hodenkanälchen. Ihre Hauptaufgabe besteht in der Produktion von **Testosteron**, worauf auch ihre zelluläre Ausstattung abgestimmt ist:

MERKE:
Leydig-Zellen verfügen über glattes endoplasmatisches Retikulum, Mitochondrien vom tubulären Typ und Rezeptoren für LH (= luteinisierendes Hormon).

Urogenitaltrakt

Übrigens...
- Steroide produzierende Zellen verfügen stets über Mitochondrien vom tubulären Typ und über glattes ER.
- Die Produktion von Testosteron und die Reifung der Spermien unterliegen der hormonellen Kontrolle durch die Adenohypophyse.

Samenleiter (= Ductus deferens)
Der Ductus deferens verläuft mit den zu- und abführenden Gefäßen des Hodens im **Samenstrang** durch den Leistenkanal nach innen. Seine Aufgabe ist es, die Spermien möglichst schnell auszustoßen. Dafür braucht er eine dicke Muskelschicht (= Tunica muscularis), an der man den Ductus deferens im Schnittbild auch erkennen kann. Die Tunica muscularis ist **dreischichtig**, wobei die innere und die äußere Schicht längs verlaufen, die mittlere zirkulär. Das Lumen des Samenleiters ist von einer **zweireihigen, stereozilientragenden** Schleimhaut ausgekleidet.

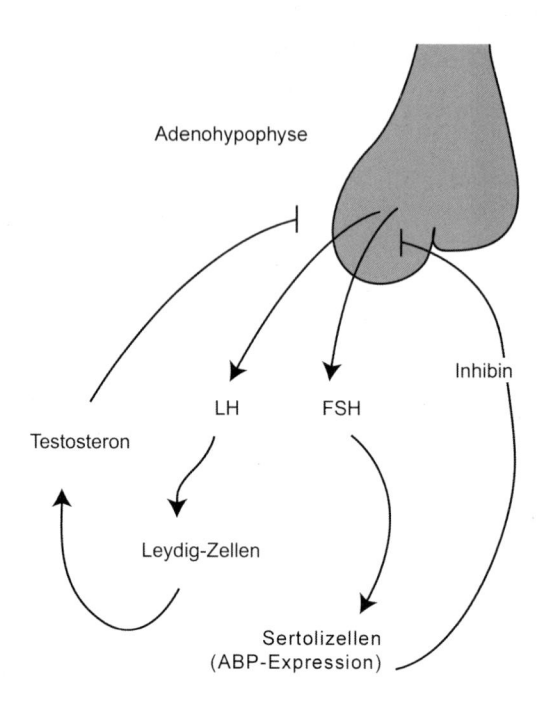

Abb. 26: Regelkreis LH/FSH

Nebenhoden
Der Nebenhoden schließt sich unmittelbar dem Hoden an, dem er von hinten oben aufliegt.
Die aus dem **Rete testis** kommenden Gänge münden alle seitlich in einen langen Gang, der mehrfach aufgewunden ist und als **Ductus epididymidis** bezeichnet wird. Auf histologischen Abbildungen des Nebenhodengangs erscheinen daher immer viele angeschnittene Gänge (s. Abb. 27, S. 41). Diese sind von einem **hochprismatischen** Epithel ausgekleidet, das Stereozilien trägt. In den Lumina befinden sich Samenzellen. Der etwa 5-6 m lange Gang geht in die Ampulla ductus deferentis und schließlich in den Ductus deferens über.

MERKE:
Die Zellen des Nebenhodengangs tragen Stereozilien.

MERKE:
Der Ductus deferens hat eine dreischichtige Muscularis und seine Schleimhaut trägt Stereozilien. Er unterscheidet sich daher deutlich vom Urether, der nur eine zweischichtige Muscularis hat.

Keimdrüsen | 41

Übrigens...
Der Ductus deferens hat eine Länge von 30-40 cm und beim Lebenden die Konsistenz von al dente gekochten Spaghetti (= intraoperativer Tastbefund).

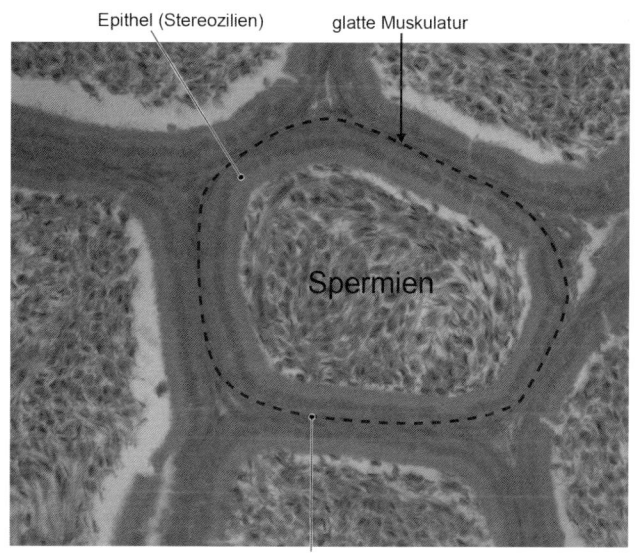

Epithel (Stereozilien) glatte Muskulatur

Spermien

Ductus epididymidis (Anschnitt)

Abb. 27: Nebenhoden

Bläschendrüse (= Vesicula seminalis)

Diese Drüse liefert einen Teil der Spermaflüssigkeit. Sie liegt der Harnblase von hinten unten an und ist von einer derben Kapsel umhüllt. Das Bindegewebe der Kapsel ist auf Bildern meist angeschnitten und gut zu erkennen. Zum Lumen hin, sieht man ein sehr eindeutiges Relief aus feinen Falten, die von einem einschichtigen Epithel überzogen sind.

Die hier produzierte Fructose kann als Funktions- und Fertilitätsparameter herangezogen werden.

Urogenitaltrakt

Prostata

Die letzte große Drüse der Samenwege ist die Prostata. Sie liegt unterhalb der Harnblase, hat in etwa die Größe einer Kastanie und lässt sich in drei Lappen unterteilen. Einer davon liegt hinten, die beiden anderen schräg vorne.

Histologisch findet man ein mäßig gefaltetes Inneres der Drüse (s. Abb. 28). Diese einzelnen Läppchen sind mit **isoprismatischem einschichtigen** Epithel überzogen. Das Drüsengewebe der Prostata ist reichlich von glatter Muskulatur umgeben.

Übrigens...

Manchmal bekommt man in der Prüfung einen Schnitt der Prostata mit einem kleinen, scharf begrenzten Gegenstand in der Mitte vorgelegt. Dabei handelt es sich um ein Prostatasteinchen, das im Alter durch Verkalkung aus Prostatasekret entstehen kann.

DAS BRINGT PUNKTE

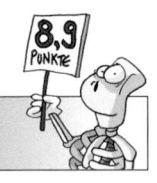

Bislang wurden jedes Jahr gefragt: die Sertolizellen rauf und runter sowie die Leydig-Zellen rauf und runter, inkl. Hormonproduktion, Hormonrezeptoren, Syntheseprodukten sowie Aufgaben und Lage innerhalb des Hodens. Im einzelnen sollte man wissen, dass

- Leydig-Zellen über glattes endoplasmatisches Retikulum, Mitochondrien vom tubulären Typ und Rezeptoren für LH (= luteinisierendes Hormon) verfügen.
- die 1. Meiose zu Spermatozyten I. Ordnung (= diploid, häufig zu sehen) führt.
- die 2. Meiose zu Spermatozyten II. Ordnung = (haploid, selten zu sehen) führt.
- Sertolizellen zur Phagozytose fähig sind.
- Im basalen Teil die Spermatogonien außerhalb der Blut-Hoden-Schranke liegen.
- Sertolizellen androgenbindendes Protein, FSH-Rezeptoren und Inhibin produzieren.

Bei Bildern vom Hoden geht es übrigens meist um die Benennung der einzelnen Stufen der Keimzellreifung (s. Abb. 24 und 25, S. 36).

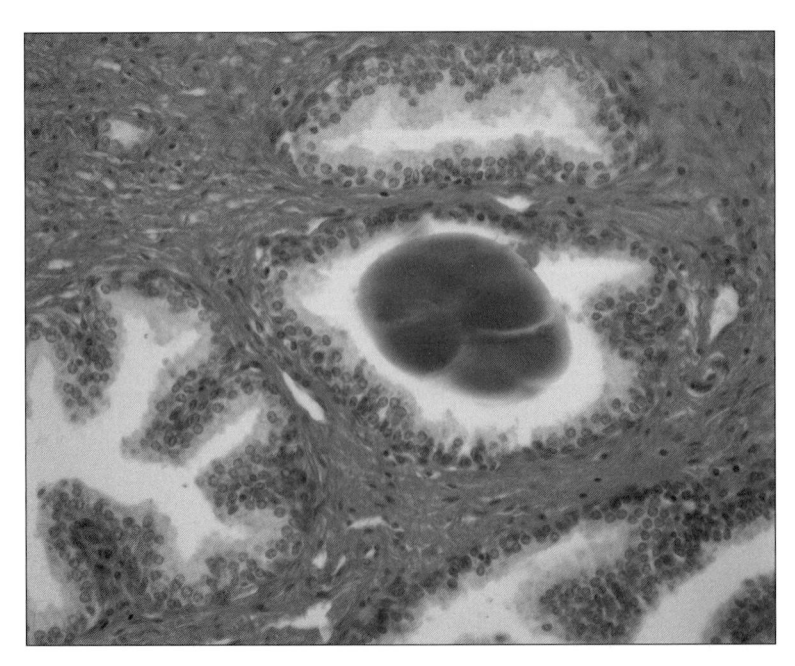

Abb. 28: Prostata mit typischem Stein

BASICS MÜNDLICHE

Wenn ihr im Mündlichen ein Präparat vom Hoden bekommt, dann kommt ziemlich wahrscheinlich die Spermatogenese zur Sprache. Dabei ist es wichtig, deren Ablauf schildern zu können. Am besten ihr schreibt oder zeichnet euch die einzelnen Abschnitte in chronologischer Reihenfolge nochmal auf.

Was unterscheidet Keimzellen von anderen Körperzellen?
Keimzellen haben nur einen haploiden Chromosomensatz.

Welche Hormone regulieren die Spermatogenese?
Von der Hypophyse ausgehend FSH und LH, von den Leydig-Zellen ausgehend Testosteron.

Wie unterscheiden Sie den Ductus deferens vom Urether?
Der Ductus deferens hat eine dreischichtige, der Urether nur eine zweischichtige Muscularis.

Mit welchen Gefäßen verläuft der Ductus deferens im Samenstrang?
Der Ductus deferens verläuft im Samenstrang zusammen mit der Arteria und der Vena testicularis.

6.2.2 Weibliche Geschlechtsorgane

Zu den weiblichen Geschlechtsorganen gehören
- die Vulva,
- die Vagina,
- der Uterus,
- die beiden Tuben und
- die beiden Ovarien.

Ihre Aufgabe besteht darin, den Samen aufzunehmen und einen Lebensraum zur Verfügung zu stellen, in dem eine Zygote zu einem lebensfähigen Wesen heranreifen kann. Im Gegensatz zum Mann - der ja allzeit bereit sein muss - verändern sich die weiblichen Organe in Zyklen von etwa 28 Tagen Dauer. Dieser Rhythmus wird von Hormonen aus der Hypophyse reguliert und durch lokale Faktoren aufrechterhalten.

MERKE:
In der Vagina findet sich drüsenfreie Schleimhaut und im Epithel glykogenhaltige Superfizialzellen.

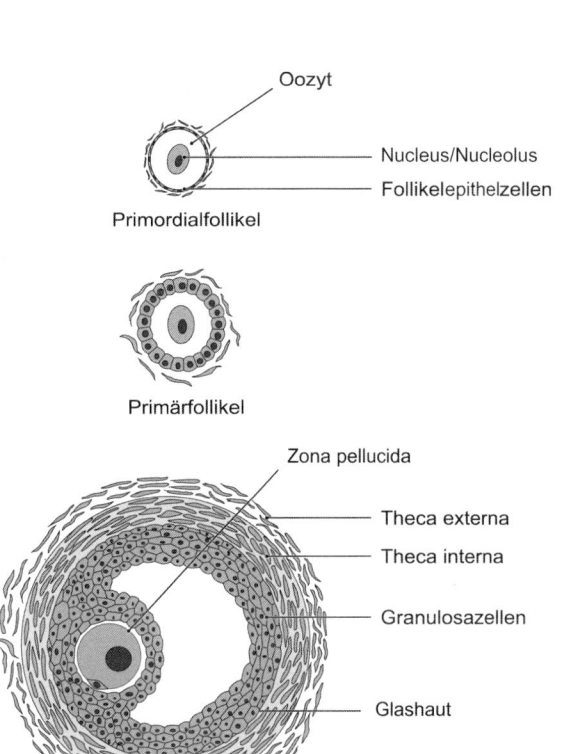

Abb. 29: Eizellreifung

Übrigens...
Im Examen sollte man bei den weiblichen Geschlechtsorganen unbedingt das histologische Bild dem jeweiligen Funktionszustand und Zyklusabschnitt zuordnen können.

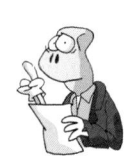

Nehmen wir also die einzelnen Organe unters Mikroskop...

Ovar
In den beiden Ovarien befinden sich die Keimzellen der Frau. Als **Primordialfollikel** sitzen sie in der Nähe der Kapsel in kleinen Nestern. Ein solcher Follikel besteht aus einer Eizelle und einer dünnen Hülle von Follikelepithelzellen.

> **Übrigens...**
> Während der Embryonalperiode wanderten diese Zellen als Urkeimzellen aus dem Dottersackgewebe ein und begannen dann sich zu vermehren. Zum Zeitpunkt der Geburt ist dieser Vermehrungsprozess abgeschlossen, weshalb die Anzahl an Eizellen im Laufe des Lebens einer Frau immer weiter abnimmt. Die meisten von ihnen gehen einfach so zugrunde. Durch die Ovulation (= Eisprung) verliert das Ovar im Lauf des Lebens nur etwa 450 – 500 Eizellen.

Da auch bei den weiblichen Keimzellen eine Reduktion der Chromosomen und damit ein Verlust an Syntheseleistung stattfindet, brauchen auch sie unterstützende Zellen. Diese Aufgabe wird von den **Follikelepithelzellen** wahrgenommen, die die Eizelle ernähren und ihre Stoffwechselprodukte abtransportieren. Die Zellnester mit den Primordialfollikeln liegen dabei eingebettet in **spinozellulärem Bindegewebe** vor.
Irgendwann beginnen die Primordialfollikel zu wachsen und zu **Primärfollikeln** heranzureifen. Die Eizelle selbst wird dabei größer und die sie umgebenden Zellen bilden ein kubisches Epithel (s. Abb. 29, S. 43).

> **Übrigens...**
> Man hat bisher noch nicht herausgefunden, durch welchen Stimulus sich die Primordialfollikel dazu entschließen zu Primärfollikeln zu entwickeln. Dieser Vorgang läuft unabhängig vom Zyklus der Frau ab. Ob es vielleicht was mit den Männern zu tun hat, die diese Frau kennen lernt?

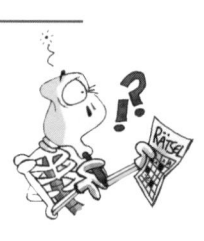

Im Primärfollikel beginnt dann die Reifung der Eizelle: Sie wächst und fährt mit der ersten Reifeteilung fort, der **Meiose I.**, **einer Reduktionsteilung**, in welcher sie seit kurz nach der Geburt verharrt hat. Dies ist ein langwieriger Prozess, der erst kurz vor der Ovulation zum Ende kommt.
Ebenfalls kurz vor der Ovulation beginnt sie mit der zweiten Reifeteilung, der **Meiose II**, **einer Äquationsteilung**. Die hat es echt eilig, aber was dann folgt, erinnert ein wenig an Samstagabend: Mann und Frau wollen ausgehen, aber sie wird einfach nicht fertig.
Da die Synthesefähigkeit der Eizelle zu diesem Zeitpunkt nahezu bei null liegt, kann sie diesen Schritt einfach nicht beenden. Es bedarf dazu eines vollständigen Chromosomensatzes. Die zweite Reifeteilung vollendet sich daher erst nach der **Imprägnation**, dem Eindringen des Spermiums. Um ausgehfertig zu werden, braucht es also doch noch den Mann.

MERKE:
- Die erste Reifeteilung wird kurz vor der Ovulation vollendet.
- Die zweite Reifeteilung vollendet sich erst nach der Imprägnation.

> **Übrigens...**
> Manche Primärfollikel verharren - zum Teil über Jahrzehnte hinweg - mitten in der Meiose I. Da die Chromosomen in diesem Stadium einander anliegen, kann es beim Fortführen der Zellteilung zu einer ungleichen Aufteilung kommen. Man vermutet darin den Grund dafür, dass mit fortgeschrittenem Lebensalter der Mutter die Anzahl an chromosomalen Anomalien (z.B. Trisomie 21) zunehmen.

Mit zunehmendem Wachstum der Eizelle werden auch ihre Ansprüche größer, weshalb die Follikelepithelzellen sich vermehren müssen und eine **mehrschichtige Hülle** bilden. Damit spricht man dann von einem **Sekundärfollikel**. Zwischen diesen mehrschichtigen Zellen entstehen jetzt flüssigkeitsgefüllte Hohlräume, die konfluieren und schließlich eine Höhle bilden. In diese Höhle ragt ein Hügel - der **Cumulus oophorus** - hinein, in dem eingebettet die Eizelle liegt. Die Zellen, die jetzt noch die Eizelle umgeben heißen **Corona radiata** und werden nicht von ihrer Seite weichen bis zu ihrer Imprägnation oder ihrem Absterben (s. Abb 29, S. 43). Diese ganze Konstruktion heißt **Tertiärfollikel**. Kurz vor der Ovulation heißt der Tertiärfollikel auch Graaf-Follikel und Eizelle sowie Zona pellucida sind gut nebeneinander zu erkennen.
Innerhalb des Tertiärfollikels haben sich die Follikelepithelzellen stark vermehrt und sitzen nun einer eigenen **Basalmembran** auf. Sie bilden jetzt das **Granulosaepithel**, das unter dem Einfluss von **FSH** (= follikelstimulierendem Hormon) Östrogene und auch Androgene produziert.
Außerhalb dieser Basalmembran haben sich die **Stromazellen** des Ovars neu differenziert: Aus ihnen sind die **Thecazellen** hervorgegangen. Diese bilden eine innere und eine äußere Schicht: die Theca interna und externa.

Keimdrüsen

MERKE:
FSH regt die Granulosazellen zur Östrogenbildung an.

Corpus luteum

Nach dem Eisprung bilden diese beiden Zellpopulationen den **Gelbkörper (= Corpus luteum).** Unter dem Einfluss von **LH** (= luteinisierendem Hormon) produzieren jetzt die Granulosazellen **Progesteron** und die Thecazellen Östrogene. Man unterscheidet das **Corpus luteum menstruationis** (= den Normalfall) vom **Corpus luteum graviditatis** (= bei einer Schwangerschaft, also dem anderen Normalfall).

MERKE:
- Die Aktivität des Corpus luteum **menstruationis** wird durch das Hormon **LH** aufrechterhalten.
- Die Aktivität des Corpus luteum **graviditatis** wird durch das Hormon **HCG (= humanes Choriongonadotropin)** aufrechterhalten, das vom Synzytiotrophoblasten der Plazenta kommt (s. S. 49).
- Ein NICHT gesprungener Follikel verkümmert wenn der Zyklus weiter fortschreitet und ist als **atretischer Rest** im histologischen Schnitt nachweisbar (s. IMPP-Bild 12 im Anhang S. 78).

Übrigens...
Östrogen und Progesteron sind Hormone mit einem Steroidgerüst, das aus Cholesterin gebildet wird. Dieses Cholesterin stammt ursprünglich aus der Leber. Für die Herstellung der Steroide brauchen die Zellen IMMER **glattes ER und Mitochondrien vom tubulären Typ.** Daher ist es sinnvoll, Hormone beim Lernen nach **Steroiden** und **Peptiden** zu sortieren. Man kann sich so besser merken, wie die herstellenden Zellen ausgestattet sind.

Tuba ovarii

Der Tertiärfollikel springt etwa am 14. Zyklustag auf (s. Abb. 31, S. 46) und gibt die Eizelle mitsamt der Corona radiata frei. Damit fiele sie eigentlich in die Peritonealhöhle. Doch bevor das passiert, wird sie von der Tuba ovarii wie von einem Trichter aufgenommen und sicher zum Uterus geleitet.

Übrigens...
Geht dieses Auffangmanöver schief, landet die Eizelle tatsächlich im kleinen Becken. Findet dann auch noch ein dreistes Spermium seinen Weg dorthin und befruchtet die Eizelle, kommt es zu einer Bauchhöhlenschwangerschaft. Das ist ein sehr gefürchtetes Ereignis, da die Plazenta nicht unterscheidet zwischen der Uterusschleimhaut und der Vena iliaca, sondern einfach alles auflöst! Das Ergebnis können massive lebensgefährliche Blutungen sein.

Die Eileiter tragen an ihrem offenen Ende den Fimbrientrichter. Hier - wie auch in der ganzen Tube - finden sich in der Schleimhaut Zellen mit **Kinozilienbesatz**. Die Zilien schlagen in Richtung auf den Uterus, so dass ein Flüssigkeitsstrom die gesprungene Eizelle dorthin transportieren kann. Das Lumen der Tube ist von einer stark gefalteten Tunica mucosa ausgekleidet.

MERKE:
Es gibt in der Tube Zellen mit Kinozilienbesatz und andere, die auf Sekretion spezialisiert sind.

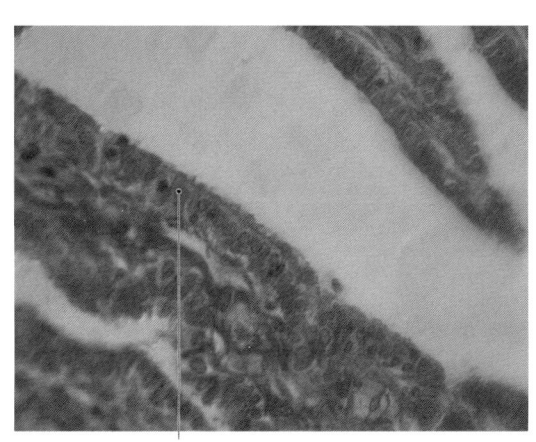

Abb. 30: Tuba ovarii — einschichtiges Flimmerepithel (Kinozilien)

Urogenitaltrakt

> **Übrigens...**
> Das klassische Prüfungsbild zur Tube kann man leicht mit dem klassischen Darmbild verwechseln. Dagegen hilft nur genaues Hinschauen, denn der Darm hat einen Bürstensaum, die Tube Kinozilien.

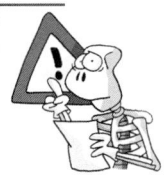

Uterus

Die Aufgabe der Gebärmutter besteht darin, den Nährboden und die Heimstatt für den Embryo und später den Feten zu sein. Außerdem muss sie die nötige Muskulatur besitzen, um die Kinder eines Tages an die frische Luft zu befördern. Histologisch lässt sich der Uterus in drei Schichten gliedern:
- **Endometrium**,
- **Myometrium**,
- **Parametrium/Serosa**.

Der Nährboden wird durch eine spezialisierte Schleimhaut (= Endometrium) gebildet, die sich abhängig von der hormonellen Gesamtsituation stark verändern kann. Man unterscheidet an ihr ein Stratum basale (= Basalis) von einem Stratum functionale (= Funktionalis). Das Schleimhautepithel besteht aus isoprismatischen Zellen, die entweder mit Kinozilien besetzt sind oder der Sekretion dienen (s. Abb. 32, 33 und 34, S. 47 und 48).

MERKE:
Das Stratum basale geht direkt in die Tunica muscularis über, OHNE dass es eine Tela subserosa gibt.

In der Basalis befinden sich Basalarterien und die **Glandulae uterinae** (= gegabelte Endstücke der uterinen Drüsen). Die Drüsen des Uterus sind einfach Einstülpungen des Epithels, die bis fast an die Tunica muscularis heranreichen. Von dieser Schicht der Schleimhaut wird die Funktionalis immer wieder aufgebaut, indem die Zellen des uterinen Bindegewebes proliferieren. Die Funktionalis ist derjenige Teil, der die meisten Veränderungen durchmacht, durch die Menstruationsblutung regelmäßig abgestoßen und dann erneuert wird. Die Basalarterien setzen sich in der

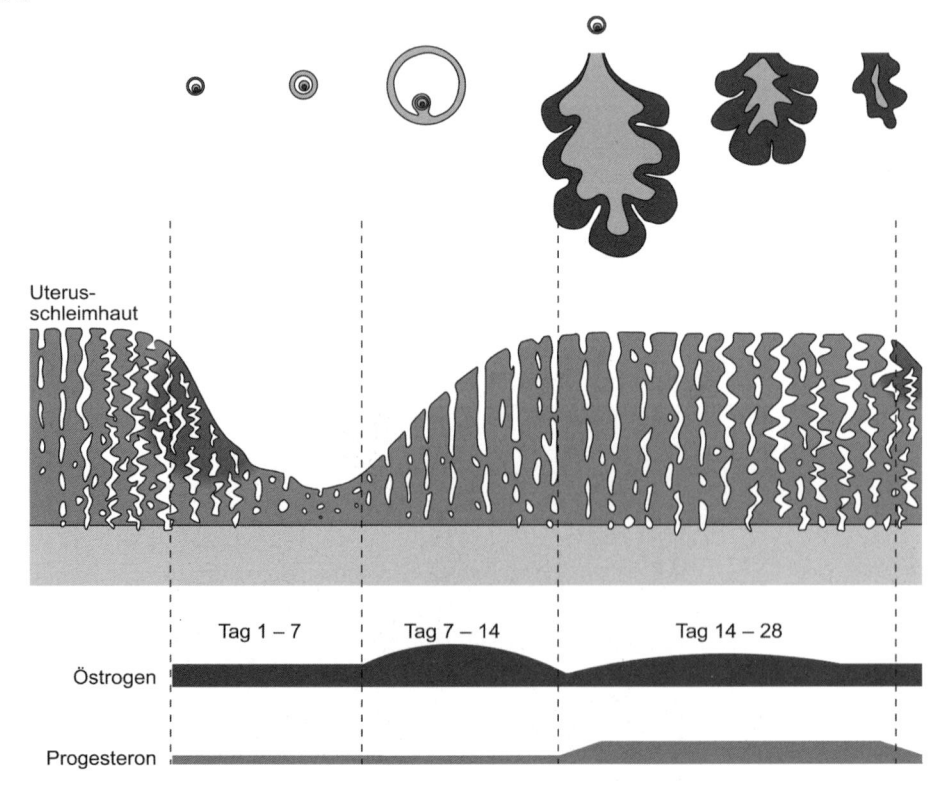

Abb. 31: Zyklus

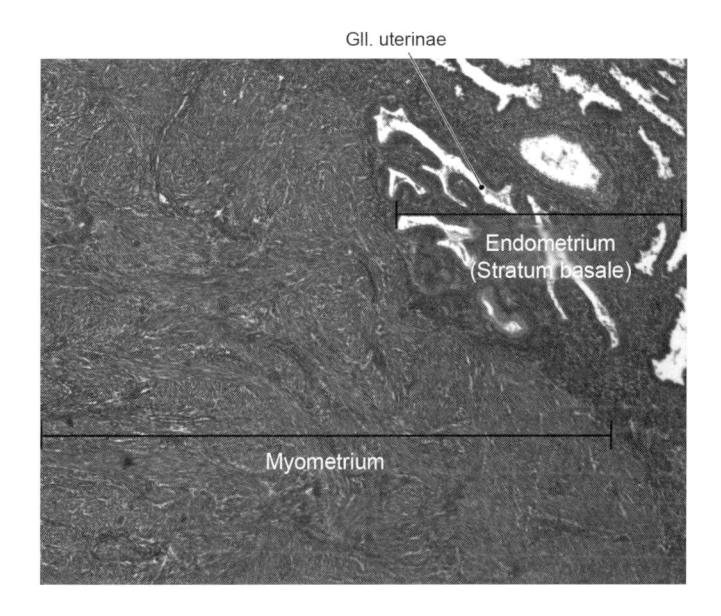

Abb. 32: Proliferationsphase I

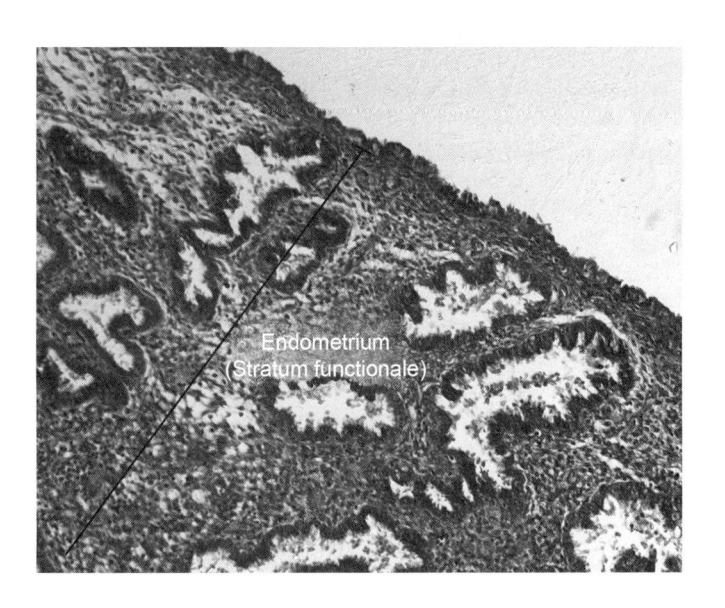

Abb. 33: Proliferationsphase II

Urogenitaltrakt

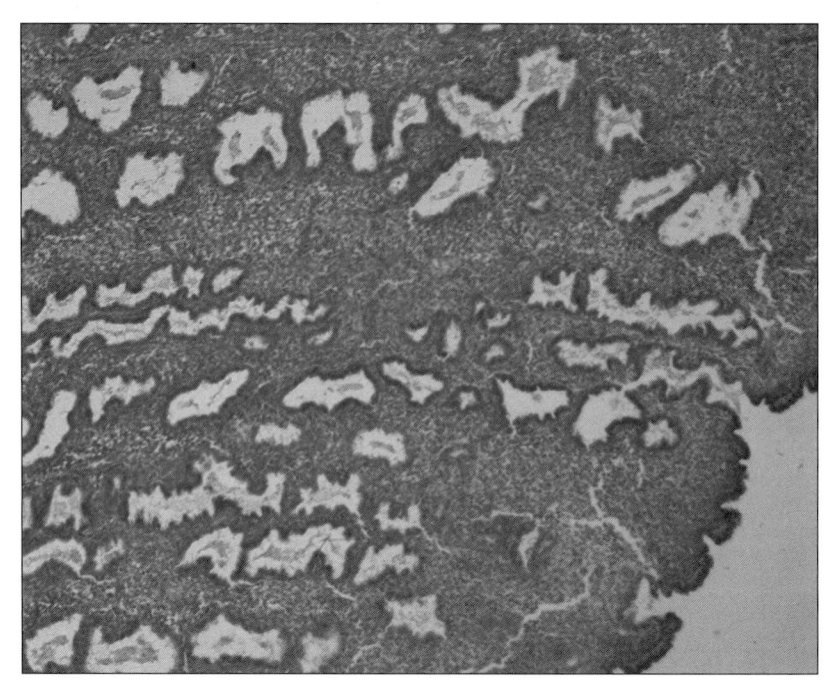

Abb. 34: Sekretionsphase

Funktionalis als Spiralarterien fort. Die Glandulae uterinae haben hier erst Korkenzieher-, später dann Sägeblattform; je nachdem, in welchem Zyklusabschnitt die Schleimhaut sich befindet.

- Desquamationsphase (Tag 1+2): Mit dem ersten Tag der Menstruation beginnt die Zählung der Zyklustage. Durch einen starken Abfall des hypophysären LH am Ende der Sekretionsphase – und damit des Progesterons – kommt es zur Kontraktion des uterinen **Bindegewebes** und so zu einer Verschlechterung der Blutversorgung (= Ischämie). Die aus zerfallenden Zellen freiwerdenden Stoffe führen zu einer Kontraktion der Spiralarterien, wodurch die Ischämie verstärkt wird. Letztlich setzen in der Desquamationsphase einwandernde Leukozyten Enzyme frei, die einerseits das Gewebesterben verstärken und andererseits die Spiralarterien wieder entspannen. Dadurch kann die zerstörte Funktionalis abgestoßen werden. Die leukozytären Enzyme verhindern auch ein Gerinnen des Menstruationsbluts.
- Regenerationsphase (Tag 3+4): Von der Basalis aus wird der große Defekt an der uterinen Schleimhaut wieder repariert. Sie bildet ein neues Epithel.
- Proliferationsphase (Tage 5-15): Während dieser Zeit wächst das Stratum functionale unter dem Einfluss von FSH und dem ansteigenden Östrogenspiegel (aus dem Granulosaepithel) bis zu einer Dicke von 6-8 mm heran. Die Glandulae uterinae haben hier im Schnittbild die Form von Korkenziehern.
- Sekretionsphase (Tag 16-28): Unter der Wirkung von hypophysärem LH entwickelt sich der Gelbkörper, der Progesteron bildet. Dieses Hormon führt dazu, dass sich das Uterusepithel weiter differenziert und die Zahl an sekretorischen Zellen steigt. Die Gänge der Uterusdrüsen werden länger, weshalb sie sich in der Funktionalis stärker aufwinden. Dadurch entsteht das Bild eines Sägeblatts.

Nach dieser Zeit fällt der LH-Spiegel, so dass der Gelbkörper degeneriert und das Progesteron abnimmt. Womit wir wieder am Anfang wären.

Erfolgt jedoch eine Imprägnation, so entwickelt sich bald der Synzytiotrophoblast, dessen HCG dann – trotz hypophysärem LH-Abfall – das Corpus luteum am Leben erhält.

> **Übrigens...**
> In der späten Sekretionsphase kommen Deciduazellen in leicht abgewandelter Form auch im Endometrium des nicht-schwangeren Uterus vor.

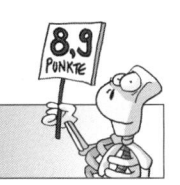

DAS BRINGT PUNKTE

Der weibliche Zyklus wurde schon oft gefragt, meist im Zusammenhang mit einer Abbildung des Uterus. Wie in Abb. 31 bis 34 (S. 46-48) gezeigt, soll man dann sagen, in welcher Zyklusphase dieses Foto gemacht wurde. Dafür seht euch am besten nochmal das besagte Schema an. Zum Uterus ist außerdem noch wichtig, dass
- das Stratum basale direkt in die Tunica muscularis übergeht, OHNE dass es eine Tela subserosa gibt.
- in der Desquamationsphase die Funktionalis abgestoßen und die Basalis behalten wird.
- dieser Desquamation ein Progesteronabfall vorangeht.
- in dieser Phase die Spiralarterien nicht ständig kontrahiert sind.

Die Gelbkörperregulation durch LH/HCG ist auch ein beliebtes Thema. Hier stehen die Unterschiede in der Regulation bei normaler Menstruation im Gegensatz zur Gravidität im Vordergrund.
- Die Aktivität des Corpus luteum **menstruationis** wird durch das Hormon **LH** aufrechterhalten.
- Die Aktivität des Corpus luteum graviditatis wird durch das Hormon HCG (= humanes Choriongonadotropin) aufrechterhalten, das vom Synzytiotrophoblasten der Plazenta kommt.

Zu guter Letzt wurde auch die Eizellreifung noch häufig gefragt. Dafür ist besonders wichtig, dass
- die **erste Reifeteilung** erst **kurz vor der Ovulation** endet.
- Die **zweite Reifeteilung** sich erst **nach der Imprägnation** vollendet.
- sich im Ovar spinozelluläres Bindegewebe findet.

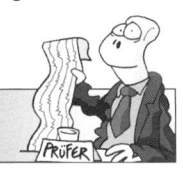

BASICS MÜNDLICHE

Die Keimdrüsenentwicklung bei der Frau ist auch ein beliebtes Thema im Mündlichen. Auch hier gilt es wieder, einen klar formulierten Ablauf vor Augen zu haben und vor allem auch wiedergeben zu können. Eine kleine Skizze (die ihr euch beim Lernen aufzeichnet) kann euch dabei helfen (ähnlich der Abb. 31, S. 46).

Welches Hormon unterhält den Gelbkörper?
- 15.- 28. Zyklustag das LH,
- im Fall einer Schwangerschaft HCG, wobei gegen Ende der Schwangerschaft das meiste Progesteron von der Plazenta selbst gebildet wird.

Welche Schichten hat der Uterus?
Endometrium, Myometrium, Parametrium.

Was ist die Aufgabe der Tuba uterina?
Sie muss die gesprungene Eizelle aufnehmen und zum Uterus leiten. Die Befruchtung findet meistens hier statt.

Welche Zellen können Sie an einem Tertiärfollikel unterscheiden?
Von innen nach außen sind das:
- Eizelle auf/in dem Cumulus oophorus,
- Granulosaepithelzellen, die die Follikelhöhle auskleiden,
- Basalmembran,
- Theca interna-Zellen und
- Theca externa-Zellen.

6.2.3 Plazenta

Der Mutterkuchen (= Plazenta) ist die Schnittstelle zwischen Mutter und Kind. Hier findet ein reger Stoffaustausch statt. Nährstoffe, Sauerstoff und Immunglobuline wandern aus dem mütterlichen in das fetale Blut. Stoffwechselendprodukte und Kohlendioxid wechseln vom Kind zur Mutter. Grundlegende Voraussetzung hierfür ist eine möglichst große Austauschfläche, an der mütterliches und kindliches Blut eng zusammenkommen, ohne dass es dabei zu einer Bluttransfusion kommt. Diese Aufgabe wird von den Zotten der Plazenta übernommen.

Da regelmäßig Fragen zur Plazenta, den Zotten und speziell zum Aufbau der Zotten gestellt werden, kommt hier ein kurzer Überblick über die Entstehung der Zotten.

Zotten

Der sich einnistende Keim differenziert schnell in unterschiedliche Gewebe. Die äußerste Schicht Zellen verliert ihre Zellgrenzen und bildet ein großes Synzytium, d.h. einen Verband aus verschmolzenen Zellen, in dessen Zytoplasma zahlreiche Kerne zu finden sind. Da dieses Synzytium für die Ernährung des Keims zuständig ist, heißt es Synzytiotrophoblast (vgl. Trophologie = Ernährungslehre). Mit proteolytischen Enzymen daut der **Synzytiotrophoblast** die Arterien der Uterusschleimhaut an, so dass der Keim von mütterlichem Blut umflossen wird.

Die Zellen der nach innen folgenden Schicht – dem **Trophoblasten** – wachsen sehr stark, wobei sie sich verzweigen. Diese kleinen Äste schieben sich nun durch den Synzytiotrophoblasten hindurch in den See aus Blut, wobei das Synzytium als äußerste Schicht außen aufgelagert bleibt. So entstehen die Primärzotten.

In diese Primärzotten wächst nun embryonales Mesenchym ein. Das Resultat heißt **Sekundärzotte**.

Wenn von der embryonalen Seite schließlich noch Blutgefäße in dieses Mesenchym eingewachsen sind, dann haben wir die **Tertiärzotten** (s. IMPP-Bild 13 im Anhang S. 79).

MERKE:
- **Primärzotten** bestehen aus Trophoblast und Synzytiotrophoblast, umgeben von mütterlichem Blut.
- **Tertiärzotten** enthalten kindliche Blutgefäße, kindliches Bindegewebe und Zellen von Trophoblast und Synzytiotrophoblast.
- In der reifen Plazenta finden sich hauptsächlich Tertiärzotten.

Den Raum zwischen den Zotten nennt man **intervillösen** Raum. Er ist mit dem Blut – auf histologischen Abbildungen mit den Erythrozyten - der Mutter gefüllt. Die direkte Grenze zwischen dem kindlichen und dem mütterlichen Blut wird vom Synzytiotrophoblasten gebildet. Dieser Zellhaufen kann aber noch viel mehr: Er ist in den ersten Wochen das zentrale Stoffwechselorgan des Embryos, bis dieser die Funktionen selbst übernehmen kann. Außerdem produziert er HCG, das den Gelbkörper aufrecht erhält (s. S. 45).

Übrigens...
- Dieses HCG wird ausschließlich vom Synzytiotrophoblasten einer befruchteten Eizelle gebildet. Es wird mit dem Urin ausgeschieden und lässt sich dort schon in kleinsten Mengen nachweisen, woraus klevere Leute einen Schwangerschaftstest entwickelt haben.
- Der Synzytiotrophoblast ist für IgG und IgA permeabel, NICHT aber für IgM-Antikörper.

Schichten der Plazenta

Was auch gern gefragt wird, ist der Schichtenbau des Mutterkuchens, gekoppelt mit der Frage danach, was sich auf fetaler und was sich auf mütterlicher Seite befindet.

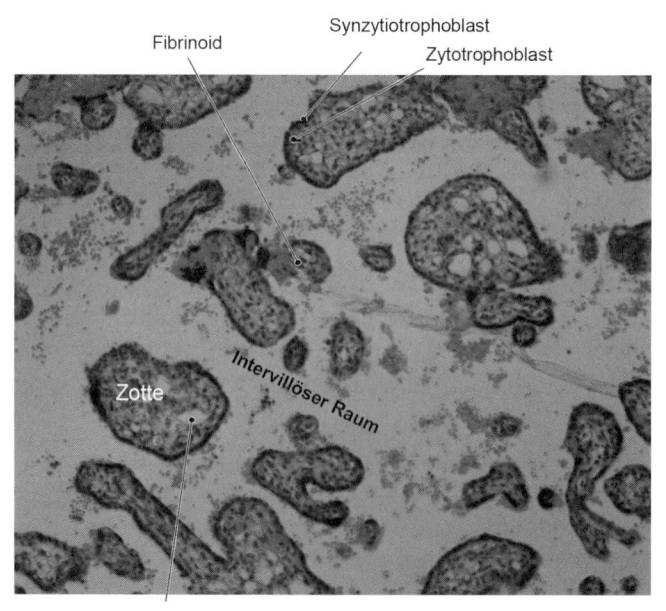

Abb. 35: Querschnitt Plazenta Tertiärzotten

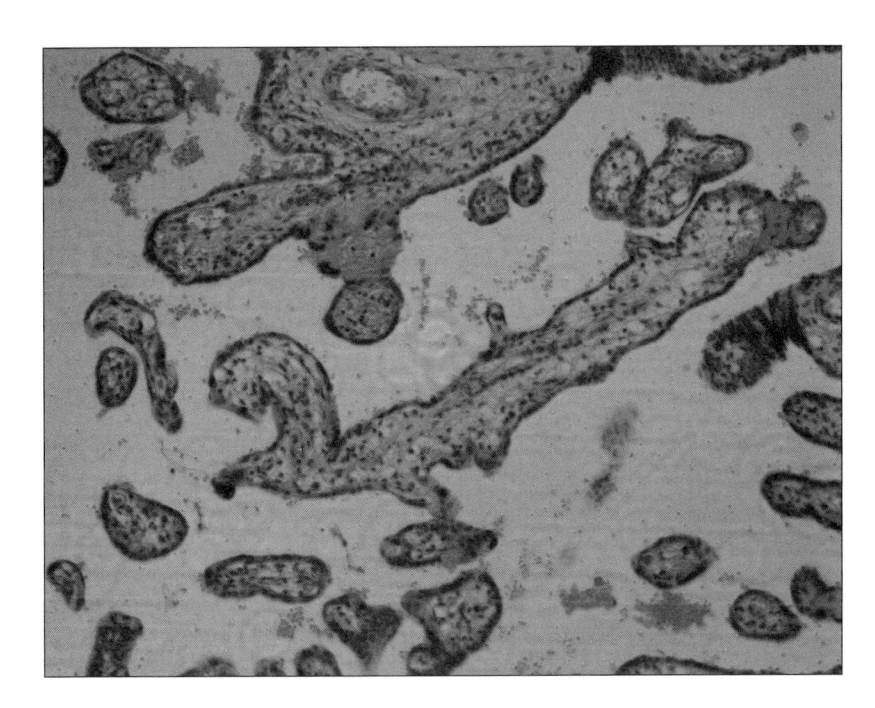

Abb. 36: Längsschnitt Plazenta Tertiärzotten

Das Endometrium kann als äußerste Schicht der Eihäute bezeichnet werden und heißt als solche Decidua. Direkt unter der Plazenta heißt sie Decidua basalis. Daran schließt sich der intervillöse Raum an, der von Zottenbäumen erfüllt ist. Die Zottenbäume wachsen aus der Chorionplatte heraus, der dann nur noch das Amnionepithel aufliegt.

MERKE:
- Die mütterliche Seite der Plazenta wird Decidua basalis genannt.
- Die fetale Seite der Plazenta wird von Amnionepithel gebildet.

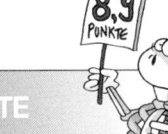

DAS BRINGT PUNKTE

Es finden sich immer mal Fragen zum Mutterkuchen, die besonders gerne gehäuft auftauchen. Das bedeutet, eine Frage zu diesem Thema kommt selten allein. Die Hierarchisierung eures Wissens über die Plazenta sieht für das Schriftliche wie folgt aus: Am liebsten wird der Aufbau der Plazenta und die daran beteiligten Schichten gefragt.

Dazu solltet ihr wissen, dass
- die äußerste Schicht die Funktionalis des Uterus ist. Sie heißt auch Decidua basalis.
- dann der Synzytiotrophoblast kommt, dann der Trophoblast und schließlich embryonales Bindegewebe mit den Gefäßen des Kindes.
- die Plazenta nach innen vom Amnionepithel abgeschlossen wird.

Bildfragen kommen fast ausschließlich zum Aufbau der Zotten dran, die den gleichen Grundaufbau (= Schichtenbau) haben wie die Plazenta:
- Bei den Bildern handelte es sich immer um Tertiärzotten.
- Tertiärzotten sind immer von mütterlichem (= maternalem) Blut umspült.
- In ihrem Inneren führen die Tertiärzotten fetale Gefäße. Folglich findet sich dort auch fetales Blut.

Zum Schluss noch die Specials:
- Der Synzytiotrophoblast hat gegen Ende der Schwangerschaft einen Besatz mit Mikrovilli.
- Der Synzytiotrophoblast bildet das Hormon HCG, das die Progesteronbildung des Corpus luteum graviditates aufrechterhält.
- Der Synzytiotrophoblast ist durchlässig für IgG und IgA, nicht aber für IgM.

BASICS MÜNDLICHE

- Der Synzytiotrophoblast selbst produziert auch Progesteron.

Was ist die Aufgabe der Plazenta?
- Versorgung des Kindes mit Sauerstoff und Nährstoffen,
- Entsorgung seiner Stoffwechselprodukte,
- Produktion von HCG und Progesteron.

Wie löst die Plazenta diese Aufgabe?
Durch ein Andauen der mütterlichen Gefäße entsteht ein Blutsee, in den die Plazenta dann in Form von Zotten einsprosst. Durch die Zotten steht eine große Austauschfläche für den Stoffaustausch zur Verfügung.
In den Zotten verlaufen die kindlichen Blutgefäße, so dass nur eine dünne Schicht von Zellen das fetale vom maternalen Blut abgrenzt.
Die exakte Grenzschicht wird vom Synzytiotrophoblasten gebildet, der auch eine Wächterfunktion einnimmt.

7 Lymphatische Gewebe und Immunsystem

An dieser Stelle habe ich eine gute und eine schlechte Nachricht. Die Schlechte ist: Wir sind undicht und verlieren ständig Flüssigkeit sowie Plasma aus unseren Gefäßen. Die Gute ist: Wir haben ein Drainagesystem, das diese verlorene Flüssigkeit wieder in den Kreislauf zurückfließen lässt.

Dieses Drainagesystem wird von unseren Lymphgefäßen gebildet, die blind im Körper beginnen und dann immer weiter zusammenfließen, bis sie schließlich an den Venenwinkeln des Halses ins Blutgefäßsystem münden.
Wesentliche Stationen auf diesem Weg sind
- die **Lymphknoten**,
- die **Cisterna chyli** und
- der **Ductus thoracicus**.

Der Flüssigkeitsstrom der Lymphe ist schön langsam. Außerdem ist damit zu rechnen, dass im Lauf der Zeit ALLES Flüssige und JEDES in Flüssigkeit gelöste Teilchen (oder Tierchen...) durch diese Gefäße kommt. Kann man sich also einen geeigneteren Raum vorstellen, um ausgiebig alles zu kontrollieren, was im Körper so auf Reisen ist? Wohl kaum...
Aufgrund dieser idealen Bedingungen hat sich in dem Drainagesystem auch die körpereigene Fahndungsbehörde eingenistet, sprich unser Immunsystem in Form von **B-** und **T-Lymphozyten**, Makrophagen und einigen anderen spezialisierten Zellen.
Wir haben es hier also mit einer perfekten Symbiose zweier Systeme zu tun, die histologisch nicht immer voneinander zu trennen sind.

7.1 Lymphknoten

Sehen wir uns mal an, wie so ein Checkpoint Charlie aufgebaut ist: Lymphknoten haben die Form einer Bohne, mit einer bindegewebigen Kapsel und einer kleinen Delle, an der die Gefäße rein und rausziehen – dem **Hilus**. Die Lymphgefäße ziehen von außen in die Kapsel und öffnen sich in einen schmalen **subkapsulären Spalt** – den **Randsinus**. Das Innere eines Lymphknöt-

Lymphknoten

chens wird durch Septen, die von der Kapsel kommen, in einzelne Räume unterteilt, in denen es sich die lymphatischen Zellen gemütlich machen. Grob lassen sich auch hier wieder mal eine **Rinde** und ein **Mark** unterscheiden (vgl. Milz ab S. 54 und Nieren ab S. 30). Außerhalb der Rinde liegt der **Randsinus**, der die Lymphe über **Intermediärsinus** und **Marksinus** zum Zentrum des Knötchens hin leitet. Hier nimmt ein einzelnes Gefäß die Lymphe auf und leitet sie durch den Hilus weiter.

> **Übrigens...**
> B-Zellen haben ihren Namen daher, dass sie den Zellen sehr ähnlich sind, die man in der Bursa fabricii der Vögel gefunden hat, deren Abwehrorgan. Das „**B**" kommt also von **B**ursa.

MERKE:
Sekundärfollikel sind ein Zeichen für eine stattgefundene Immunreaktion. In ihnen befinden sich Zentrozyten, follikuläre dendritische Zellen und Makrophagen.

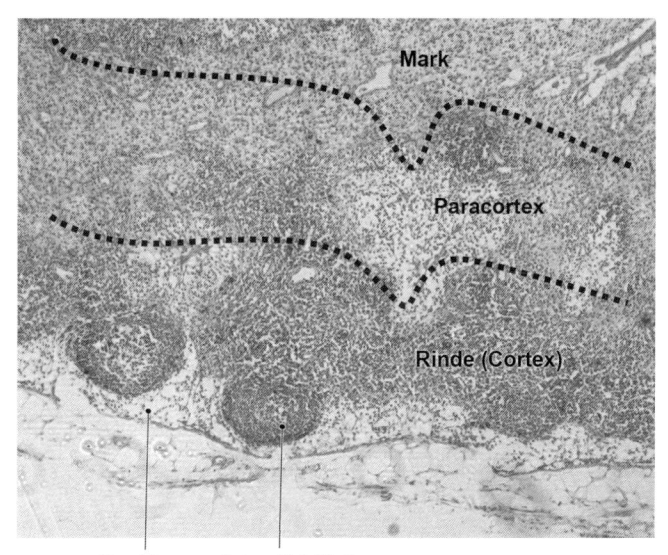

Abb. 37: Lymphknoten

In der Rinde sammeln sich die B-Zellen in Haufen, den Primärfollikeln. Diese Zellchen sind so etwas wie die Beamtenfraktion der Abwehrzellen: Sie sitzen in den Follikeln rum und warten, bis etwas passiert. Kommt es zu einer Immunreaktion, so verändern sich die B-Zellen und formen den Sekundärfollikel (s. Abb. 37). Dabei vermehren sich die B-Zellen stark und manche von ihnen werden zu **Zentrozyten**. Außerdem finden sich **follikuläre dendritische Zellen** sowie **Makrophagen**.

Die T-Zellen halten sich eher verteilt in der **parakortikalen Zone** auf. Diese Zellchen kommen gar nicht so richtig zur Ruhe. Erst müssen sie eine echt harte Ausbildung im **Thymus** durchmachen (s. Abb 40 und 41, S. 56), dann geht es auf Streife im Blutkreislauf und hin und wieder müssen sie auch noch auf dem Revier (= den Lymphknoten) vorbeischauen. Dafür haben sie sogar einen gesonderten Eingang, nämlich die **HEV (= hochendotheliale Venolen**, s. IMPP-Bilder 14 und 15 im Anhang S. 79 und 80) die dementsprechend gehäuft in der **parakortikalen Zone** vorkommen. Verlassen müssen die T-Zellen den Lymphknoten jedoch - wie jede andere Zelle auch - über den Hilus. Und das, obwohl es etwas dauert, bis sie dann wieder im Blut unterwegs sein können.

Als mobile Fahndungseinheiten müssen die T-Zellen ständig im Bilde sein, wer überhaupt gesucht wird. Daher sind sie darauf angewiesen die entsprechenden **Antigene** präsentiert zu bekommen. Diese Aufgabe wird von den **interdigitierenden Zellen** wahrgenommen, die sich passenderweise gehäuft in den gleichen Regionen wie die T-Zellen aufhalten; nämlich parakortikal und entlang der Marksinus. Es muss eben alles im Vorbeigehen zu erfahren sein – keine Zeit, keine Zeit...

MERKE:
- Die hochendothelialen Venolen beteiligen sich an der Lymphozytenzirkulation. Sie sind postkapillär und in der parakortikalen Zone zu finden.
- Interdigitierende Zellen (= Langerhanszellen) können Antigene präsentieren. Sie finden sich parakortikal und entlang der Marksinus.
- HEV können Makrophagen enthalten.

Alles weitere zur Immunantwort und Reaktionsbildung erfahrt ihr in Skript Biochemie 6.

7.2 Milz

Die Milz ist so etwas wie unser größter Lymphknoten. Eine der Besonderheiten dieses Megaknotens ist, dass er in den großen Blutkreislauf eingebaut ist: Die Milz übernimmt also ähnliche Aufgaben wie ein Lymphknoten, filtert aber Blut statt Lymphe. Durch die starke Aufzweigung ihrer Arterien bis zu den **Pinselarterien** und der Tatsache, dass sich die Erythrozyten durch das retikuläre Bindegewebe ihren Weg zu den **Trabekelgefäßen** suchen müssen, herrscht auch in der Milz ein sehr langsamer Flüssigkeitsstrom.

Sie hat ebenfalls Bohnenform und einen **Hilus**, über den Gefäße ein- und austreten. Dabei ist die Milz aber wesentlich größer als ein Lymphknoten (Merke: 4711 für 4 mal 7 mal 11cm) und liegt **intraperitoneal**, d.h. sie ist von Serosa überzogen. Außerdem hat sie noch eine Bindegewebskapsel, die ihrem weichen Parenchym Form und Halt gibt. Von dieser Kapsel ziehen – ähnlich wie bei den Lymphknoten – **Trabekel** in Richtung Hilus, die die Trabekelgefäße enthalten.

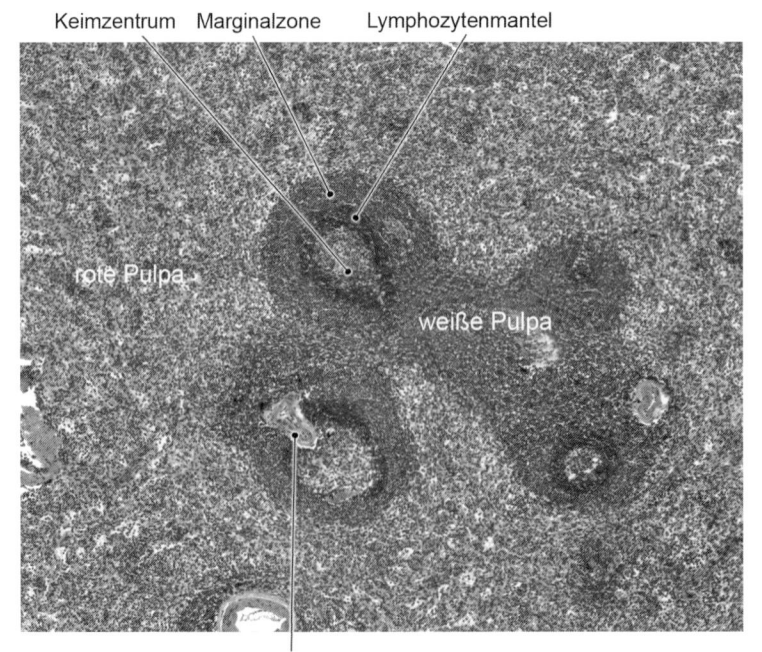

Abb. 38: Milz

Keimzentrum (schwach)

Lymphozytenmantel   Zentralarterie   Marginalzone

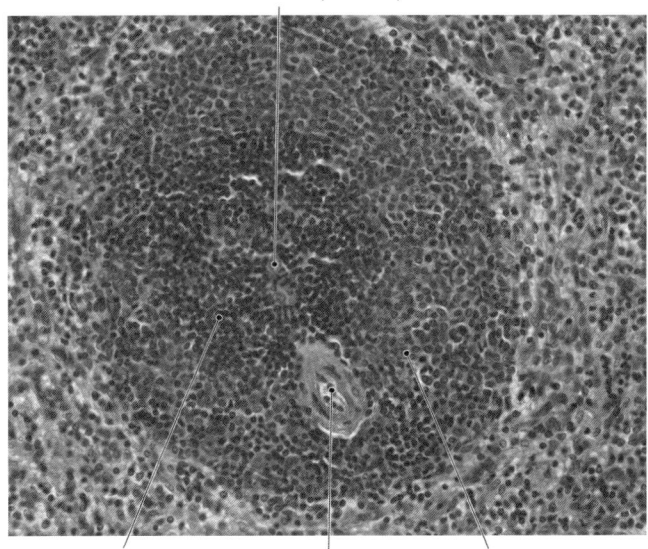

Abb. 39: Milzfollikel

Zwischen den Trabekeln bildet **retikuläres Bindegewebe** die Matrix. Diese **rote Pulpa**, in der sich viele Blutgefäße und Erythrozyten befinden, stellt den Großteil des Milzgewebes. Hier findet man auch Makrophagen, die die alternden Erythrozyten nach 100-120 Tagen phagozytieren. Die größeren **Pulpagefäße** sind dicht umgeben von **B-Lymphozyten**, die Follikelbildung zeigen können und als **weiße Pulpa** bezeichnet werden.

MERKE:
Die weiße Pulpa der Milz kann Follikelbildung zeigen. Sie wird gebildet von B-Lymphozyten (s. Abb. 39).

7.3 Thymus

Die Thymusdrüse liegt retrosternal. Sie ist im Kindesalter sehr gut differenziert und hoch aktiv. Etwa ab der Pubertät setzt jedoch die Involution ein, was bedeutet, dass die Drüse in Altersteilzeit geht. Dadurch verliert sich das meiste Gewebe und wird durch Fettzellen ersetzt. Bei den Leichen im Präpariersaal findet man daher meist nur noch einen retrosternalen Fettkörper.

Die zentrale Aufgabe des Thymus ist die **T-Zellreifung**. Durch **genetische Rekombination** entstehen unzählige T-Zellen, die alle voneinander verschieden sind. Jede Zelle verfügt über Oberflächenmoleküle, die sie für ein einzigartiges Antigen spezialisieren – es handelt sich also um hochspezialisierte Einsatzkräfte. Bevor sie jedoch in Dienst genommen werden können, muss vom Körper sichergestellt werden, dass sie nicht auf körpereigene Antigene losgehen. Diese Aufgabe erfüllt der Thymus, in dessen Rindenbereichen die **Ammenzellen** sitzen, die sich der jungen T-Zellen annehmen und die Querschläger aussondern (s. IMPP-Bild 16 im Anhang S. 80). Zum Aufräumen hat der Thymus die **Makrophagen**.

Lymphatische Gewebe und Immunsystem

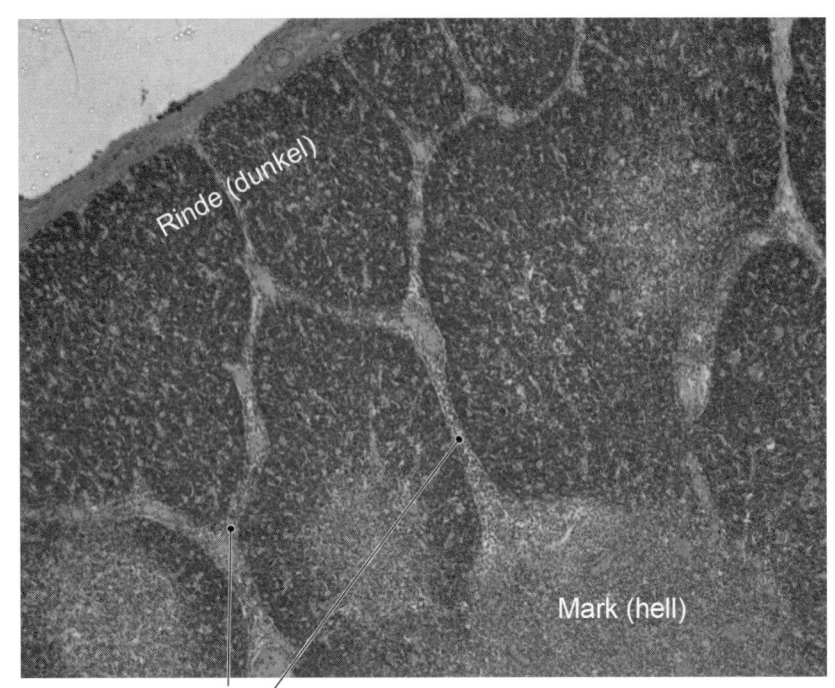

Abb. 40: Thymus jung

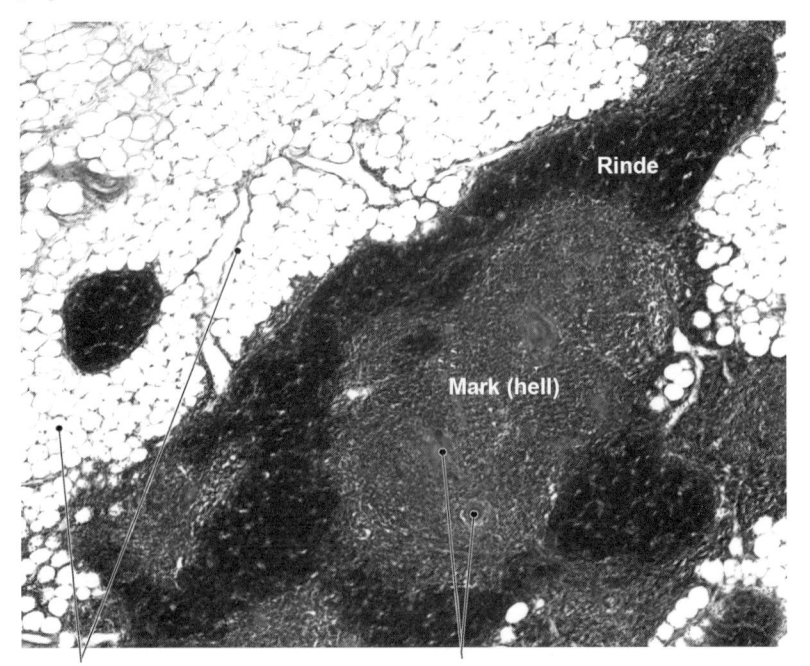

Rinde (dunkel) — Mark (hell) — Septen

Abb. 41: Thymus alt

Rinde — Mark (hell) — Fettgewebe — Hassall-Körper

> **Übrigens...**
> Bei manchen Krankheiten (z.B. Morbus Hodgkin = einer Form von Lymphdrüsenkrebs) kann es zu einer Art Reaktivierung des Thymus kommen. Mit einer CT-Aufnahme lässt sich der vergrößerte Thymus darstellen.

Histologisch lassen sich am Thymus einzelne Läppchen unterscheiden, die durch Bindegewebe und Fettzellen abgegrenzt sind. Je mehr von diesem Fett zu sehen ist (= große ausgewaschene Löcher), desto länger war der Thymus schon in Altersteilzeit. Das einzelne Läppchen kann dann wieder in Rinde und Mark eingeteilt werden.

> **Übrigens...**
> - Im Mark befinden sich die Hassall-Körperchen, die die Diagnose Thymus sichern.
> - Die **T**-Zellen haben ihren Namen vom **T**hymus.

MERKE:
Im Thymus findet man T-Zellen, Makrophagen und Epithelzellen.

7.4 Tonsillen

Wie unter 2.3 auf S. 8 erwähnt, bilden die Tonsillen den Waldeyer-Rachenring und somit die erste Station der enterischen Abwehr. Da sie in den letzten Examina zunehmend von Interesse waren, hier ein paar wichtige Fakten dazu:
Im Schnittbild erinnern Tonsillen zuerst an Lymphknoten, es lassen sich Follikel und Reaktionszentren erkennen. Daneben findet man aber auch Einziehungen oberflächlichen Epithels, die Krypten. Entlang dieser Krypten sammeln sich besonders viele Lymphzellen, da hier der „Feindkontakt" stattfindet. D.h. im Bereich der Krypten erfolgen Antigenaufnahme und -prozessierung durch Antigen-präsentierende Zellen.

Für die spezielle Histologie ist es außerdem noch wichtig, die Herkunft der Tonsille bestimmen zu können. Um die einzelnen Tonsillentypen voneinander zu unterscheiden, schaut ihr euch einfach das Epithel der Krypten genau an:
- Die Tonsilla palatina hat ein mehrschichtig unverhorntes Plattenepithel, da sie ja im Mund-/Rachenraum liegt.
- Die Tonsilla pharyngea hat respiratorisches Epithel, da sie sich im luftführenden Raum befindet.
- Die Tonsilla lingualis hat wieder mehrschichtig unverhorntes Plattenepithel. Im Unterschied zur Tonsilla palatina sind die Krypten jedoch breiter und enthalten häufig Ausgänge von Drüsen.

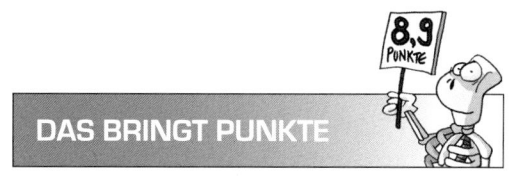

DAS BRINGT PUNKTE

Wie immer ist es das Kleinvieh, das den (Physikums-) Mist macht. Daher steht auch nicht die körperliche Integrität, sondern die letzten Forschungsergebnisse im Vordergrund des Examens. Zu den Lymphknoten sollet ihr euch Folgendes merken:
- Lymphknoten haben eine Kapsel und sind aus retikulärem Bindegewebe aufgebaut.
- Sie haben einen Randsinus, der sich in Form von Marksträngen zum Hilus hin fortsetzt.
- Im Parenchym der Lymphknoten finden sich die üblichen B- und T-Zellen.
- Außerdem gibt es Makrophagen und dendritische Zellen als antigenpräsentierende Einheiten.
- Sekundärfollikel sind ein Zeichen für eine abgelaufene Immunreaktion. In ihnen finden sich Zentrozyten, follikuläre dendritische Zellen und Makrophagen.
- Die hochendothelialen Venolen beteiligen sich an der Lymphozytenzirkulation. Sie sind postkapillär und in der parakortikalen Zone zu finden. Durch sie dringen T-Zellen in die Lymphknoten ein.
- T-Zellen verlassen die Lymphknoten nur über den Lymphabfluss.

Für ein Organ, in dem so wichtige Prozesse wie die Reifung der zellulären Abwehr stattfinden, wird zum Thymus wohl wenig geforscht. Auf jeden Fall kommen nur wenige Fragen zu diesem Thema. Enorm praktisch ist außerdem die Tatsache, dass es wohl nur zwei Bilder von diesem Organ gibt (s. Abb. 40 und 41, S. 56). Die solltet ihr euch gut einprägen und zusätzlich noch wissen, dass
- man im Thymus T-Zellen, Makrophagen und Epithelzellen findet.
- die „Involution" mit einer Verfettung einhergeht.

58 | Endokrine Drüsen

BASICS MÜNDLICHE

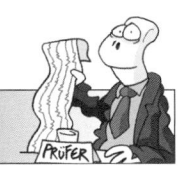

Welche Aufgabe haben Lymphknoten?
Sie sind Filterstationen des lymphatischen Abflusses. In ihnen findet häufig der erste Kontakt des Immunsystems mit einem Fremdorganismus statt.

Beschreiben Sie bitte den Aufbau eines Lymphknotens.
- Kapsel,
- Randsinus,
- Rindenzone mit Lymphfollikeln (primär oder sekundär),
- Mark mit den Gefäßen, die am Hilus den Lymphknoten verlassen.

Wo münden die großen Lymphgefäße?
- Ductus thoracicus dexter im rechten Venenwinkel,
- der Ductus thoracicus sinister im linken Venenwinkel.

Woran erkennen Sie die Milz?
- Bindegewebe als Septen, in denen die Trabekelgefäße zu finden sind,
- lockeres Gewebe (= rote Pulpa), in dem Gefäße mit dichterem Gewebe umgeben sind (= weiße Pulpa), darin können Lymphfollikel zu sehen sein.

Was ist die Aufgabe des Thymus?
- T-Zellreifung,
- Aussondern von T-Zellen, die körpereigenes Gewebe angreifen würden.

8 Endokrine Drüsen

Die endokrinen Drüsen sind die globalen Kommunikationsmittel unseres Körpers: Sie selbst haben einen festen Platz, doch die von ihnen abgegebenen Hormone wirken überall, wo es Rezeptoren für sie gibt. Da die Inseln des Pancreas und die Keimdrüsen schon besprochen wurden, sind hier nur noch die Hypophyse, die Schilddrüse mit den Nebenschilddrüsen und die Nebennieren aufgeführt. Histologisch wird nur auf die Nebennieren eingegangen, da zu den anderen endokrinen Drüsen bisher kaum Fragen drankamen, und die Schilddrüse im Skript Physiologie 2 und Anatomie 4 noch ausführlicher besprochen wird.

8.1 Nebennieren (= Glandulae suprarenales)

Die Glandula suprarenalis, die in einer dünnen Kapsel oberhalb der Niere liegt, lässt sich ebenfalls (wie Niere, Milz und Lymphknoten) in Mark und Rinde gliedern.

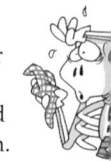

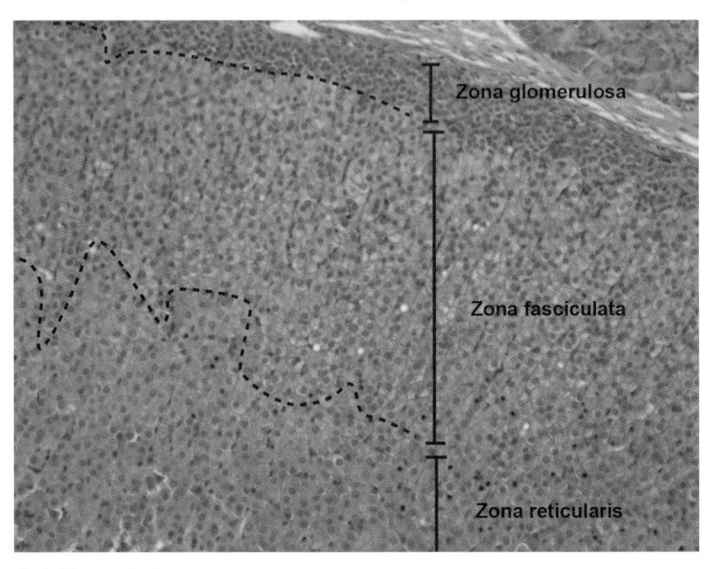

Abb. 42: Nebennierenrinde Zonengliederung

8.1.1 Nebennierenmark

Das Mark der Nebennieren kann man als ein vergrößertes und im Ort abweichendes Grenzstrangganglion ansehen. Die Grenzstrangganglien gehören zum sympathischen Nervensystem und sind Umschaltstationen vom ersten auf das zweite Neuron - also von prä- auf postganglionär. Was das Nebennierenmark jedoch von einem Grenzstrangganglion unterscheidet, ist, dass seine Zellen nicht als Nerven weiterlaufen, sondern ihre Transmitter Adrenalin und Noradrenalin an das Blut abgeben. Die präganglionäre Innervation ist jedoch identisch zum sympathischen Nervensystem. Im Schnittbild zeigt das Nebennierenmark ein wabiges Aussehen.

MERKE:
Das Mark der Nebenniere sezerniert Adrenalin und Noradrenalin, wozu es durch Acetylcholin (= aus dem ersten Neuron) stimuliert wird.

8.1.2 Nebennierenrinde

Die Rinde der Nebenniere wird in drei Schichten unterteilt. Von außen nach innen sind dies:
- Zona glomerulosa,
- Zona fasciculata und
- Zona retikularis.

wobei die mittlere Zone (= Zona fasciculata) die breiteste ist.

Zone	Aufbau	Hormon
Zona glomerulosa	Knäuel aus azidophilen Zellen	Mineralocorticoide: • **Aldosteron** und • Corticosteron
Zona fasciculata	Säulen von Zellen mit basophilem Zytoplasma und Fettvakuolen	Glucocorticoide: • **Cortison** und • Hydrocortison Geschlechtshormone: • Östrogene und • Androgene = **Dehydroepiandrosteron**
Zona retikularis	Netzwerk aus azidophilen Zellen	• Glucocorticoide und • Androgene
Mark	vielgestaltige, epitheloide Zellen ektodermaler Herkunft	• Adrenalin und • Noradrenalin

Tabelle 4: Funktionelle Gliederung der Nebenniere

DAS BRINGT PUNKTE

Bei den Fragen zu endokrinen Drüsen spielen die zur Nebenniere die Hauptrolle. Hierbei wird mit Vorliebe wieder Memory gespielt. Also merkt euch die Zuordnung von Zone und Hormonen, dann könnt ihr den Großteil der Fragen schon erfolgreich bestreiten:
- Zona glomerulosa = Mineralocorticoide
- Zona fasciculata = Glucocorticoide und Geschlechtshormone
- Zona retikularis = Glucocorticoide und Geschlechtshormone
- Mark = Adrenalin und Noradrenalin

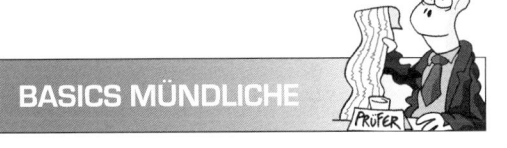

BASICS MÜNDLICHE

Bei den Präparaten zum Thema endokrine Drüsen solltet ihr mit der Benennung der sichtbaren Strukturen beginnen und zunächst einfache anatomische Zusammenhänge aufzeigen. Erst danach solltet ihr die funktionelle Seite der Drüsen beleuchten. Bei diesen Präparaten rutscht man nämlich ganz schnell in die Thematik der Biochemie...

Welche Aufgaben erfüllt die Nebenniere?
Die Nebenniere ist eine hormonell aktive Drüse, die paarig angelegt und oberhalb der Nieren zu finden ist. Ihre Hormone greifen sowohl in den Zucker- und Mineralhaushalt als auch in die Entwicklung geschlechtsspezifischer Merkmale ein.

Welche Hormone werden in der Nebenniere produziert?
- Mineralocorticoide wie Aldosteron,
- Glucocorticoide wie Cortisol und
- Geschlechtshormone wie Testosteron und Östrogen.

Diese Hormone werden in der Rinde synthetisiert. Die Zellen des Nebennierenmarks stellen Adrenalin und Noradrenalin her.

Beschreiben Sie bitte den grundlegenden Aufbau der Nebennieren.

Bei den Nebennieren kann man eine Rinden- von einer Markzone unterscheiden. Die Rinde kann weiter in drei Schichten gegliedert werden:
- Zona glomerulosa,
- Zona fasciculata und
- Zona retikularis.

In welche Regelkreise sind die Nebennieren integriert?
Die Rindenregionen unterliegen der Steuerung durch die Hypophyse, z.B. durch ACTH - das adrenocorticotrope Hormon.
Das Mark ist in die nerval gesteuerten Grenzstrangganglien des Sympathikus integriert und entspricht in seiner Hormonsynthese dem postganglionären sympathischen Schenkel.

Bevor es nun gleich zum ZNS geht, sollte man nochmal kurz die ableitenden Harnwege entlasten und der Undichtigkeit der Gefäße entgegenwirken. Das letzte Kapitel wird nämlich noch etwas Glucose verbrauchen.

WO WAR NOCH GLEICH DIE LECKERE SCHOKOLADE? - PAUSE!

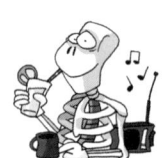

9 Zentrales Nervensystem

Die wichtigste Voraussetzung für unser Überleben ist die Möglichkeit, unsere Umwelt wahrzunehmen, diese Wahrnehmung zu verarbeiten und angemessen darauf zu reagieren.
Das Organ, das diese Funktionen integriert, ist unser Gehirn.
Funktionell lassen sich hier neuronale **Afferenzen** (= zum ZNS hin) und **Efferenzen** (= vom ZNS weg) von **integrativen Prozessen** (z.B. zwischen linker und rechter Hemisphäre) unterscheiden.
Anatomisch gliedert sich das ZNS grob in
- das **Großhirn**,
- das **Kleinhirn**,
- den **Hirnstamm** und
- das **Rückenmark**.

9.1 Afferenzen

Als erstes werden zwei spezielle Organe besprochen, die einen wichtigen Beitrag zu unserer Orientierung im Raum und in einer sozialen Gruppe leisten: Das **Auge** und das **Ohr**. Weitere wichtige Afferenzen kommen von der Haut (= die Orgänchen dafür habt ihr schon kennen gelernt, s. 1.3, ab S. 5) und aus der **Muskulatur** (z.B. Muskelspindeln).

9.1.1 Auge

Das Auge gliedert sich in einen optischen und einen neurorezeptiven Anteil (= die Retina, s. Abb. 43, S. 61). Der optische Apparat besteht aus **Hornhaut**, **Kammerwasser**, **Linse** und **Glaskörper**. Die wichtigsten Anforderungen an ihn sind, dass er durchsichtig bleibt und sich mittels der **Zonulafasern** und des **Musculus ciliaris** an verschiedene Entfernungen adaptieren kann. Die Brechkraft des Auges (s. Skript Physiologie 3) wird im Wesentlichen von zwei Ebenen bestimmt: von der Grenze zwischen Luft und Hornhaut und von der Grenze zwischen Kammerwasser und Linse.
Für die schriftliche Prüfung sind glücklicherweise histologisch nur die Hornhaut und die Retina von Interesse.

Hornhaut

Die Hornhaut besteht aus einer dichten Schicht aus **kollagenem Bindegewebe**, die von zwei Membranen begrenzt wird:
- durch die **Membrana limitans anterior** (= **Bowman-Membran**) nach vorn und
- durch die **Membrana limitans posterior** (= **Descement-Membran**) nach hinten.

Diesen Grenzschichten liegen Epithelien auf:
- nach vorne das vordere **Hornhautepithel** (grenzt an die frische Luft) und
- nach innen das **Hornhautendothel** (grenzt an das Kammerwasser).

MERKE:
Die Bowman-Membran liegt vorne, die Descement-Membran hinten.
Das vordere Hornhautepithel lässt sich nochmals unterteilen in
- Basal-,
- Intermediär- und
- Superfizialzellen.

Linse

Die Linse entwickelt sich aus einem **ektodermalen Kern**, dessen Entstehung durch einen aussprossenden Teil des Diencephalons induziert wird (wird später zu Retina und Sehnerv). Sie liegt in einer Tasche aus einschichtigem Epithel – dem **Linsenepithel** –, aus dem die **Linsenfasern** hervorgehen, die die Linse selbst aufbauen. Diese Fasern ordnen sich so zusammen, dass sie einen **Stern** ergeben.

Übrigens...
- Da bei Säuglingen die Linse noch nicht voll entwickelt ist, sondern noch wächst, haben diese einen vorderen und einen hinteren Linsenstern.
- Ein Bild zur Linse gab es bisher im Schriftlichen noch nicht.

MERKE:
- Die Linsenfasern gehen aus dem Linsenepithel hervor.
- Säuglinge haben zwei Linsensterne: einen vorne, einen hinten.

Retina

Den **neurorezeptiven** Anteil des Auges bildet die Retina. Da sie ein Fortsatz des **Diencephalons** (= Zwischenhirns, s. Skript Anatomie 3) ist, werden die Myelinscheiden des Nervus opticus von **Oligodendrozyten** gebildet.

MERKE:
Die Myelinscheiden des N. opticus werden von Oligodendrogliazellen gebildet. Sie finden sich erst im Sehnerv, NICHT schon in der Retina.

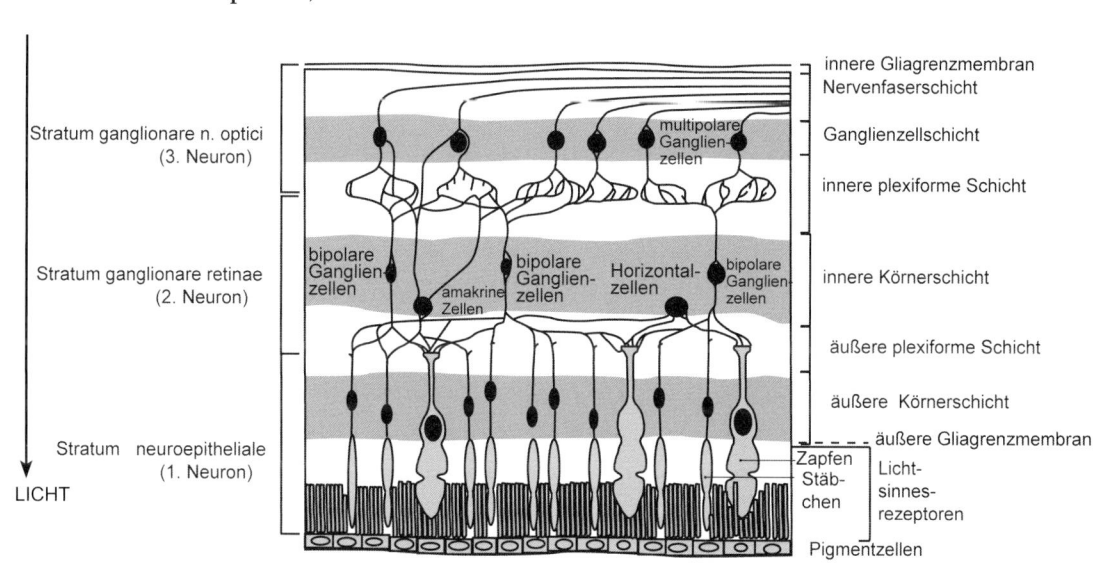

Abb. 43: Retinaschichten

Die Netzhaut zeigt einen vielschichtigen Aufbau. Für die schriftliche Prüfung sind jedoch nur ein paar dieser Schichten relevant:

Pigmentepithel: Diese Zellen bilden die äußerste Schicht der Retina und liegen direkt der Choroidea nach außen hin an. Ihre Zellfortsätze schieben sich zwischen die Zapfen und Stäbchen der **Rezeptorschicht** (= nächste Schicht). Durch Lichteinwirkung werden von den Rezeptorenden Teile abgestoßen, die dann von den Zellen des Pigmentepithels phagozytiert werden.

MERKE:
Die abgenutzten Außengliedabschnitte der Rezeptorzellen werden vom Pigmentepithel phagozytiert. Diese regenerieren auch das Retinal.

Übrigens...
Die Hell- und Dunkeladaptation geschieht dadurch, dass sich die Pigmentepithelzellen mehr (= hell) oder weniger (= dunkel) zwischen die Rezeptorenden schieben. Auf diese Weise wird mehr oder weniger Streulicht aufgefangen. Darum dauert es auch so lange, bis wir uns an das Sehen in wirklicher Dunkelheit gewöhnen. Zellen bewegen sich eben amöboid und daher relativ langsam.

Ganglienzellschicht: Am entgegengesetzten Ende, fast ganz innen liegt die Ganglienzellschicht (weiter innen liegt nur das Stratum limitans internum), deren Name schon für sich spricht: Hier liegen nämlich die Perikaryen der Nervenzellen, die den Sehnerv bilden. Es handelt sich dabei um das **dritte Neuron**. Das **erste Neuron** liegt in der äußeren Körnerschicht und gehört zum **Rezeptor** (= Stäbchen und Zapfen), das **zweite Neuron** liegt in der inneren Körnerschicht und gehört zu einer der **Bipolarzellen** (s. Tab. 5).

Dort, wo der Sehnerv das Auge verlässt, haben wir keine Rezeptoren und daher einen blinden Fleck. Diesen kann man als **Discus nervi optici** am Augenhintergrund erkennen.
An dieser Stelle tritt der Sehnerv aus und **Gefäße** ein. Diese verzweigen sich in **vier Hauptäste** - für jeden Quadranten einen Ast.
An einer Stelle der Retina haben wir nur Zapfen und die Ganglien der ableitenden Neurone sind zur Seite verlagert. Dadurch entsteht der Punkt des schärfsten Sehens, die Fovea centralis, die man am Augenhintergrund als Macula lutea erkennen kann.

MERKE:
Bei der Fovea centralis sind die Ganglienzellen zur Seite verlagert, was im histologischen Schnitt zu erkennen ist.

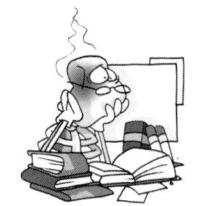

Bei so vielen Schichten und Funktionen ist mal wieder eine Zusammenfassung angesagt.

Netzhautschicht	Zellarten	Funktionen + Besonderheiten
Ganglienzellschicht (= innen)	Perikaryen **3. Neuron**	• Afferenzweiterleitung • Bildung N. opticus
innere plexiforme Schicht		Axone und Synapsen
innere Körnerschicht	• Bipolarzellen **2. Neuron**, • Horizontalzellen	• Erste Verschaltung der Afferenzen, • Kontrastverstärkung
äußere Körnerschicht	Perikaryen der Rezeptoren **1. Neuron**	
Rezeptorschicht	Zapfen und Stäbchen (= Fortsätze der Photorezeptoren)	Reaktion auf Licht
Pigmentepithel (außen)		• Phagozytose von Rezeptorenden, • Bildung Blut-Retina-Schranke

Tabelle 5: Schichten der Retina von **INNEN** nach **AUßEN**

DAS BRINGT PUNKTE

Am besten organisiert ihr euer Wissen auch hier nach dem optischen und dem neurorezeptiven Apparatschik.

Zum optischen Teil solltet ihr wissen, dass
- die Linsenfasern aus dem Linsenepithel hervorgehen.
- die Linse bei Säuglingen einen vorderen und einen hinteren Stern hat.
- das im Augenhintergrund die Fovea centralis als Macula, der Neuronenaustritt als Papille und die eintretenden Gefäße mit den vier Hauptästen zu sehen sind.

Zum neurorezeptiven Teil solltet ihr euch merken, dass
- bei der Fovea centralis die Ganglienzellen zur Seite verlagert sind.
- die abgenutzten Außengliedabschnitte der Rezeptorzellen vom Pigmentepithel phagozytiert werden.
- die Myelinscheiden des N. opticus von Oligodendrogliazellen gebildet werden. Sie treten erst im Sehnerv auf und NICHT bereits in der Retina.
- die Synapsen der Photorezeptoren in der äußeren plexiformen Schicht liegen.

BASICS MÜNDLICHE

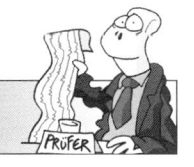

Was sind die Aufgaben des Auges?
Das Auge gliedert sich in einen optischen und einen neurorezeptiven Teil. Seine Aufgaben sind
- Akkommodation und
- Lichtverarbeitung.

Welche Aufgaben hat das Pigmentepithel?
- Schutz vor Streulicht und
- Phagozytose.

9.1.2 Ohr

Für die histologischen Fragen ist glücklicherweise nur das Innenohr von Interesse. Es liegt in der Felsenbeinpyramide des Os temporale und enthält das Hörorgan sowie die Gleichgewichtsorgane. Diese Organe schwimmen als häutige – mit Endolymphe gefüllte – Strukturen in einem mit Perilymphe gefüllten Raum.

MERKE:
- Endolymphe ähnelt der intrazellulären Flüssigkeit – ist also kaliumreich.
- Perilymphe ähnelt eher der Extrazellulärflüssigkeit – ist also reicher an Natrium.

Labyrinth

Das Gleichgewichtsorgan setzt sich aus drei Bogengängen sowie den zwei kleinen Höhlen Sacculus und Utriculus zusammen. Die Messgeräte (= Haarzellen) sitzen hier inmitten kleinster Tröpfchen von Gallertmasse, bei deren Bewegung sie dann passiv mitbewegt werden.
Sie produzieren ein Dauersignal an elektrischen Erregungen, das über den Nervus vestibularis abgeleitet wird. Durch Lageveränderung der Stereozilien vom Kinozilium weg wird die Frequenz des Signals verlangsamt (= Hemmung), bei Bewegung auf das Kinozilium zu nimmt auch die Frequenz zu (= Erregung). Damit ist erreicht, dass es nicht nur EIN und AUS gibt, sondern ein Stärker und Schwächer, wodurch die Messungen unseres Gleichgewichtsorgans wesentlich feiner werden.
Sacculus und **Utriculus** beherbergen die Sinnesorgane für **lineare Beschleunigungen** wie z.B. die Schwerkraft. So eine Vorrichtung heißt **Macula statica**, was bedeutet, dass der Gallertmasse noch kleine Kristalle zur Trägheitsvergrößerung aufliegen.
Die **drei Bogengänge** dienen der Messung von **Winkelgeschwindigkeiten** – also von Drehbewegungen in allen drei Richtungen des Raumes. Für jede Achse eines 3D-Koordinatensystems existiert ein Bogengang. Das Messgerät heißt in diesem Fall **Cupula** und befindet sich in einer Auftreibung des Bogengangs - der **Ampulla**. Dreht sich der Kopf und somit der Bogengang, folgt die Endolymphe aufgrund ihrer Trägheit nur zeitverzögert. Da die Cupula jedoch fest angewachsen ist, wird sie passiv (= in die Gegenrichtung) ausgelenkt.

Übrigens...
Das ist ähnlich wie bei einem Eimer Wasser, den man an seinem Henkel so schnell dreht, dass der darin schwimmende Putzlappen nicht mitkommt.

MERKE:
In Sacculus und Utriculus befinden sich jeweils eine Macula statica. Hier werden lineare Bewegungen registriert.

Cochlea

Das Hörorgan gleicht durch seinen gewundenen Gang einer Schnecke (= Cochlea). Auch hier lassen sich zwei mit **Perilymphe** gefüllt Räume - die **Scala vestibuli** und die **Scala tympani** - von einem Gang mit **Endolymphe** – dem **Ductus cochlearis** - abgrenzen. In der Wand dieses Gangs gibt es spezialisierte Zellen, die die **Endolymphe** produzieren. Da dieses Areal gut durchblutet ist, heißt es **Stria vascularis**.

Die Perilymphräume dienen hauptsächlich der Pufferung zu heftiger Bewegungen. Sie sind am **Helicotrema** – der Schneckenspitze – miteinander verbunden.

Der eigentliche Hörvorgang erfolgt durch das Corti-Organ im Ductus cochlearis.

Corti-Organ: Hierbei handelt es sich um Haarzellen, die der Basilarmembran aufsitzen und die in innere sowie äußere Haarzellen untergliedert werden. Das eigentliche Sinnesorgan ist also die Haarzelle, die an ihrer Oberseite mit zahlreichen Stereozilien besetzt ist. Werden diese Stereozilien ausgelenkt, so erzeugen die Haarzellen ein Aktionspotential im N. cochlearis.

Vom Innenrand der Schnecke erstreckt sich eine dünne Haut über die Haarzellen – die Tectorialmembran. Durch die Relativbewegung dieser Tectorialmembran zur Basilarmembran werden die Stereozilien ausgelenkt. Mehr zum Hörvorgang s. Skript Physiologie 3.

MERKE:
- Die Endolymphe im Ductus cochlearis wird von der **Stria vascularis** gebildet.
- Ductus cochlearis und Scala vestibuli trennt die **Reissner-Membran**.
- Ductus cochlearis und Scala tympani trennt die **Basilarmembran**.
- Der Basilarmembran sitzt das **Corti-Organ** auf, mit dem wir eigentlich hören.

Übrigens...
Die für die Prüfung des Hörvermögens wichtigen otoakustischen Emissionen werden von den äußeren Haarzellen erzeugt.

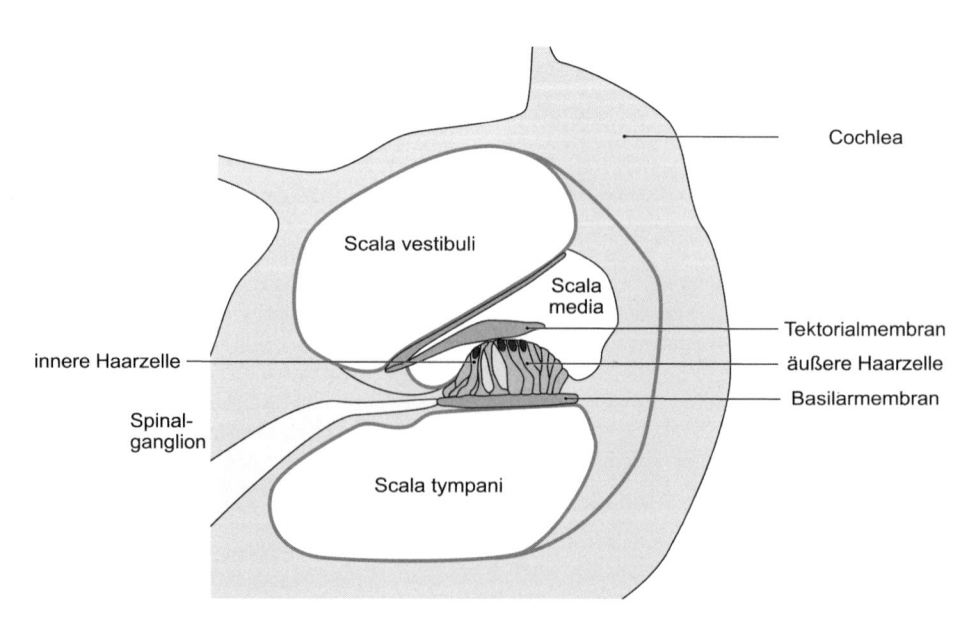

Abb. 44: Cochlea

DAS BRINGT PUNKTE

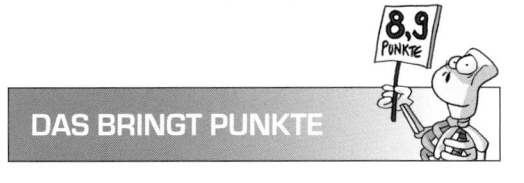

Die wesentlichen Fragen zu diesem Thema beziehen sich auf die Cochlea, weniger wird zum Labyrinth gefragt.
Zum Hörteil solltet ihr daher wissen, dass
- die Endolymphe der intrazellulären Flüssigkeit ähnelt – also kaliumreich ist.
- die Perilymphe dem Blutplasma ähnelt – und demzufolge reicher an Natrium ist.
- die Endolymphe im Ductus cochlearis von der Stria vascularis gebildet wird.
- Ductus cochlearis und Scala vestibuli die Reissner-Membran trennt.
- Ductus cochlearis und Scala tympani die Basilarmembran trennt.
- der Basilarmembran das Corti-Organ aufsitzt, das das eigentliche Hörorgan ist.

Zum Labyrinth solltet ihr fürs Schriftliche parat haben, dass
- sich im Sacculus und im Utriculus je eine Macula statica befindet

Zu beiden solltet ihr euch merken, dass
- die Haarzellen des Labyrinths Kinozilien tragen und
- die Haarzellen des Cortiorgans NICHT.

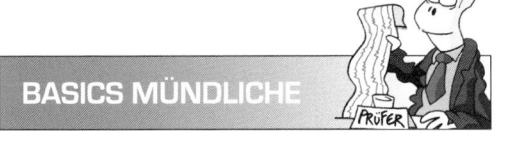

BASICS MÜNDLICHE

Beschreiben Sie bitte den Aufbau der Cochlea.
Die Cochlea ist ein gewundener Schlauch und im Felsenbein gelegen. Sie lässt sich in drei Räume gliedern, die durch Membranen voneinander getrennt sind: Scala tympani und vestibuli sowie den Ductus cochlearis.
- Scala tympani und Ductus cochlearis werden von der Basilarmembran getrennt.
- Scala vestibuli und Ductus cochlearis sind durch die Vestibularmembran getrennt.
- Das Hörorgan besteht aus den Haarzellen, die der Basilarmembran aufsitzen.

Worin unterscheiden sich die verschiedenen Räume in der Schnecke?
Die darin enthaltene Flüssigkeit ist von unterschiedlicher Zusammensetzung.
- Im Ductus cochlearis ähnelt sie der kaliumreichen, intrazellulären Flüssigkeit. Hier heißt sie Endolymphe.
- In den beiden anderen Räumen ist sie in ihrer Mineralzusammensetzung dem Blut vergleichbar. Hier heißt sie Perilymphe.

Wer produziert denn die Endolymphe?
Die Stria vascularis.

Was ist die Stria vascularis?
Spezialisierte Zellen an der Außenseite des Ductus cochlearis.

Beschreiben Sie bitte die Aufgaben und den Aufbau des Labyrinths.
Es handelt sich hierbei um ein Organ zur Messung von linearer und rotatorischer Beschleunigung.
- Die rotatorische Komponente wird dabei in den drei Bogengängen gemessen, wodurch alle Richtungen des Raums berücksichtigt sind.
- Die Linearbeschleunigungen werden in Sacculus und Utriculus gemessen.

Das Messorgan sind hierbei die Haarzellen, deren Auslenkungen zu Potentialänderungen führt, was zentralnervös als Richtungsänderung interpretiert wird.

Nachdem ihr nun die afferente Seite bewältigt habt, folgt jetzt der Teil des ZNS, in dem sich Afferenzen und Efferenzen vereinen und nur noch topographisch zu unterscheiden sind.

9.2 Rückenmark

Das Rückenmark ist die Verlängerung unseres Gehirns in die Peripherie unseres Körpers. Von hier aus nimmt die motorische Leitung (= zweites Neuron) ihren Anfang und hier laufen auch die Afferenzen aus dem Körper ins ZNS.
Im Querschnitt lassen sich eine graue Substanz (= innen) von einer weißen Substanz (= außen) unterscheiden.

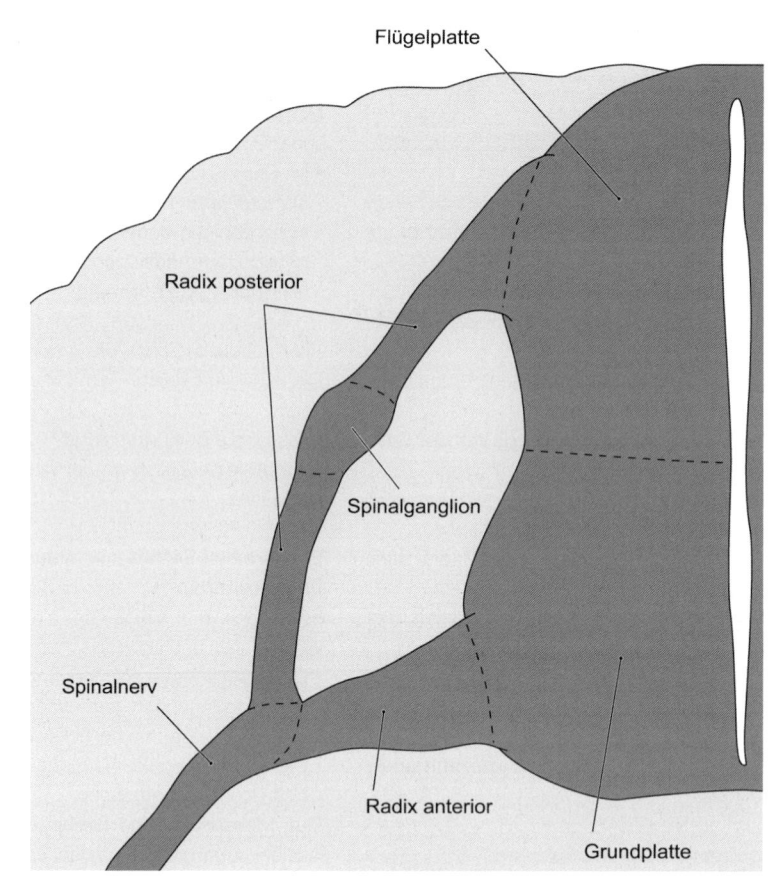

Abb. 45: Rückenmark embryonal

> **Übrigens...**
> Generell gilt, dass im ZNS immer dort graue Substanz zu finden ist, wo viele Zellkörper liegen. Weiße Substanz entsteht durch die Myelinscheiden der Nervenfasern. Da sie zu einem großen Teil aus Lipiden bestehen, reflektieren sie nämlich das Licht ganz und ungebrochen, was unserem Auge weiß erscheint.

Bei der weißen Substanz handelt es sich daher auch im Rückenmark um Leitungsbahnen, deren genaue Namen ihr im im Skript Anatomie 2 kennen lernt (s. IMPP-Bild 17 im Anhang S. 81).

Die graue Substanz lässt sich weiter in eine **Grundplatte** (= nach ventral gelegen) und eine Flügelplatte (= liegt dorsal) untergliedern, wobei die Grundplatte größer ist. In der Grundplatte liegen die Perikaryen der **zweiten motorischen Neurone**. (Erste motorische Neurone liegen im Cortex/ Gyrus präcentralis.) Die Axone der zweiten Neurone verlassen das RM als **Radix anterior** und innervieren die Muskulatur. Manche dieser Nervenfasern haben einen meterlangen Verlauf (z.B. N. ischiadicus). Dieses Monsteraxon will jedoch auch versorgt sein, daher muss die Mutter daheim viel kochen. Sprich: Die Rückenmark-Neurone sind sehr stoffwechsel-aktiv und synthetisieren viele Proteine. Dazu gehört viel **raues ER**, was histologisch in Form von **Nissl-Schollen** sichtbar wird.

In der Flügelplatte befinden sich nicht so viele Zellkörper, darum ist sie kleiner. Die Perikaryen der afferenten, pseudounipolaren Nervenzellen liegen in den Spinalganglien (s. Abb. 46, S. 67).

MERKE:
- In der Grundplatte gelegene Zellen sind als motorische Neurone anzusehen. Folglich ist ihr Neurotransmitter an der motorischen Endplatte Acetylcholin.
- Nissl-Schollen = Nissl-Substanz ist raues ER/Ergastoplasma.

9.3 Spinalganglion

Die Spinalganglien befinden sich in der Radix posterior der Spinalnerven. Mikroskopisch erkennt man viele Zellkörper, die von einem Mantel aus kleineren Zellchen umgeben sind. Hierbei handelt es sich um die **Perikaryen pseudounipolarer Nervenzellen**, umgeben von **Mantelzellen**. Auf manchen Fotos dieser Zellen kann man den Axonhügel an seinem helleren Zytoplasma erkennen. Die elektrische Isolation erfolgt hier durch Schwannzellen, weshalb sie strenggenommen nicht mehr zum ZNS gezählt werden dürften.

Weil sie funktionell jedoch genau dazu gehören und es kein Kapitel für periphere Nerven gibt, habe ich sie hierunter mitbesprochen. Also bitte davon nicht verwirren lassen.

MERKE:
Die Myelinscheiden in den Spinalganglien werden durch Schwannzellen gebildet.

9.4 Kleinhirn

In diesem Abschnitt werden euch die integrativen Prozessen des Gehirns vorgestellt. Doch was genau bedeutet eigentlich Integration? Laut Wörterbuch ist Integration „die Wiederherstellung einer Einheit aus Differenziertem". Damit ist im Wesentlichen die Funktion unseres Gehirns erfasst, und zwar sowohl die des Großhirns als auch die des Kleinhirn. Diese beiden haben nur unterschiedliche Aufgabenbereiche.

Übrigens...
Wie sich hier mal wieder zeigt, ist ein Wörterbuch eine tolle Sache, da viele Namen für sich sprechen. Habt ihr euch einen Begriff erst mal übersetzt, erklären sich nämlich viele Zusammenhänge von selbst. Und man behält nichts besser als verknüpftes Wissen.

Bei der Besprechung des Verdauungstrakts habt ihr ja schon die Möglichkeit kennen gelernt, zeit-, arbeits- und energieintensive Vorgänge aus einem Verbund auszugliedern. Dabei handelte es sich um die großen Drüsen des Oberbauchs (– Leber und Pancreas).

Nun stehen wir vor einer vergleichbaren Situation: Die Aufgabe unseres Gehirns besteht unter Anderem darin, aus unzähligen Informationen eine konstante Realität zu erzeugen, in der wir uns als denkende und handelnde Individuen bewegen können.

Nun steckt das Gehirn aber völlig unbeweglich in der Spitze eines Elfenbeinturmes fest, der dummerweise noch auf zwei Beinen steht, die dummerweise noch mehrere Gelenke haben und sich manchmal auch noch über unebenes Gelände bewegen. Zusätzlich gilt es, mit zwei eigens konstruierten Greifwerkzeugen die Umwelt nach den eigenen Maßstäben zu manipulieren - sprich die Arme sinnvoll zu bewegen.

Um diese komplexen Aufgaben zu bewältigen, hat sich im Laufe der Zeit ein eigenes Rechen-

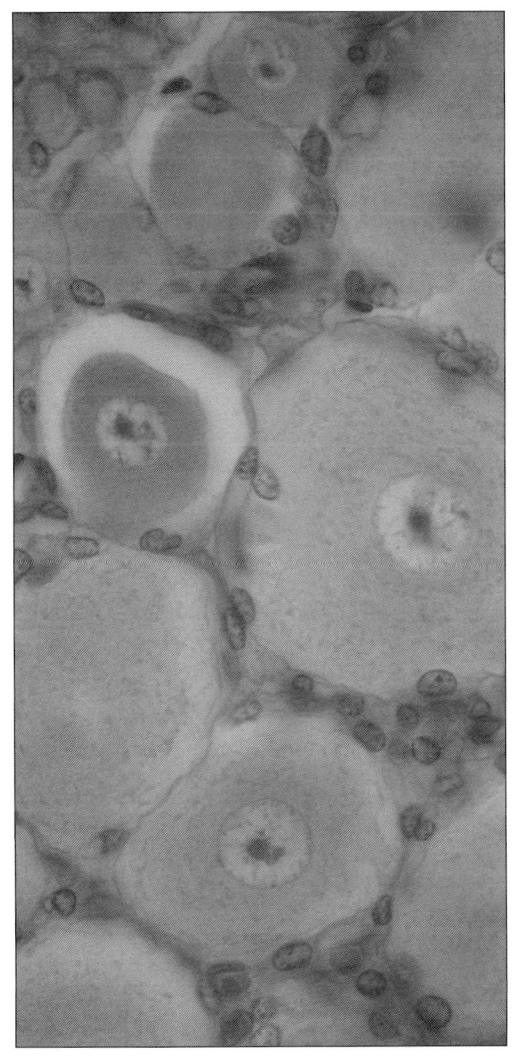

Abb. 46: Spinalganglienzelle

zentrum für Bewegungskoordination entwickelt – das Kleinhirn. Es erhält all die Informationen, die für einen geordneten Ablauf der Bewegungen nötig sind und verarbeitet diese selbstständig, so dass der Großrechner (= das Großhirn) seiner eigentlichen Aufgabe gerecht werden kann.

Das Kleinhirn erhält hierfür Zuflüsse aus dem **Rückenmark** (aus Muskelspindeln und Propriozeptoren), die es über die Haltung der Extremitäten unterrichten. Das **Labyrinth** sendet Daten über die Lage des Körpers zur Schwerkraftachse der Erde und über Relativbewegungen zu dieser Achse. Die Teile des Kleinhirns, die diese Infos erhalten heißen daher **Spinocerebellum** (vom Rückenmark) und **Vestibulocerebellum** (vom Labyrinth).

Aus dem Großrechner kommen über die Pons noch all jene Ideen, die man eben so braucht, um z.B zu tanzen oder Tennis zu spielen. Diese Informationsflut landet im **Pontocerebellum**, das entsprechend der größte Teil des Kleinhirns ist.

Histologisch lassen sich diese drei Teile nicht unterscheiden (außer vielleicht von Vollprofis, die seit Jahren nix anderes machen). Daher braucht ihr euch wenigstens hier nur einen Teil anzusehen und könnt dennoch über das Ganze sprechen.

Im Aufschnitt bietet sich das Bild eines Arbor vitae - eines Lebensbaums - mit Ästen (= Marklager) und Blättern (= Foliae/Cortex cerebelli). Bei zunehmender Vergrößerung lässt sich im Cortex eine Zweiteilung in eine äußere helle und eine innere dunklere Schicht erkennen:

- das helle **Stratum molekulare** mit myelinisierten Fasern und
- das dunklere **Stratum granulosum** mit zahlreichen Zellkörpern

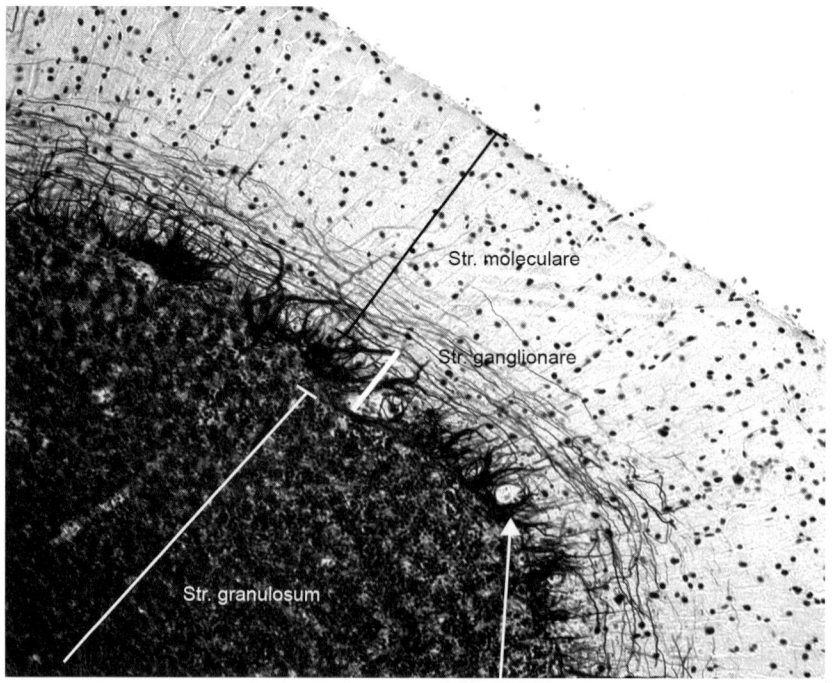

Abb. 47: Kleinhirn Purkinjezellen

Die Fasern gehören zu den **Körnerzellen** des Stratum granulosum, die ihre Axone dort hinaufschicken, damit sie Kontakt zu den zahlreichen Dendriten der Purkinjezellen aufnehmen.

Bei noch genauerem Hinsehen entdeckt man zwischen diesen beiden Schichten eine dünne Lage von recht großen, pyramidenförmigen Zellkörpern: Das **Stratum ganglionare**, in dem die größten und einzigen efferenten Zellen der Kleinhirnrinde zu finden sind – die **Purkinjezellen**. In der gleichen Zellschicht gibt es noch die **Korbzellen**, die um die Purkinjezellen (wie Körbe) herumliegen und diese miteinander vernetzen. Neben den Afferenzen von Körner- und Korbzellen erhalten die Purkinjezellen noch Informationen durch die Kletterfasern aus der Olive des Hirnstamms.

MERKE:
- Die Purkinjezellen des Kleinhirns liegen im Stratum ganglionare und sind die einzigen efferenten Neurone der Kleinhirnrinde
- Purkinjezellen sind inhibitorische Nerven mit dem Neurotransmitter GABA.
- Neben einem prominenten Zellkörper verfügen die Purkinjezellen über einen weit verzweigten Dendritenbaum, der senkrecht zu den Oberflächenfurchen und damit auch senkrecht zur Längsachse der Foliae cerebelli steht.

Wie man hier sieht, erfordert die Koordination unserer Bewegungen einen hochkomplexen Apparat aus vielfach vernetzten Nervenzellen. Wie diese Integration genau abläuft, weiß man (noch) nicht und es wäre wahrscheinlich selbst für 20 Doktorarbeiten zuviel Stoff...

Zum Kleinhirn solltet ihr euch für die schriftliche Prüfung unbedingt den Inhalt dieser Tabelle merken:

Stratum moleculare (= außen)	Fasern hauptsächlich aus Körnerzellen
Stratum ganglionare	Purkinjezellen und Korbzellen
Stratum granulosum (= innen)	Körnerzellen
Purkinjezellen	• große Zellkörper • weit verzweigte Dendritenbäume quer zur Längsachse der Foliae cerebelli, • einige Efferenz der Kleinhirnrinde • inhibitorisch

Tabelle 6: Histologie des Kleinhirns

9.5 Großhirn

Kommen wir nun endlich zum Großrechner selbst. Über seine Arbeitsweise weiß man lediglich, dass es ältere Teile (= Allocortex) gibt, die sich dann auch mit grundlegenderen Dingen wie der Nahrungsaufnahme, der Emotionsverarbeitung und dem Sexualverhalten beschäftigen. Daneben gibt es neue Teile (= Isocortex), die eher auf Assoziation, Sprechen, Persönlichkeit und Denken spezialisiert sind. Außerdem weiß man, dass es bestimmte Areale gibt, mit denen das Gehirn bestimmte Aufgaben erfüllt. Insgesamt ist das Großhirn ein sehr „plastisches" Organ, das sich unterschiedlichen Anforderungen gut anpassen kann.

Histologisch unterscheiden sich Allocortex und Isocortex durch die Anzahl ihrer Laminae (= Schichten): der Allocortex hat nur drei, der Isocortex hingegen sechs.

Das gängige Bild im Examen zum Isocortex findet ihr als IMPP-Bild 18 im Anhang auf S. 81.

Zentrales Nervensystem

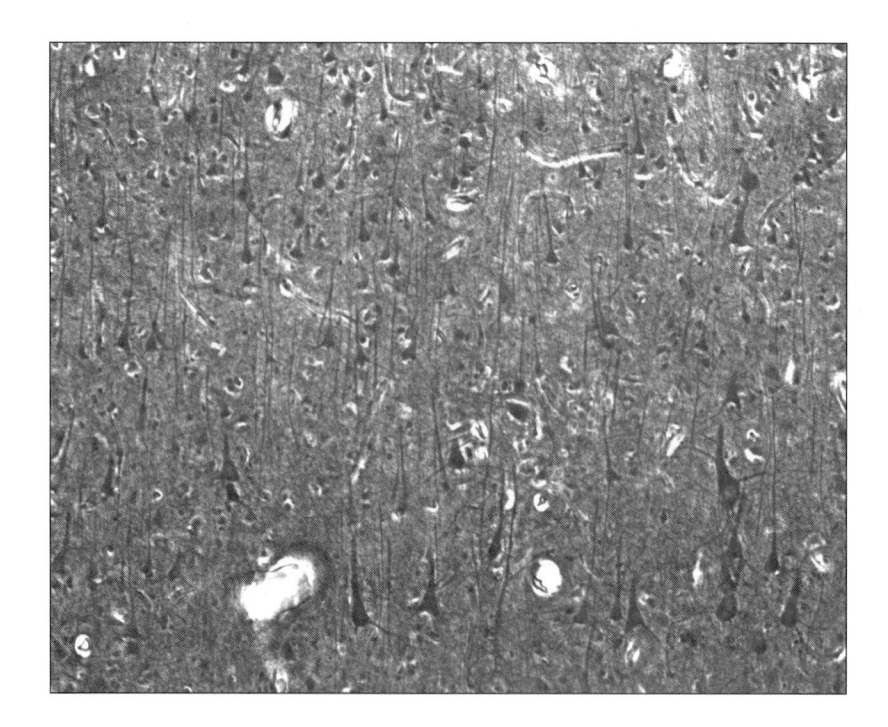

Abb. 48: Isocortex Projektionsneurone

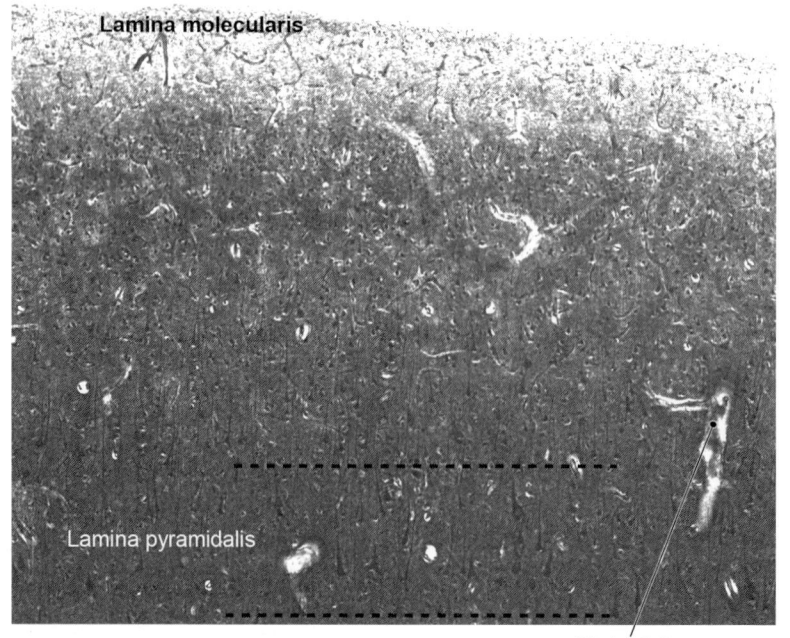

Abb. 49: Isocortex

Gefragt wurde bislang stets nach jenen großen Zellen, die auch **Pyramidenzellen** oder **Betz-Zellen** genannt werden. Neben ihrem Namen war für das Schriftliche noch interessant, dass es die **Projektionsneurone** des Cortex sind, und dass sie sich in den Schichten III und V befinden.

> Übrigens...
> Ein mögliches Beispiel für den Allocortex ist das Ammonshorn, was dem Querschnitt des Hippocampus entspricht. Dies ist aber höchstens ein Thema für die Mündliche, und selbst dann würde ich vermuten, dass es sich dabei um ein Extrabildchen für Einserkandidaten handelt.

MERKE:
- Der Allocortex hat drei Laminae.
- Der Isocortex hat sechs Laminae.
- Pyramidenzellen heißen auch Betz-Zellen. Sie sind die Projektionsneurone des Großhirns und in den Schichten III und V zu finden.

9.6 Hirnstamm/Monoaminerge Systeme

Den krönenden Abschluss der speziellen Histologie bildet der Hirnstamm. Dabei handelt es sich um einen Teil des Gehirns, dessen Aufgabe darin besteht, die Grundfunktionen unseres Körpers zu regulieren wie z.B die Herz- und Atemfrequenz und den Schlaf-Wach-Rhythmus. Ein wichtiges Steuerzentrum hierfür ist das ARAS – das Aufsteigende Retikuläre Aktivierende System. Bestimmte Zellen des Hirnstamms haben sich dabei auf die Abgabe einzelner Neurotransmitter spezialisiert. Diese Zellen bilden dann Gruppen, die man als monoaminerge Systeme bezeichnet.

Die Abgabe der einzelnen Neurotransmitter unterliegt meist einer zirkadianen Rhythmik. Man hat beobachtet, dass zu bestimmten Tages- und Nachtzeiten jeweils das eine oder andere monoaminerge System mit seiner Ausschüttung von Transmittern überwiegt. Welches System zu welcher Zeit aktiv ist, stand bis jetzt noch nicht zur Debatte.

> Übrigens...
> Hierbei handelt es sich mal wieder um ein Gebiet, zu dem man besonders intelligente Fragen stellen kann. Schließlich verfügt ja jeder Physikumskandidat über ein derart fundiertes Wissen bezüglich neuroendokrinologischer Grundlagen, dass es ihm keinerlei Schwierigkeiten bereiten dürfte, dieses Detailwissen zu integrieren, oder? Also machen wir`s kurz und schmerzlos:

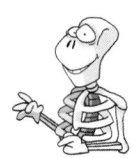

Zellpopulation/Ort	Neurotransmitter
Locus coeruleus	Noradrenalin
Raphekerne	Serotonin
Substantia nigra	Dopamin

Tabelle 7: Histologie des Hirnstamms

Von dieser Dreiheit kam bislang im Schriftlichen eines fast immer dran, aber weiter ins Detail ging es nicht...

DAS BRINGT PUNKTE

Hinsichtlich der speziellen Histologie des ZNS kann man zum Glück sagen, dass sich die Fragen in einem eng umrissenen Rahmen bewegen. Hier also nochmal die wichtigsten Punktebringer.
Rückenmark:
- Die großen Zellen in der Grundplatte sind Alphamotoneurone. Ihr Transmitter ist Acetylcholin.
- In den Spinalganglien findet man Schwannzellen.

Kleinhirn:
- Purkinjefasern sind die einzige Efferenz der Kleinhirnrinde.
- die dazugehörigen Purkinjezellen sind hier die größten Zellen.
- Die Efferenz ist inhibitorisch.
- Der Dendritenbaum steht quer zur Längsachse der Foliae cerebelli.

Großhirn:
- Der Isocortex ist sechsschichtig.
- Der Allocortex ist dreischichtig.
- Die größten Zellen des Isocortex sind die Pyramidenzellen.

- Die Pyramidenzellen sind Projektionsneurone und heißen auch Betz-Zellen.
- Sie finden sich hauptsächlich in den Schichten III und V.
- Oligodendrozyten haben keine Basalmembran.
- Astrozyten produzieren GFAP – ein Protein, woran Tumoren astrozytärer Herkunft erkannt werden können.
- Astrozyten sind neuroektodermaler Herkunft und an der Blut-Hirn-Schranke beteiligt.

Monoaminerge Systeme:
- Im Locus coeruleus wird Noradrenalin hergestellt.
- Die Raphekerne produzieren Serotonin.
- Die Substantia nigra ist für die Dopaminproduktion zuständig.

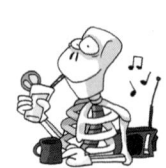

BASICS MÜNDLICHE

Wenn ihr ein histologisches Präparat aus dem Bereich ZNS bekommt, solltet ihr den Schnitt zuerst einer Hirnregion zuordnen und etwas über die Histologie Hinausgehendes erzählen können. Daneben gibt es zu den Histopräparaten natürlich auch Einzelfragen, wie z.B.:

Woran erkennen Sie Motoneurone im Rückenmark?
- In der Grundplatte gelegen,
- dort die größten Zellen und
- reich an rauem ER.

Welche prominenten Zellen begegnen Ihnen auf einem Schnitt des Isocortex und was ist deren Aufgabe?
- Pyramidenzellen = Betz-Zellen
- Projektionsneurone
- Axone bilden die efferenten Bahnen des Großhirns.
- Sie finden sich in den Schichten III und V.

Was sind die auffälligsten Zellen des Kleinhirns?
Purkinjezellen

Beschreiben Sie bitte eine Purkinjezelle.
- großer Zellkörper und verzweigter Dendritenbaum
- die einzige Efferenz der Kleinhirnrinde
- inhibitorisch

Woran können Sie Iso- und Allocortex im histologischen Schnittbild erkennen?
- Isocortex hat sechs Schichten.
- Allocortex hat nur drei Schichten.
- Beispiel für Allocortex ist das Ammonshorn.

Herzlichen Glückwunsch! Jetzt habt ihr auch die spezielle Histologie hinter euch, und ich hoffe, dass ihr an Fakten und Klarheit gewonnen habt. Damit bleibt mir nur noch, euch viel Erfolg – und das nicht nur fürs Physikum – zu wünschen.

ZEIT FÜR NE AUSGEDEHNTE MITTAGSPAUSE, ALSO GUTE MUSIK EINLEGEN UND GEHIRN UND DARM VERDAUEN LASSEN

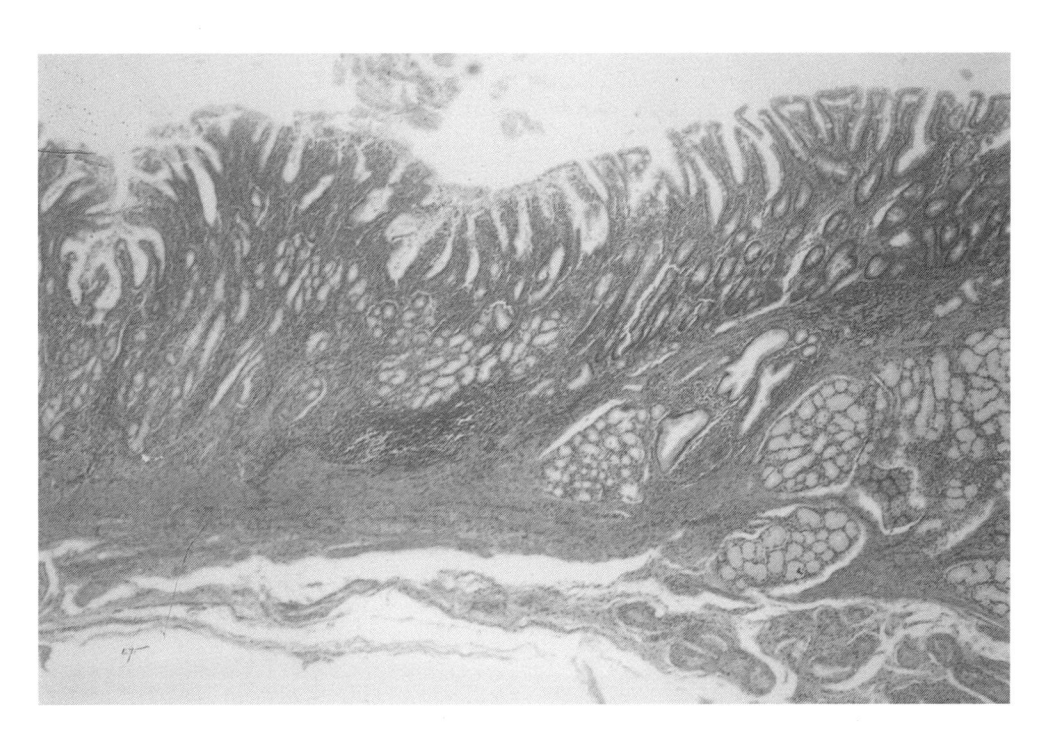

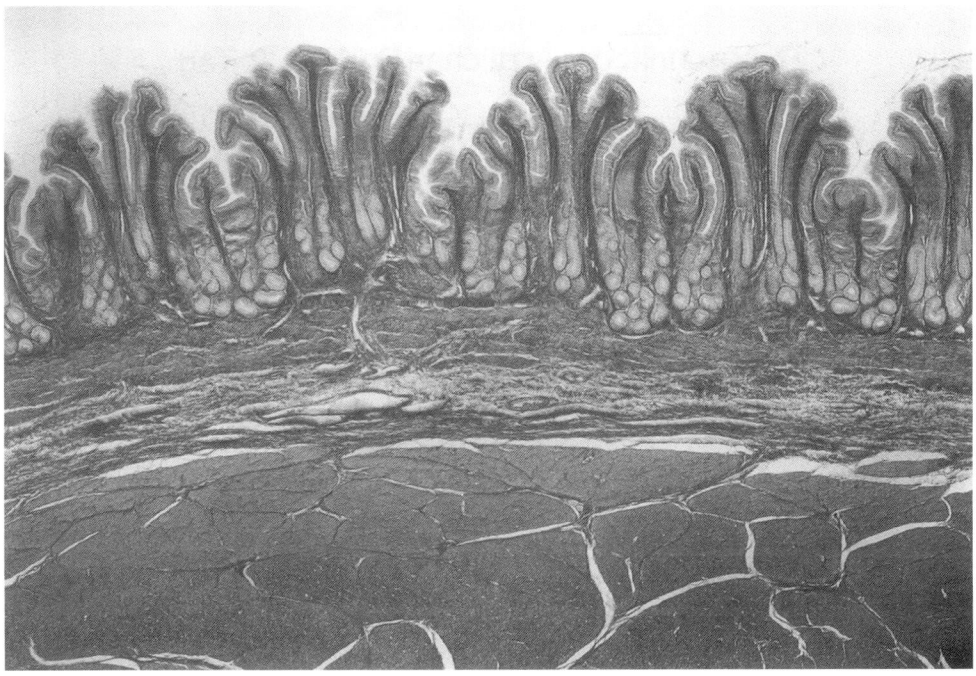

IMPP-Bilder 1 und 2: Pylorusregion
www.medi-learn.de/skrbild014
www.medi-learn.de/skrbild015
© IMPP

Zu sehen ist der Übergang zwischen Magen und Duodenum, der an den angeschnittenen Brunnerdrüsen zu erkennen ist.

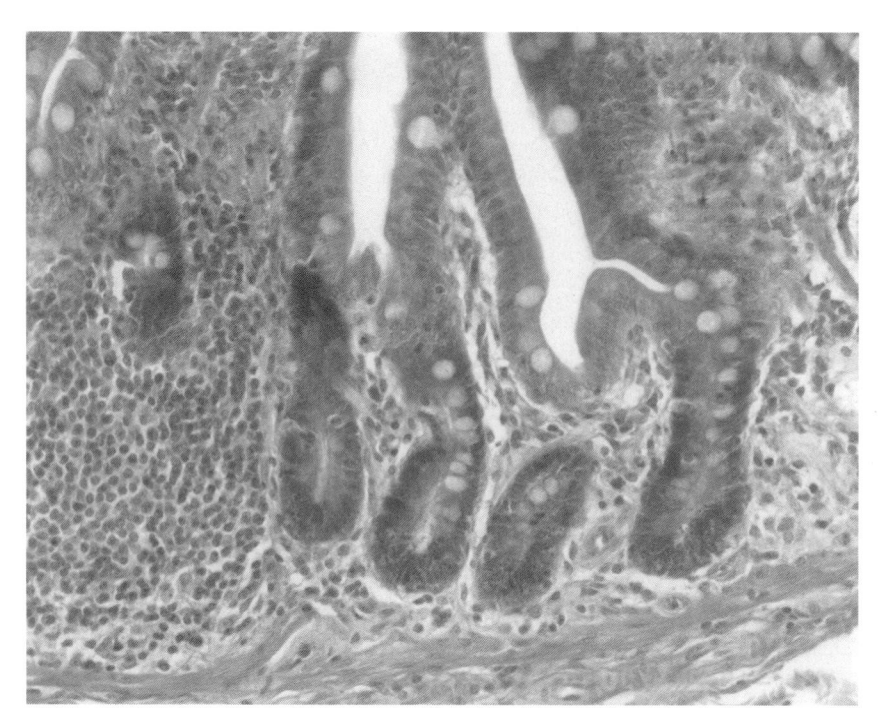

IMPP-Bild 3: Darmkrypten
www.medi-learn.de/skrbild016
© IMPP

Eingestreut finden sich helle Becherzellen und am Grund gefärbte Paneth-Körnerzellen, die auch oxyphile Körnchenzellen genannt werden.

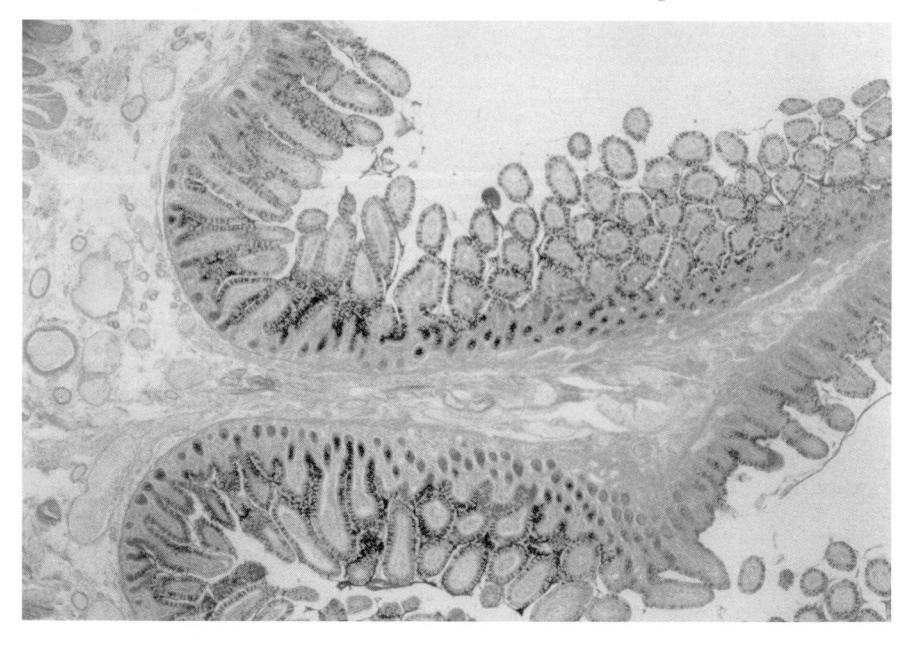

IMPP-Bild 4: Jejunum
www.medi-learn.de/skrbild017
© IMPP

Quer angeschnittene Zotte, Becherzellen sind schwarz gefärbt.

IMPP-Bilder | 75

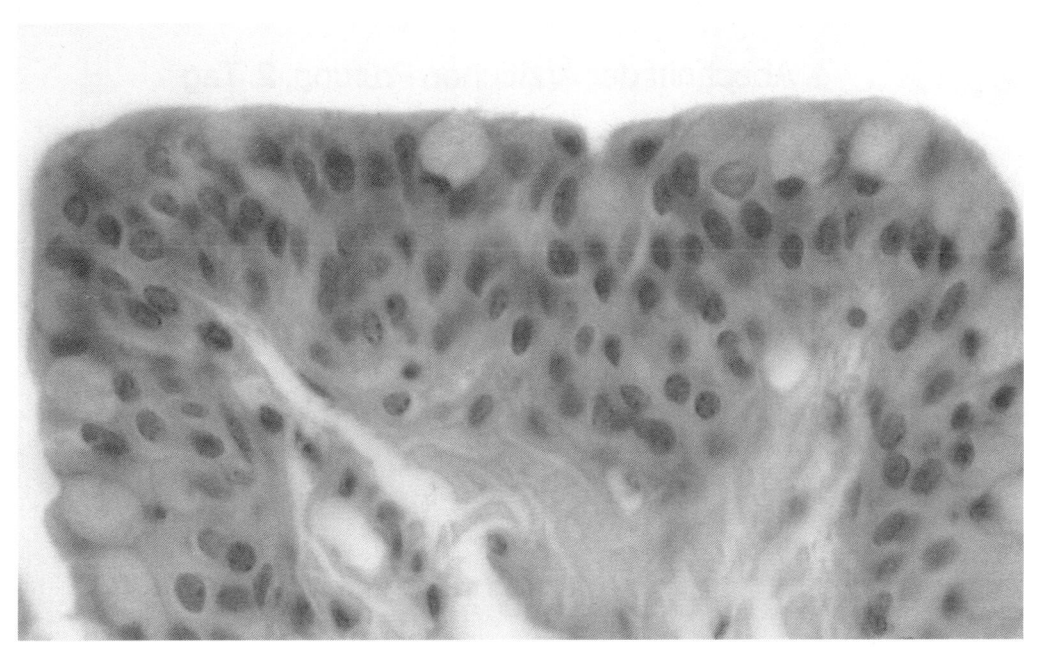

IMPP-Bild 5: Dickdarmzotte
www.medi-learn.de/skrbild018
© IMPP

Dickdarmzotte mit Lumen einer Krypte (links). Man beachte die vielen Becherzellen.

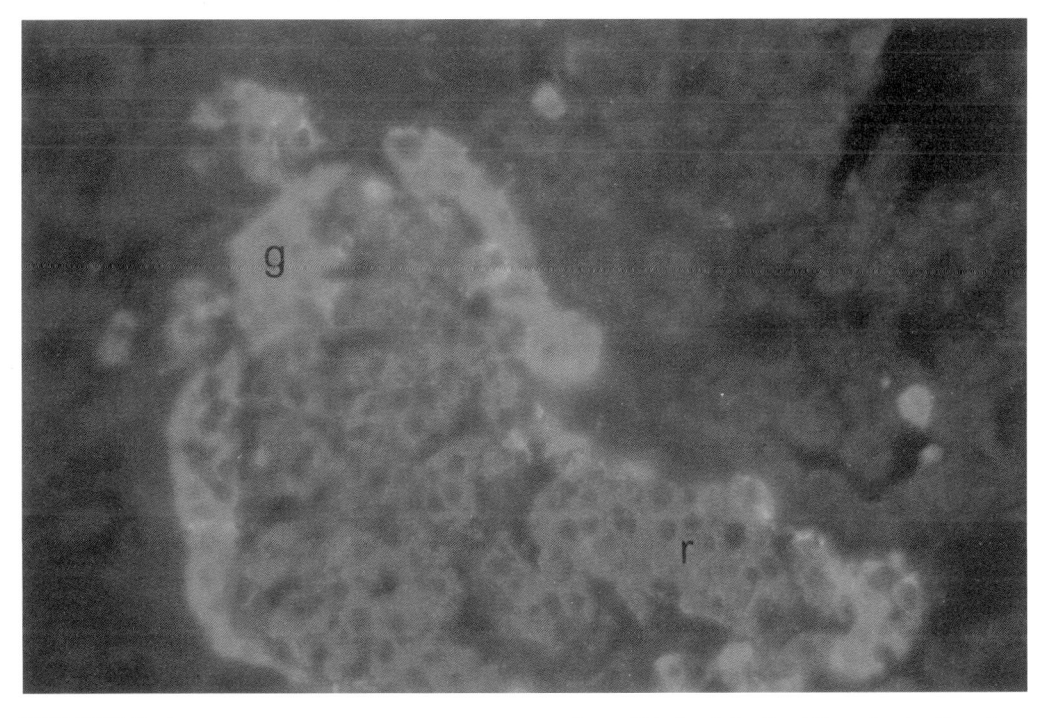

IMPP-Bild 6: Pankreas
www.medi-learn.de/skrbild019
© IMPP

Immunhistochemische Darstellung der insulinproduzierenden B-Zellen (dunkelgrau) und glukagonproduzierender A Zellen (hellgrau).

IMPP-Bilder

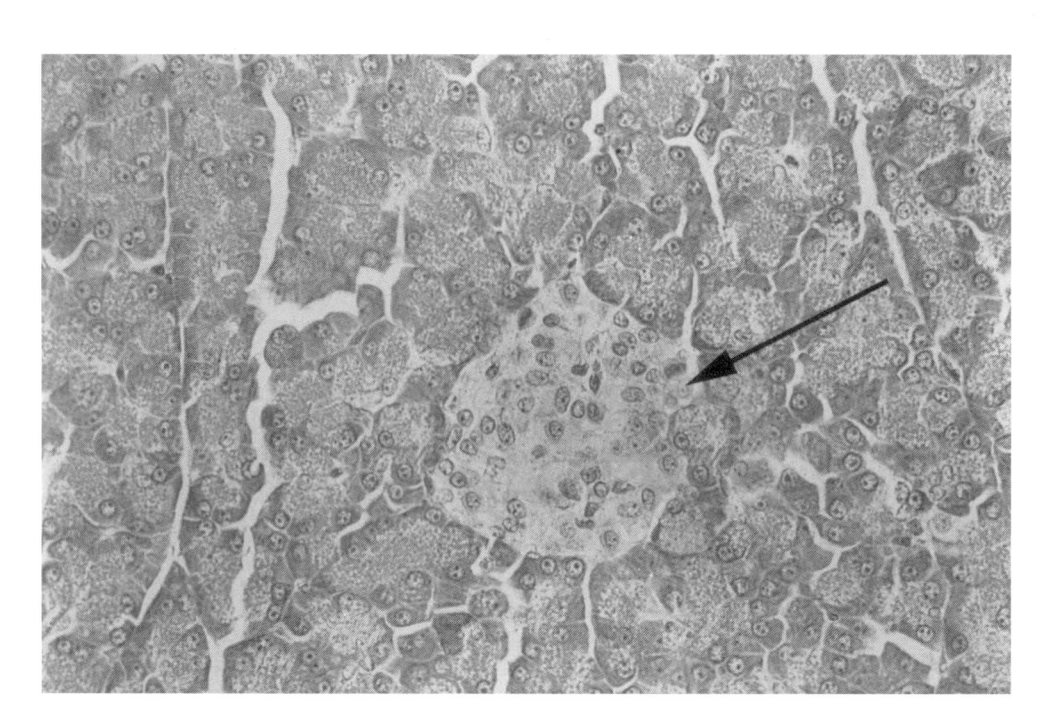

IMPP-Bild 7: Langerhans-Insel
www.medi-learn.de/skrbild020
© IMPP

Diese Abbildung zeigt Pankreasgewebe mit einer Langerhans-Insel (Pfeil).

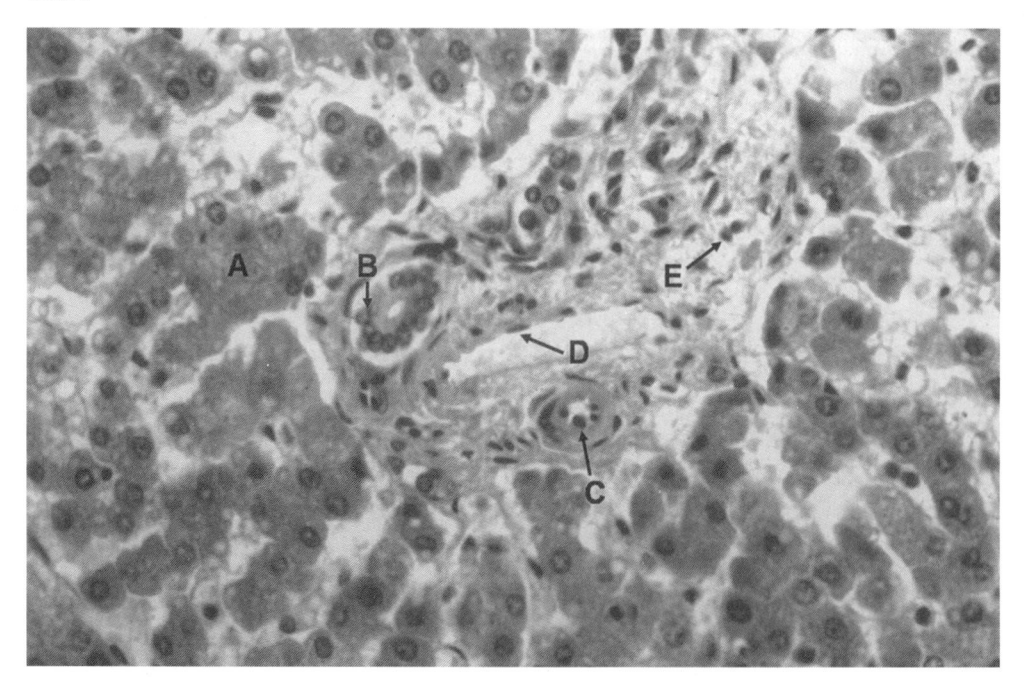

IMPP-Bild 8: Trias hepatica
www.medi-learn.de/skrbild021
© IMPP

Zu sehen sind die Pfortadervene (D), ein Gallengang (B) und die Arteria hepatica (C). (A) kennzeichnet eine Leberzelle, (E) einen ansässigen Lymphozyten.

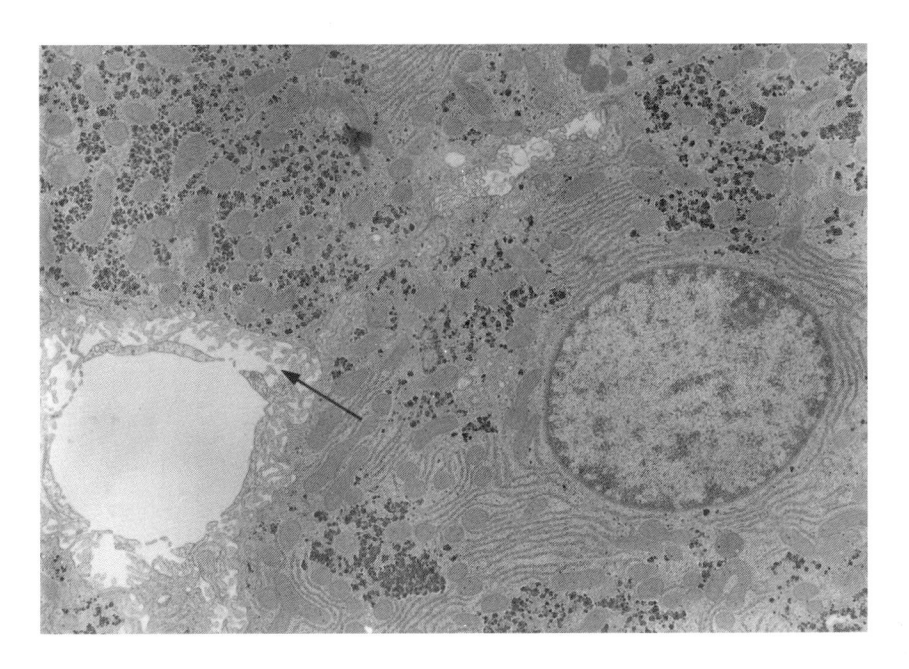

IMPP-Bild 9: Elektronenmikroskopische Aufnahme einer Leberzelle

www.medi-learn.de/skrbild022
© IMPP

Markiert ist der Dissé-Raum = die Innenseite des gefensterten Endothels.

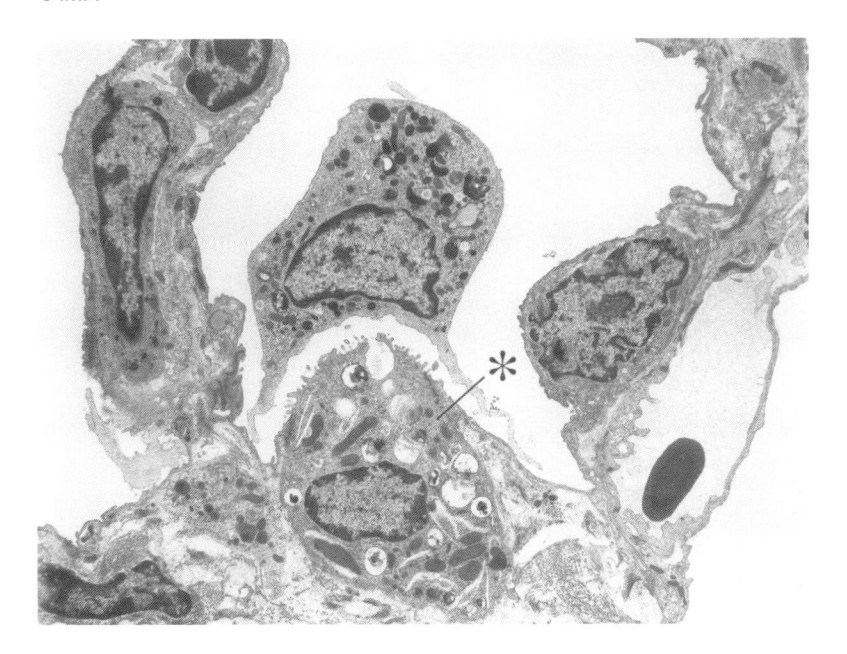

IMPP-Bild 10: Elektronenmikroskopische Aufnahme einer Alveole

www.medi-learn.de/skrbild023
© IMPP

Rechts ist eine Kapillare mit Erythrozyt zu sehen. Die markierte Zelle ist ein Pneumozyt Typ II = eine surfactantbildende Zelle.

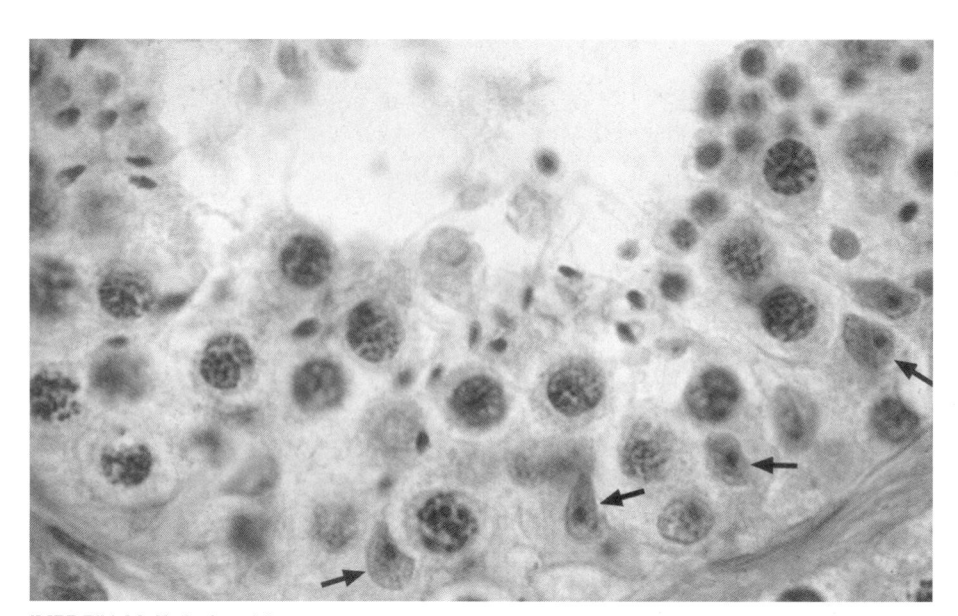

IMPP-Bild 11: Hodenkanälchen
www.medi-learn.de/skrbild024
© IMPP

Querschnitt eines Hodenkanälchens, von der Basalmembran bis zum Lumen. Die Markierungen zeigen auf Zellkerne von Sertoli-Stützzellen.

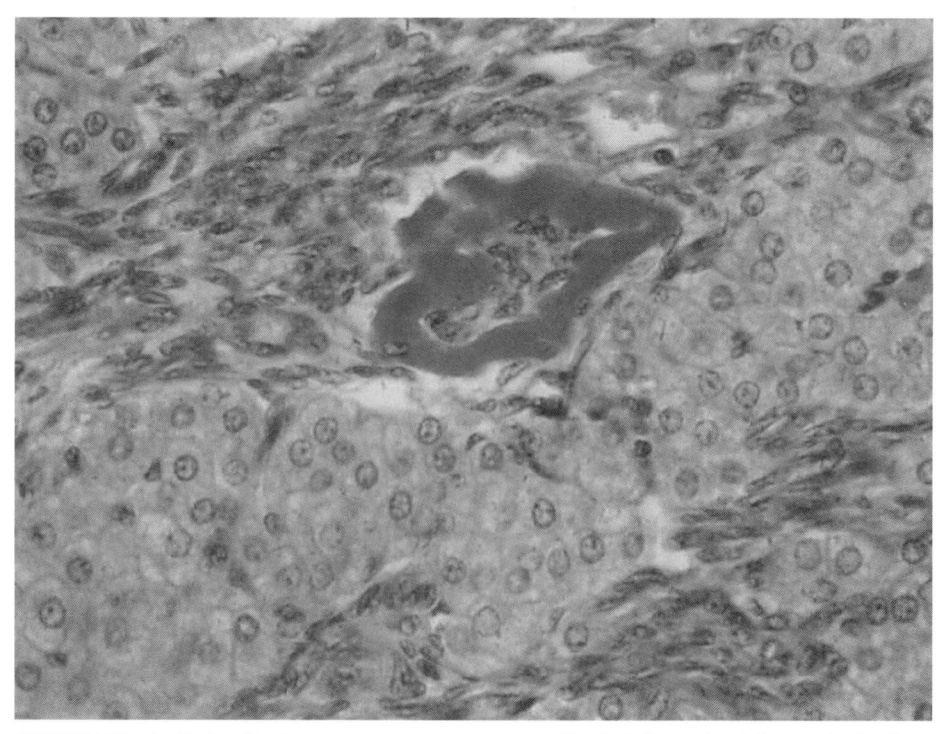

IMPP-Bild 12: atretischer Rest
www.medi-learn.de/skrbild025
© IMPP

Die dunkelgraue (rote) Struktur ist der bindegewebige Rest eines Sekundär- oder Tertiärfollikels, eingelagert in ovarielles Gewebe.

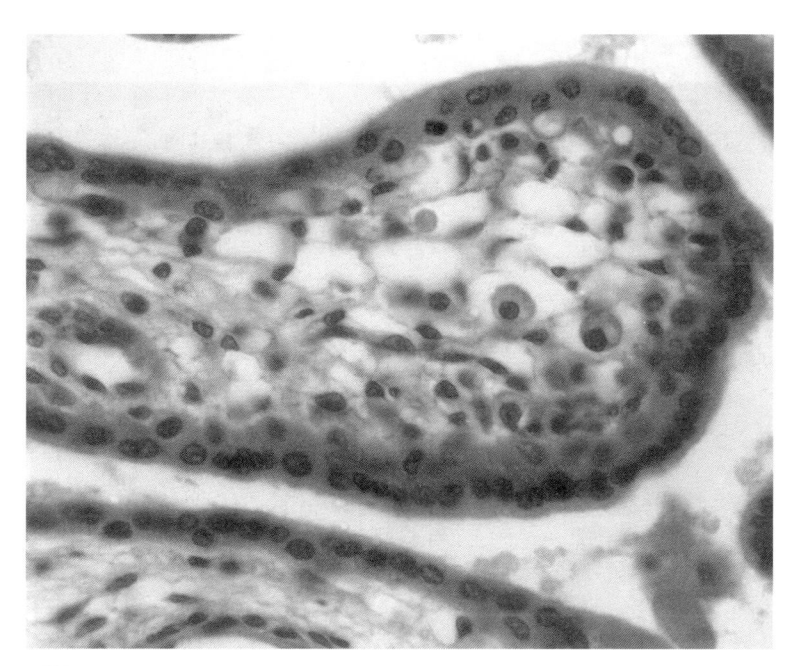

Angeschnittene Tertiärzotte der Plazenta mit der dichten Zellreihe des Synzytiotrophoblasten.

IMPP-Bild 13: Tertiärzotte einer Plazenta
www.medi-learn.de/skrbild026
© IMPP

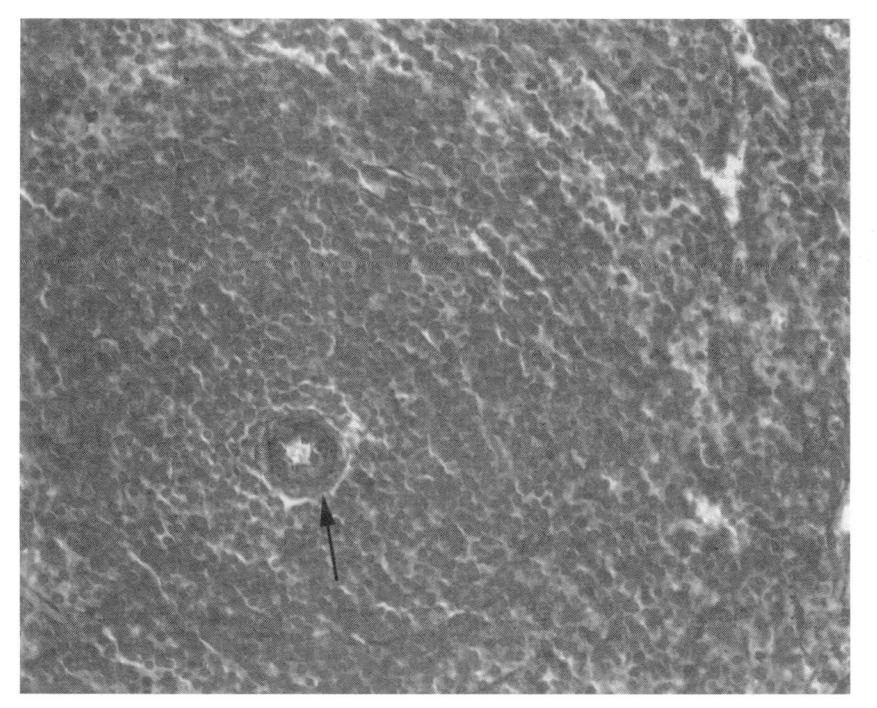

Lymphknotengewebe mit markiertem Blutgefäß. Aufgrund des kubischen Epithels handelt es sich um eine hochendotheliale Venole.

IMPP-Bild 14: Lymphknoten
www.medi-learn.de/skrbild027
© IMPP

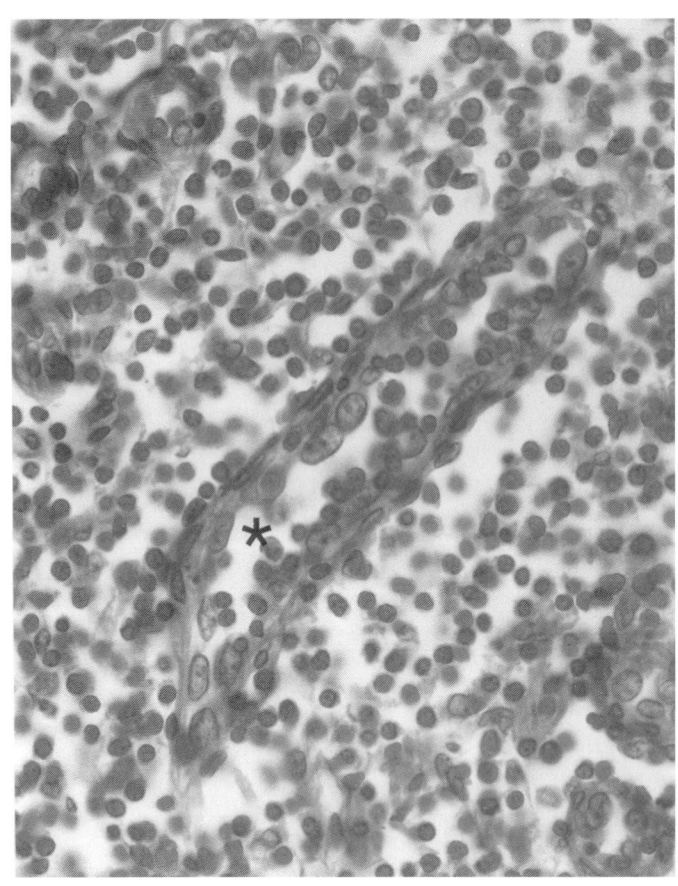

Bei dem markierten Gefäß handelt es sich um eine hochendotheliale Venole, durch deren Wand rezirkulierende Lymphozyten in das umgebende Gewebe eindringen.

IMPP-Bild 15: Ausschnitt aus einem Lymphknoten
www.medi-learn.de/skrbild028
© IMPP

Junger Thymus mit T-Zellen, aufgeteilt in Rinde (= dunkel) und Mark mit Hassall-Körperchen (= hell).

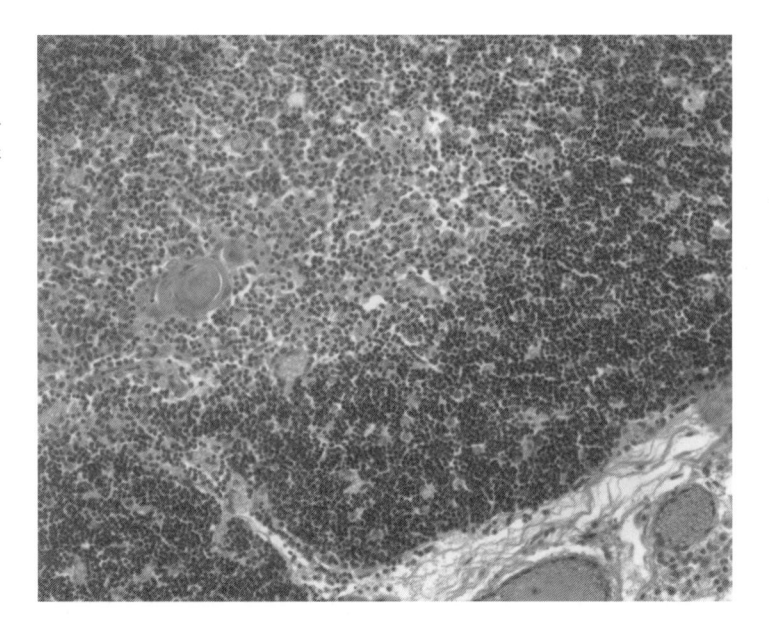

IMPP-Bild 16: junger Thymus
www.medi-learn.de/skrbild029
© IMPP

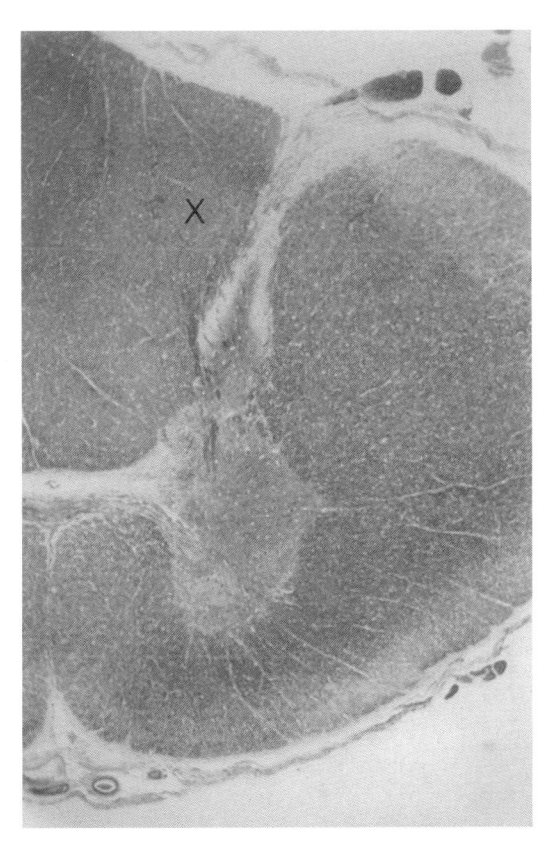

Die Nervenzellkörper der Axone, die in dem mit X bezeichneten Strang (= Fasciculus cuneatus) verlaufen, liegen vorwiegend in den Spinalganglien.

IMPP-Bild 17: Querschnitt durch das Rückenmark in der Klüver-Barrera-Färbung
www.medi-learn.de/skrbild030
© IMPP

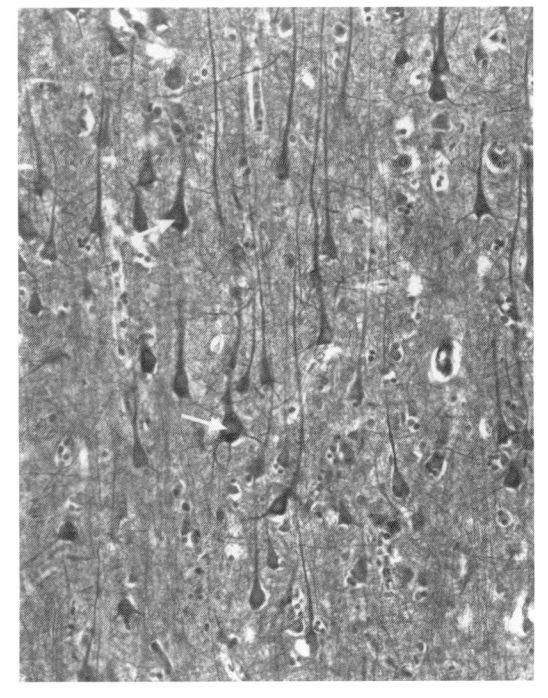

Schöne, längsgeschnittene Pyramidenzellen aus der Großhirnrinde. Der Pfeil markiert eine davon.

IMPP-Bild 18: Isokortex
www.medi-learn.de/skrbild031
© IMPP

Index

A
ABP (= androgenbindendes Protein) 39
Acetylcholin 11, 21, 66
ADH 33
Adrenalin 59
Afferenzen 60
Aldosteron 59
Allocortex 69
Alphamotoneurone 71
Alveolarepithelzellen 28
- Typ I 28
- Typ II 28
Alveolarmakrophagen 28
Alveolarzellen 25
Aminosäuren 16
Ammenzellen 55
Ammonshorn 71
Ampulla 63
Androgene 59
Appendix vermiformis 8
APUD-System 27
APUD-Zellen 27
Aquaporine 33
Äquationsteilung 39, 44
ARAS 71
Arteriae arcuatae 30
Asthma 27
aufsteigendes retikuläres aktivierendes System 71
Azinuszellen 21

B
blinder Fleck 62
B-Lymphozyten 52, 55
B-Zellen 53
Bakterien 17
Basalmembran 3
Basalzellen 26
Basilarmembran 64
Bauchspeicheldrüse 20
Becherzellen 15, 17, 27
Belegzellen (= Parietalzellen) 11
Betzzellen 71
Bilirubin 17
Bipolarzelle 62
Bläschendrüse 41

Blastem 4
Blut-Hoden-Schranke 39
Blut-Luft-Schranke 28
Bogengänge 63
Bowmann-Membran 61
Bowmann Kapsel 31
Bronchien 27
Bronchioli respiratorii 27
Brunnerdrüsen 13, 15
Bürstensaum 15, 33

C
Cajal 8
Carboanhydrase 11, 21
Cholezystokinin 21
Choroidea 62
Cisterna chyli 52
Clara-Zellen 27
Cochlea 64
Colliculus seminalis 35
Corona radiata 44
Corpus luteum 45
Cortex renalis 30
Corti-Organ 64
Corticosteron 59
Cortison 59
Cotransporter 17
Cumulus oophorus 44
Cupula 63
Cutis 3

D
Diencephalon 61
Dissé-Raum 23
distaler Tubulus 32, 33
Domareale 8
D-Zellen 21
Decidua 51
Dermis (= Corium) 2
Descement-Membran 61
Desquamationsphase 48
Discus nervi optici 62
Diuretikum 33
Dopamin 71
Drüsen 21
Ductuli seminiferi 35
Ductus cochlearis 64
Ductus deferens 35
Ductus epididymidis 40

Ductus thoracicus 52
Duodenum (= Zwölffingerdarm) 13

E
Efferenzen 60
einreihiges Epithel 16
einschichtiges, hochprismatisches Epithel 11
Eisen 23
Ejakulat 35
Endolymphe 63, 64
Endometrium 46, 51
Endothelzellen 23
enterisches Nervensystem 8
enterohepatischer Kreislauf 17
Enterozyten 15
Epidermis 2
Epithel 26
Exozytose 15

F
Felderhaut 2
Fette 17
Flimmerepithel 26
Flügelplatte 66
Foliae/Cortex cerebelli 68
Follikelepithelzellen 43, 44
follikuläre dendritische Zellen 53
Fovea centralis 62
Foveolae gastricae 10
freie Fettsäuren 17
FSH 39, 44, 48
Furosemid 33

G
GABA 69
Galle 23
Gallensäuren 23
Gastrin 11
Gelbkörper (= Corpus luteum) 45, 48, 50
genetische Rekombination 55
Glandulae gastricae propriae 10
Glandulae intestinales 15
Glandulae tracheales 27
Glaskörper 60
glattes endoplasmatisches Retikulum 39
Glisson-Dreieck 23
Glomerulum 31
Glucocorticoide 59

Glukagon 20
Graaf-Follikel 44
Granulosaepithel 44
Grenzstrangganglien 59
Grundplatte 66

H
Haarzellen 64
haploider Chromosomensatz 35, 39
Hering-Kanäle 23
Herzfehlerzelle 29
HEV (= hochendotheliale Venolen) 53
H^+/K^+-ATPase 11
Haarzellen 63
Hassall-Körperchen 57
Hauptdrüsen 10
Hauptzellen 10, 11, 12, 33
HCG 45, 48, 50
Helicotrema 64
Henle-Schleife 33
Hepatozyten 23
Herz 30
Herzmuskulatur 30
Hilus 54
Hippocampus 71
Histamin 11
hochprismatisches Epithel 40
Hoden 35
Hornhaut 60
Hornhautendothel 61
Hornhautepithel 61

I
interdigitierende Zellen 4, 54
interstitielle Zellen von Cajal 8
intervillöser Raum 50
intrinsic factor 12
Imprägnation 44
Inhibin 39
Insulin 20
Intermediärsinus 53
Involution 55, 57
Isocortex 69
Ito-Zellen 24

J
juxtaglomerulärer Apparat 32

K

Kammerwasser 60
Kapillaren 31
- gefenstert 31
Keratin 4
Keratinozyten 3, 4
Kerckring-Querfalten 13
Knorpelspangen 25
Kohlenhydrate 16
Korbzellen 69
Körnerschicht 62
Körnerzellen 69
Krypten 17
Kupffer Sternzellen 23

L

Labyrinth 63, 68
Lamina epithelialis mucosae 7
Lamina muscularis mucosae 7
Lamina propria mucosae 7
Langerhansinseln 21
Langerhanszellen 4, 54
Leber 21
Lebersinus 23
Leistenhaut 2
- Felderhaut 2
Leydig Zwischenzellen 39
LH 45
Lieberkühn Krypten 15
Ligamentum hepatoduodenale 21
Linse 60, 61
Linsenepithel 61
Linsenfasern 61
Locus ceruleus 71
Lunge 25
Lungenkapillaren 28
Lymphfollikel 8
Lymphknoten 52
Lymphozytenzirkulation 57
Lysozym 15

M

M. Hirschsprung 8
Macula densa 31, 32
Macula statica 63
Magen 10
Makrophagen 53, 55
Mantelzellen 67
Mastzellen 3

Mechanorezeptoren 5
Medulla renalis 30
Meiose 39
Meiose I 44
Meiose II 44
Meissner-Tastkörperchen 5
Melanin 4
Membrana limitans 61
Membrana limitans posterior 61
Menstruation 48
Merkelzellen 5
Mesangium 32
Mikrovilli 13, 33
Milz 54
Mineralocorticoide 59
Mitochondrien 39, 45
- Cristatyp 11
- Mitose 4, 39
- tubulären Typ 39, 45
monozytäres Phagozytosesystem 23
Mukoviszidose (= cystische Fibrose) 26
Musculus ciliaris 60
Muskelspindeln 68
Mutterkuchen (= Plazenta) 49
Myelinscheiden 61
Myometrium 46

N

Na-K-2Cl-Cotransporter 33
Natrium-Kalium-ATPase 17
Nebenhoden 35
Nebennieren (= Glandulae suprarenales) 58
Nebennierenmark 59
Nebennierenrinde 59
Nebenzellen 10, 11, 12
Nephron 33
Nervus opticus 61
Neuralleiste 4
Neurone 66
Nieren 30
Nierenkelch 30
Nierenlabyrinth 33
Nierenpapillen 30
Nissl-Schollen 66
Noradrenalin 59, 71

O

Ösophagus 9
Östrogene 44, 45, 48, 59

Ovar 43

P
Pancreas 20
- endokrines 20
- exokrines 20
pancreatische Polypeptid 21
Paneth Körnerzellen 15
parakortikale Zone 53
Parametrium/Serosa 46
Parietalzellen (= Belegzellen) 11
Pars convoluta 32
Pars recta 32
Pepsinogen 12
Perilymphe 63, 64
periportales Feld 23
Peyer-Plaques 8
Phospholipid 28
Pigmentepithel 62
Pinselarterien 54
Plicae circularis 13
Podozyten 31
Pontocerebellum 68
PP-Zellen 21
Primärfollikel 44
Primärharn 31
Primärzotten 50
Primordialfollikel 43
Progesteron 45, 48
Proliferationsphase 48
Prostata 42
Prostatasteinchen 42
proximaler Tubulus 33
pseudounipolare Nervenzellen 67
Pulpagefäße 55
Purkinjezellen 69
Pylorusregion 13
Pyramidenzellen 71

R
Radix anterior 66
Randsinus 53
Raphekerne 71
raues ER 66
Reduktionsteilung 39, 44
Regenerationsphase 48
respiratorisches Epithel 26
Rete testis 35, 40
retikuläres Bindegewebe 55

Retina 61
rote Pulpa 55
Rückenmark 65

S
Sacculus 63
Samenblase 35
Samenstrang 40
Sammelrohr 30, 33
Saumepithel 15
Scala thympani 64
Scala vestibuli 64
Schaltstücke 21
Schaltzellen 33
Schlußleistennetz 16
Schwannzellen 67
Sekretionsphase 48
Sekundärfollikel 44, 53
Sekundärzotte 50
Serotonin 71
Sertolizellen oder Stützzellen 39
Somatostatin 21
Spermatogonien 39
Spermatozyten I 39
Spermatozyten II 39
Spermien 35
Spinocerebellum 68
spinozelluläres Bindegewebe 44
Spiralarterien 48
Stammzellen 28
Stereozilien 40, 64
Stratum basale (= Basalis) 3, 46
Stratum corneum 4
Stratum functionale (= Funktionalis) 46
Stratum germinativum 4
Stratum granulosum 68
Stratum molekulare 68
Stratum papillare 3
Stratum retikulare 3
Stratum spinosum 4
Stria vascularis 64
Substantia nigra 71
Superfizialzellen 43, 61
Surfactant 28
sympathisches Nervensystem 59
Synzytiotrophoblast 45, 48, 50
Synzytium 49

T

Thecazellen
- externa 44
- interna 44

T-Helferzellen 4
T-Lymphozyten 52
Trabekelgefäße 54
Triglyceride 17
Trophoblast 50
T-Zellen 53
Tectorialmembran 64
Tela mucosa 7
Tela submucosa 7
Tertiärfollikel 44
Tertiärzotten 50
Testosteron 39
Thymus 53, 55
Tight junctions 28, 33
Tonsillen 8
Trabekel 54
Trachea 25
Trias hepatica 23
Tuba ovarii 45
Tunica adventitia 7
Tunica muscularis 7

U

Übergangsepithel 33
unverhorntes (= nichtverhornendes) Plattenepithel 9
Urothel 33
Uterus 46
Utriculus 63

V

Vas afferens 31
Vas efferens 31
Vater-Pacini-Körperchen 5
Vesicula seminalis 41
Vestibulocerebellum 68
Vitamin A 24
Vitamin B_{12} (= Cobalamin) 12, 16

W

Waldeyer-Rachenring 8
Wandspannung 28
weiße Pulpa 55

X

Xenobiotika 33

Z

Zellen von Cajal 8
Zellteilung 3
zentroazinäre Zellen 21
Zentrozyten 53
Zona fasciculata 59
Zona glomerulosa 58, 59
Zona retikularis 59
Zonulafasern 60
Zotten 13

MEDI-LEARN *Uni-Ranking*

„Von Studenten für Studenten"

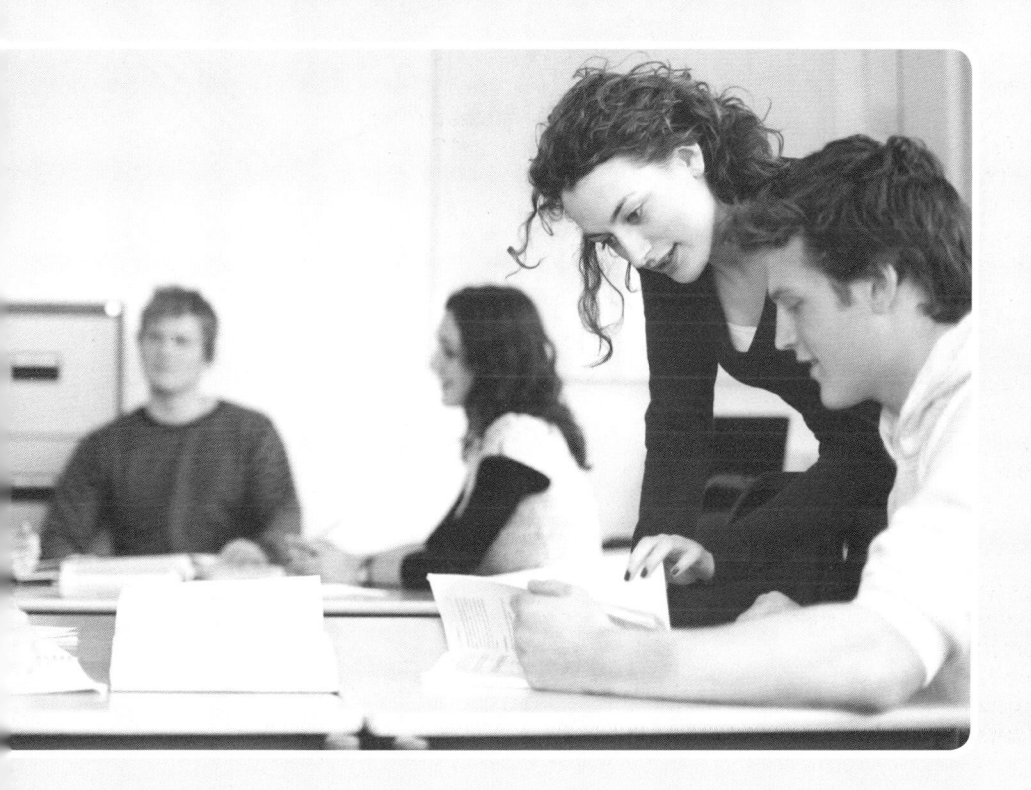

Vergleiche die besten Unis deutschlandweit und höre die Meinung anderer Studenten an den jeweiligen Unis.
www.medi-learn.de/ranking

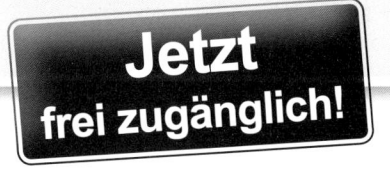

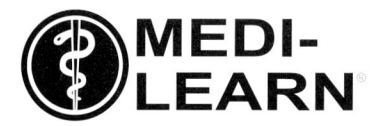

Jetzt frei zugänglich!

MEDI-LEARN

www.medi-learn.de

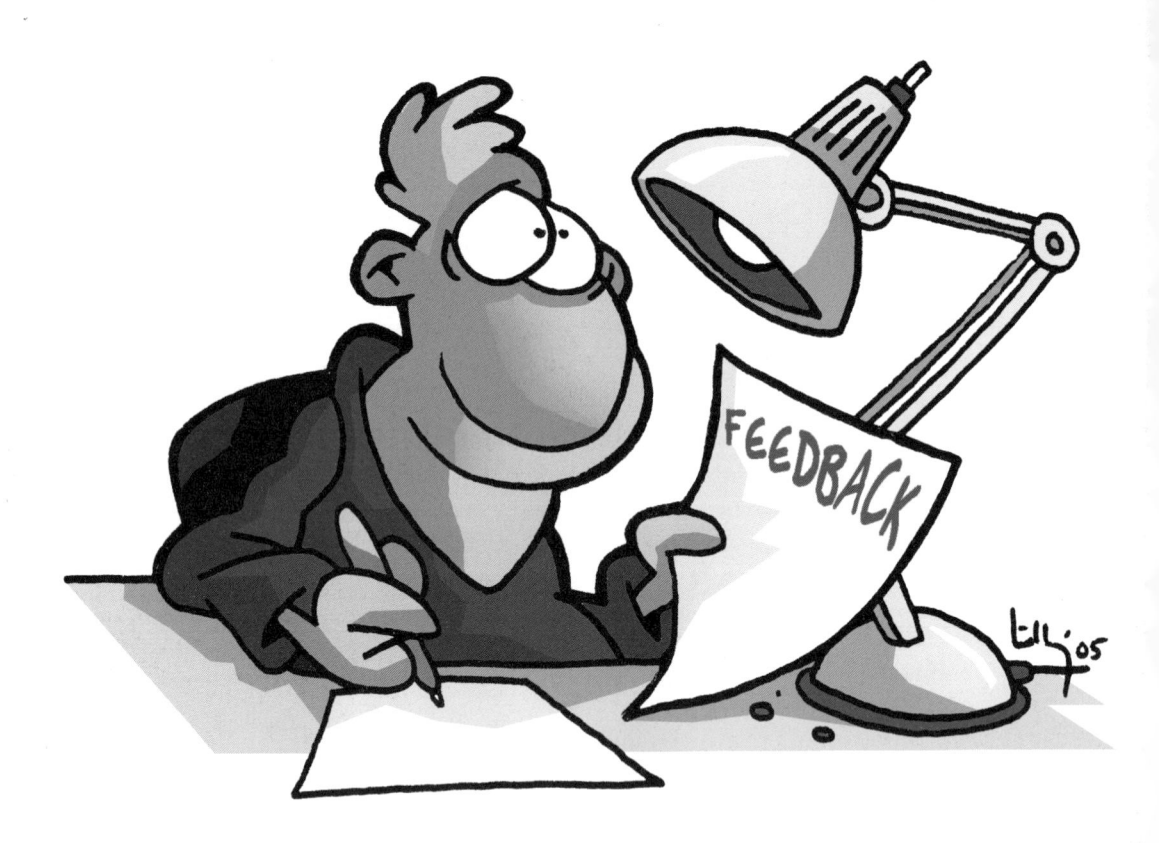

Eure Meinung ist gefragt

Unser Ziel ist es, euch ein perfektes Skript zur Verfügung zu stellen. Wir haben uns sehr bemüht, alle Inhalte korrekt zu recherchieren und alle Fehler vor Drucklegung zu finden und zu beseitigen. Aber auch wir sind nur Menschen: Möglicherweise sind uns einige Dinge entgangen. Um euch mit zukünftigen Auflagen ein optimales Skript bieten zu können, bitten wir euch um eure Mithilfe.

Sagt uns, was euch aufgefallen ist, ob wir Stolpersteine übersehen haben oder ggf. Formulierungen präzisieren sollten. Darüber hinaus freuen wir uns natürlich auch über positive Rückmeldungen aus der Leserschaft.

Eure Mithilfe ist für uns sehr wertvoll und wir möchten euer Engagement belohnen: Unter allen Rückmeldungen verlosen wir einmal im Semester Fachbücher im Wert von 250,- EUR. Die Gewinner werden auf der Webseite von MEDI-LEARN unter www.medi-learn.de bekannt gegeben.

Schickt eure Rückmeldungen einfach per Post an MEDI-LEARN, Olbrichtweg 11, 24145 Kiel oder tragt sie im Internet in ein spezielles Formular ein, das ihr unter der folgenden Internetadresse findet: www.medi-learn.de/rueckmeldungen

Vielen Dank
Euer MEDI-LEARN Team

Histologie Band 1

Zytologie, Gewebelehre

3., komplett überarbeitete Auflage

Autor: Nils Freundlieb

Herausgeber:
MEDI-LEARN
Elisabethstraße 9, 35037 Marburg/Lahn

Herstellung:
MEDI-LEARN Kiel
Olbrichtweg 11, 24145 Kiel
Tel: 04 31/780 25-0, Fax: 04 31/780 25-27
E-Mail: redaktion@medi-learn.de, www.medi-learn.de

Verlagsredaktion: Dr. Waltraud Haberberger, Jens Plasger, Christian Weier, Tobias Happ
Fachlicher Beirat: PD Dr. Rainer Haberberger
Lektorat: Almut Hahn-Mieth
Grafiker: Irina Kart, Dr. Günter Körtner, Alexander Dospil, Christine Marx
Layout und Satz: Kjell Wierig
Illustration: Daniel Lüdeling, Rippenspreizer.com
Druck: Druckerei Wenzel, Marburg

3. Auflage 2009

Teil 1 des Histologiepaketes, nur im Paket erhältlich
ISBN-13: 978-3-938802-52-6

© 2009 MEDI-LEARN Verlag, Marburg

Das vorliegende Werk ist in all seinen Teilen urheberrechtlich geschützt. Alle Rechte sind vorbehalten, insbesondere das Recht der Übersetzung, des Vortrags, der Reproduktion, der Vervielfältigung auf fotomechanischen oder anderen Wegen und Speicherung in elektronischen Medien.
Ungeachtet der Sorgfalt, die auf die Erstellung von Texten und Abbildungen verwendet wurde, können weder Verlag noch Autor oder Herausgeber für mögliche Fehler und deren Folgen eine juristische Verantwortung oder irgendeine Haftung übernehmen.

Die Original IMPP-Prüfungsfragen und -bilder sind urheberrechtlich geschützt.
Jegliche Nutzung bedarf der ausdrücklichen Genehmigung des IMPP.

Wichtiger Hinweis für alle Leser

Die Medizin ist als Naturwissenschaft ständigen Veränderungen und Neuerungen unterworfen. Sowohl die Forschung als auch klinische Erfahrungen führen dazu, dass der Wissensstand ständig erweitert wird. Dies gilt insbesondere für medikamentöse Therapie und andere Behandlungen. Alle Dosierungen oder Angaben in diesem Buch unterliegen diesen Veränderungen.
Obwohl das MEDI-LEARN-TEAM größte Sorgfalt in Bezug auf die Angabe von Dosierungen oder Applikationen hat walten lassen, kann es hierfür keine Gewähr übernehmen. Jeder Leser ist angehalten, durch genaue Lektüre der Beipackzettel oder Rücksprache mit einem Spezialisten zu überprüfen, ob die Dosierung oder die Applikationsdauer oder -menge zutrifft. **Jede Dosierung oder Applikation erfolgt auf eigene Gefahr des Benutzers.** Sollten Fehler auffallen, bitten wir dringend darum, uns darüber in Kenntnis zu setzen.

Vorwort

Liebe Leserinnen und Leser,

da ihr euch entschlossen habt, den steinigen Weg zum Medicus zu beschreiten, müsst ihr euch früher oder später sowohl gedanklich als auch praktisch mit den wirklich üblen Begleiterscheinungen dieses ansonsten spannenden Studiums auseinander setzen, z.B. dem Physikum.

Mit einer Durchfallquote von ca. 25% ist das Physikum die unangefochtene Nummer eins in der Hitliste der zahlreichen Selektionsmechanismen.

Grund genug für uns, euch durch die vorliegende Skriptenreihe mit insgesamt 31 Bänden fachlich und lernstrategisch unter die Arme zu greifen. Die 30 Fachbände beschäftigen sich mit den Fächern Physik, Physiologie, Chemie, Biochemie, Biologie, Histologie, Anatomie und Psychologie/Soziologie. Ein gesonderter Band der MEDI-LEARN Skriptenreihe widmet sich ausführlich den Themen Lernstrategien, MC-Techniken und Prüfungsrhetorik.

Aus unserer langjährigen Arbeit im Bereich professioneller Prüfungsvorbereitung sind uns die Probleme der Studenten im Vorfeld des Physikums bestens bekannt. Angesichts des enormen Lernstoffs ist klar, dass nicht 100% jedes Prüfungsfachs gelernt werden können. Weit weniger klar ist dagegen, wie eine Minimierung der Faktenflut bei gleichzeitiger Maximierung der Bestehenschancen zu bewerkstelligen ist.

Mit der MEDI-LEARN Skriptenreihe zur Vorbereitung auf das Physikum haben wir dieses Problem für euch gelöst. Unsere Autoren haben durch die Analyse der bisherigen Examina den examensrelevanten Stoff für jedes Prüfungsfach herausgefiltert. Auf diese Weise sind Skripte entstanden, die eine kurze und prägnante Darstellung des Prüfungsstoffs liefern.

Um auch den mündlichen Teil der Physikumsprüfung nicht aus dem Auge zu verlieren, wurden die Bände jeweils um Themen ergänzt, die für die mündliche Prüfung von Bedeutung sind.

Zusammenfassend können wir feststellen, dass die Kenntnis der in den Bänden gesammelten Fachinformationen genügt, um das Examen gut zu bestehen.

Grundsätzlich empfehlen wir, die Examensvorbereitung in drei Phasen zu gliedern. Dies setzt voraus, dass man mit der Vorbereitung schon zu Semesterbeginn (z.B. im April für das August-Examen bzw. im Oktober für das März-Examen) startet. Wenn nur die Semesterferien für die Examensvorbereitung zur Verfügung stehen, sollte direkt wie unten beschrieben mit Phase 2 begonnen werden.

- **Phase 1:** Die erste Phase der Examensvorbereitung ist der **Erarbeitung des Lernstoffs** gewidmet. Wer zu Semesterbeginn anfängt zu lernen, hat bis zur schriftlichen Prüfung je **drei Tage für die Erarbeitung jedes Skriptes** zur Verfügung. Möglicherweise werden einzelne Skripte in weniger Zeit zu bewältigen sein, dafür bleibt dann mehr Zeit für andere Themen oder Fächer. Während der Erarbeitungsphase ist es sinnvoll, einzelne Sachverhalte durch die punktuelle Lektüre eines Lehrbuchs zu ergänzen. Allerdings sollte sich diese punktuelle Lektüre an den in den Skripten dargestellten Themen orientieren!

    Zur **Festigung des Gelernten** empfehlen wir, bereits in dieser ersten Lernphase **themenweise zu kreuzen**. Während der Arbeit mit dem Skript Histologie sollen z.B. beim Thema „Zellverbindungen" auch schon Prüfungsfragen zu diesem Thema bearbeitet werden. Als Fragensammlung empfehlen wir in dieser Phase die „Schwarzen Reihen". Die jüngsten drei Examina sollten dabei jedoch ausgelassen und für den Endspurt (= Phase 3) aufgehoben werden.

- **Phase 2**: Die zweite Phase setzt mit Beginn der Semesterferien ein. Zur **Festigung und Vertiefung des Gelernten** empfehlen wir, **täglich ein Skript zu wiederholen und parallel examensweise das betreffende Fach zu kreuzen**. Während der Bearbeitung der Histologie (hierfür sind zwei bis drei Tage vorgesehen) empfehlen wir alle Histologiefragen aus drei bis sechs Altexamina zu kreuzen. Bitte hebt euch auch hier die drei aktuellsten Examina für Phase 3 auf.

    Der Lernzuwachs durch dieses Verfahren wird von Tag zu Tag deutlicher erkennbar. Natürlich wird man zu Beginn der Arbeit im Fach Histologie durch die tägliche Bearbeitung eines kompletten Examens mit Themen konfrontiert, die möglicherweise erst in den kommenden Tagen wiederholt werden. Dennoch ist diese Vorgehensweise sinnvoll, da die Vorab-Beschäftigung mit noch zu wiederholenden Themen deren Verarbeitungstiefe fördert.

www.medi-learn.de

- **Phase 3:** In der dritten und letzten Lernphase sollten **die aktuellsten drei Examina tageweise gekreuzt** werden. Praktisch bedeutet dies, dass im tageweisen Wechsel Tag 1 und Tag 2 der aktuellsten Examina bearbeitet werden sollen. Im Bedarfsfall können einzelne Prüfungsinhalte in den Skripten nachgeschlagen werden.

- Als **Vorbereitung auf die mündliche Prüfung** können die in den Skripten enthaltenen „Basics fürs Mündliche" wiederholt werden.

Wir wünschen allen Leserinnen und Lesern eine erfolgreiche Prüfungsvorbereitung und viel Glück für das bevorstehende Examen!

euer MEDI-LEARN-Team

Online-Service zur Skriptenreihe

Die mehrbändige MEDI-LEARN Skriptenreihe zum Physikum ist eine wertvolle fachliche und lernstrategische Hilfestellung, um die berüchtigte erste Prüfungshürde im Medizinstudium sicher zu nehmen.
Um die Arbeit mit den Skripten noch angenehmer zu gestalten, bietet ein spezieller Online-Bereich auf den MEDI-LEARN Webseiten ab sofort einen erweiterten Service. Welche erweiterten Funktionen ihr dort findet und wie ihr damit zusätzlichen Nutzen aus den Skripten ziehen könnt, möchten wir euch im Folgenden kurz erläutern.

Volltext-Suche über alle Skripte
Sämtliche Bände der Skriptenreihe sind in eine Volltext-Suche integriert und bequem online recherchierbar: Ganz gleich, ob ihr fächerübergreifende Themen noch einmal Revue passieren lassen oder einzelne Themen punktgenau nachschlagen möchtet: Mit der Volltext-Suche bieten wir euch ein Tool mit hohem Funktionsumfang, das Recherche und Rekapitulation wesentlich erleichtert.

Digitales Bildarchiv
Sämtliche Abbildungen der Skriptenreihe stehen euch auch als hochauflösende Grafiken zum kostenlosen Download zur Verfügung. Das Bildmaterial liegt in höchster Qualität zum großformatigen Ausdruck bereit. So könnt ihr die Abbildungen zusätzlich beschriften, farblich markieren oder mit Anmerkungen versehen. Ebenso wie der Volltext sind auch die Abbildungen über die Suchfunktion recherchierbar.

Errata-Liste
Sollte uns trotz eines mehrstufigen Systems zur Sicherung der inhaltlichen Qualität unserer Skripte ein Fehler unterlaufen sein, wird dieser unmittelbar nach seinem Bekanntwerden im Internet veröffentlicht. Auf diese Weise ist sichergestellt, dass unsere Skripte nur fachlich korrekte Aussagen enthalten, auf die ihr in der Prüfung verlässlich Bezug nehmen könnt.

Den Onlinebereich zur Skriptenreihe findet ihr unter www.medi-learn.de/skripte

1 Zytologie — 1

1.1 Organellen — 1
- 1.1.1 Plasmamembran — 1
- 1.1.2 Zellkern = Nukleus — 2
- 1.1.3 Mitochondrien — 2
- 1.1.4 Endoplasmatisches Retikulum — 2
- 1.1.5 Golgi-Apparat — 3
- 1.1.6 Lysosom — 3
- 1.1.7 Peroxisom — 3
- 1.1.8 Zytoskelett — 4

1.2 Zellverbindungen — 6
- 1.2.1 Undurchlässige Verbindungen — 6
- 1.2.2 Haftverbindungen = Desmosomen — 6
- 1.2.3 Kommunizierende Verbindungen = Gap junctions = Nexus — 7
- 1.2.4 Schlussleisten = Haftkomplexe — 8

1.3 Zelltransport — 8

1.4 Gewebeveränderungen — 8

2 Gewebelehre — 9

2.1 Epithelgewebe — 10
- 2.1.1 Aufbau — 10
- 2.1.2 Basalmembran — 13
- 2.1.3 Klassifikation des Epithels — 14
- 2.1.4 Drüsen — 20

2.2 Bindegewebe — 24
- 2.2.1 Zelluläre Bestandteile — 24
- 2.2.2 Interzellulärsubstanz — 26
- 2.2.3 Bindegewebsarten — 27
- 2.2.4 Fett — 28
- 2.2.5 Knorpel — 29
- 2.2.6 Knochen — 30

2.3 Muskelgewebe — 34
- 2.3.1 Quergestreifte Skelettmuskulatur — 34
- 2.3.2 Herzmuskulatur — 38
- 2.3.3 Glatte Muskulatur — 38

2.4	**Nervengewebe**	**40**
	2.4.1 Nervenzellen = Neurone	40
	2.4.2 Nerven	45
	2.4.3 Neuroglia	45
	2.4.4 Ganglien	46

Histologische Färbungen   **48**

IMPP-Bilder   **49**

Index   **50**

Vorwort

Histologie ist die Lehre des Gewebes, und für die Medizinstudenten die Lehre vom menschlichen Gewebe. Histologen glauben, je genauer sie sich Körperteile ansehen, desto eher würden sie verstehen, warum sie so aussehen, wie sie aussehen, und wie sie funktionieren. Sie haben von der Lupe über das Lichtmikroskop bis hin zu Elektronenmikroskopen immer ausgefeiltere Instrumente hergestellt, sich die verrücktesten Färbetechniken ausgedacht und Augenlicht und sicher auch große Teile an Lebenslust ihrem Streben geopfert. Das Ergebnis dieses ehrwürdigen und ziemlich ermüdenden Bemühens ist hier physikumstauglich für euch zusammengefasst, hoffentlich ohne euer Augenlicht und eure Lebenslust zu arg zu strapazieren.

Man unterteilt die Histologie in zwei große Gebiete, die allgemeine und die spezielle Histologie. Die allgemeine Histologie beschäftigt sich mit der Zelle, mit dem Gewebe „an sich", um damit den Grundstein zu legen für eine Auseinandersetzung mit den einzigartigen, unglaublich vielfältigen Zellen, Geweben und Organen in unserem wunderbaren Körper, also für die spezielle Histologie. In diesem ersten der beiden Histologieskripte geht es daher um das Erlernen und Verstehen von Begriffen, ohne die ein Blick auf unseren Körper so undifferenziert wäre wie das Betrachten der „Mona Lisa" ohne kunstgeschichtliches Wissen: voller Ehrfurcht, aber ohne Verständnis.

1 Zytologie

Die Zytologie wird ausführlich im Biologie-Skript abgehandelt, trotzdem halte ich eine kurze Zusammenfassung auch hier für notwendig: Ein Physikumsklassiker z.B. sind die „Erkenne-das-Organell-und-sage-mir-was-dazu-Fragen". Deswegen werden hier noch einmal kurz die wichtigsten **Organellen** mit ihren herausstechendsten Eigenschaften und Merkmalen wiederholt.

Die Kenntnis um **Zellverbindungen** erleichtert ungemein das Verständnis von so unterschiedlichen Phänomenen wie Zellkommunikation, Strukturerhalt und nebenbei auch einiger auf den ersten Blick undurchschaubar erscheinender Physikumsfragen.

Der Abschnitt **Gewebeveränderungen** soll euch wichtige Vokabeln nahe bringen und daran erinnern, dass es eine ganze Menge von Phänomenen gibt, die entscheidende Auswirkungen auf unser Leben haben, die wir mit dem Blick durchs Mikroskop aber kaum oder nur indirekt erkennen können, da wir immer auf totes, fixiertes und damit verändertes Gewebe blicken.

1.1 Organellen

Die Organellen sind durch eine Zellmembran vom Zytoplasma abgetrennte räumliche und funktionelle Einheiten, in denen jeweils spezifische Aufgaben erfüllt werden. Zuerst werden euch die wesentlichen Eigenschaften vorgestellt, danach sind einige Physikumsbilder angefügt, an denen ihr das Erkennen von Organellen üben könnt.

1.1.1 Plasmamembran

Die Plasmamembran ist natürlich kein Organell an sich, ist aber als Begrenzung der Zellorganellen und der Zelle von entscheidender Bedeutung. Sie muss schier unlösbare Aufgaben erfüllen:
1. So viel wie nötig und so wenig wie möglich durchlassen,
2. hochflexibel und gleichzeitig fest genug sein, um die Zelle zusammenzuhalten.

Die Natur hat diese Aufgabe mit einer **bimolekularen Schicht aus Phospholipiden** gelöst, in der wie Holz auf der Wasseroberfläche verschiedenste Proteine frei beweglich schwimmen.

Zytologie

Diese können entweder nur auf einer Seite der Plasmamembran schwimmen oder ganz durch sie hindurchgehen. Letztere bezeichnet man als Transmembranproteine oder integrale Membranproteine. Viele dieser **Membranproteine** besitzen auf der Außenseite der Plasmamembran einen Aufsatz aus Zuckermolekülen, die zusammen einen dichten Filz bilden: die **Glykokalix**. Sie ist wichtig z.B. als Träger der Immunität der Zelle. Außerdem sorgt sie z.B. im Dünndarm dafür, dass Nahrungsbestandteile im Filz gefangen werden und so länger zur Aufnahme in die Zelle zur Verfügung stehen.

Übrigens...
Manche der Membranproteine verknüpfen sich untereinander und bilden „Flöße" (auf schlau lipid raft genannt). So können auf der Membran örtlich spezifische Aufgaben wahrgenommen werden.

1.1.2 Zellkern = Nukleus

Alle menschlichen Zellen mit Ausnahme der Erythrozyten besitzen einen Zellkern, Hepatozyten, Osteoklasten und Muskelzellen sogar mehrere. Lage, Größe und Form kann häufig bei der Bestimmung der Zelle helfen.

Der Kern wird von einer zusammenhängenden Hülle - dem **Karyolemm** (= Kernmembran) - umgeben. Diese doppelte Membran enthält an manchen Stellen Kernporen, mit denen das Nukleoplasma (= Karyoplasma, Zellkerninhalt) direkt mit dem Zytoplasma in Verbindung steht.

Der Kern enthält fast das gesamte genetische Material der Zelle in Form von Chromosomen. Nicht benutzte DNS wird um Histone (= globuläre basische Proteine) gewickelt und liegt damit komprimiert vor. Die Einheit eines Histonkomplexes mit umschlingender DNS wird als Nukleosom bezeichnet.

Innerhalb des Zellkerns sind häufig **Nukleoli (sing. Nukleolus)** erkennbar. Dabei handelt es sich um runde, dichte Gebilde, in denen eine besonders lebhafte Synthese ribosomaler RNA stattfindet.

Übrigens
Man sollte darauf achten, den Nukleolus nicht mit dem Nukleosom zu verwechseln.

1.1.3 Mitochondrien

Die Mitochondrien gelten als das **Kraftwerk der Zelle**: In ihrer inneren Membran liegen die Moleküle der **Atmungskette**, die den Energieträger der Zelle - das ATP - erzeugen. Man nimmt an, dass die Mitochondrien in grauer Vorzeit einmal eigenständige **Prokaryonten** waren, die von eukaryontischen Zellen aufgenommen wurden und seitdem in Symbiose miteinander leben (= Endosymbiontentheorie).

Dafür spricht, dass

1. die Mitochondrien eine eigene, ringförmige DNA besitzen,
2. sie von zwei Zellmembranen umgeben sind,
3. sie eigene Ribosomen 70S-Partikel aus einer 50S- und einer 30S-Untereinheit (im Gegensatz zu den 80S-Ribosomen (60S + 40S) der eukaryontischen Zellen) besitzen, mit denen sie eigenen Proteine herstellen und
4. sie sich durch Querteilung innerhalb der Zelle vermehren.

Die innere Plasmamembran ist vielfach eingefaltet und bildet so die **Cristae**, an denen ein Mitochondrium meistens auch leicht zu erkennen ist.

Merke:
Die innere Zellmembran der Mitochondrien besitzt anstelle von Cholesterol Cardiolipin als membranstabilisierendes Protein, eine Tatsache, die gerne mal gefragt wird.

Übrigens...
In steroidsynthetisierenden Zellen sind die Einstülpungen der inneren Mitochondrienmembran fingerförmig.
Hier spricht man von Mitochondrien vom Tubulustyp. Im schriftlichen Examen werden mit Freude die Begriffe „steroidsynthetisierende Zelle" und „Zelle mit Mitochondrien vom Tubulustyp" als Synonyme verwendet. Lasst euch also davon nicht verwirren.

1.1.4 Endoplasmatisches Retikulum

Retikulum heißt Netzchen, und wirklich bildet das endoplasmatische Retikulum weite Netze - oder eher Gänge - innerhalb der Zelle. Man unterscheidet das

- **raue endoplasmatische Retikulum** (= rER = rough endoplasmatic reticulum);
  Es erscheint rau wegen vieler kleiner schwarzer aufgelagerter Pünktchen, den Ribosomen.

Sie synthetisieren die exportablen Proteine, die in den Raum zwischen den beiden Membranen des ER eingeschleust und dann - wie per Rohrpost - zum Golgiapparat geschickt werden.
- **glatte endoplasmatische Retikulum** (= gER = sER = smooth endoplasmatic reticulum); Das glatte endoplasmatische Retikulum erkennt man meistens daran, dass man nicht wirklich etwas erkennt. Die Ribosomen fehlen auf den Membranen. Deswegen erkennt man nur viele „Spaghetti" und kaum wirklich eng umgrenzte Strukturen. Hier werden Steroide synthetisiert, in der Leber findet hier die Biotransformation und Gluconeogenese statt (s. Skript Biochemie 7), im Enterozyt wird hier vorläufig Fett gespeichert und im Skelettmuskel Calcium.

Übrigens...
Im Skelettmuskel heißt das gER **sarkoplasmatisches Retikulum**.

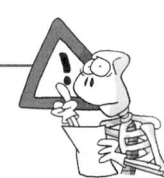

1.1.5 Golgi-Apparat
Der Golgi-Apparat gilt als die **Verladestation der Zelle**. An seiner Cis-Seite docken Bläschen aus dem ER an, deren Inhalt dann modifiziert wird. Das bedeutet, dass z.B. an die im ER synthetisierten Proteine Zuckerreste angefügt werden, die als „Adressen" dienen. An der Trans-Seite lösen sich dann die Bläschen ab und werden zur Zellaußenseite oder zu anderen Organellen, z.B. den Lysosomen, transportiert. Der Golgi-Apparat ist auch am **Membranfluss** beteiligt. Er sorgt also dafür, dass die Plasmamembran immer wieder mit neuen Membranteilen der Vesikel aufgefüllt wird.

1.1.6 Lysosom
Das Lysosom gilt als der **Schredder der Zelle**. Man unterscheidet zwei Zustandsarten:
1. Im **primären Lysosom** sind die Enzyme an Rezeptorproteine, die in der Organellenmembran liegen, gekoppelt und damit inaktiv.
2. Verschmilzt ein primäres Lysosom mit zelleigenem, abzubauendem Material, entsteht daraus ein Autolysosom, verschmilzt es mit Bläschen voller endozytotisch aufgenommenem, zellfremdem Material, entsteht ein Heterolysosom. Beide bezeichnet man auch als **sekundäre Lysosomen**. In ihnen lösen sich die lysosomalen Enzyme von den Rezeptoren, liegen damit im aktiven Zustand vor und sind so enzymatisch wirksam.

Übrigens...
Lysosomen mit nicht abgebauten Resten - den Residualkörperchen - werden meistens exozytiert. In manchen Zellen, wie z.B. Herz-, Leber-, und Nervenzellen, können sie jedoch teilweise nicht abgestoßen werden, sodass aus ihnen Pigmente entstehen, z.B. das Lipofuszin oder Alterspigment [s. IMPP-Bilder 1 und 2 im Anhang S. 49]. Im EM-Bild erkennt man Lysosomen an einem sehr uneinheitlichen Organelleninhalt, der an manchen Stellen stärker, an manchen Stellen schwächer angefärbt ist und häufig sogar noch Reste anderer Organellen enthält (z.B. Mitochondrienreste).

1.1.7 Peroxisom
Peroxisomen sind Teile eines entwicklungsgeschichtlich schon sehr lange vorhandenen, primitiven Energiebildungssystems, dessen wichtigstes Merkmal das Vorhandensein der beiden Enzyme **Peroxidase** und **Katalase** ist. Die Peroxidase reduziert Sauerstoff zu Wasserstoffperoxid, das wiederum von der Katalase abgebaut wird. Beim Menschen wird das hochreaktive Peroxid nicht zur Energiebildung, sondern beim Abbau besonders langer Fettsäuren und bei peroxidatischen Entgiftungsreaktionen benötigt. Peroxisomen bilden relativ kleine Organellen mit gleichmäßig angefärbtem Inhalt, in dem häufig ein einzelner dunklerer Fleck zu erkennen ist.

… Zytologie

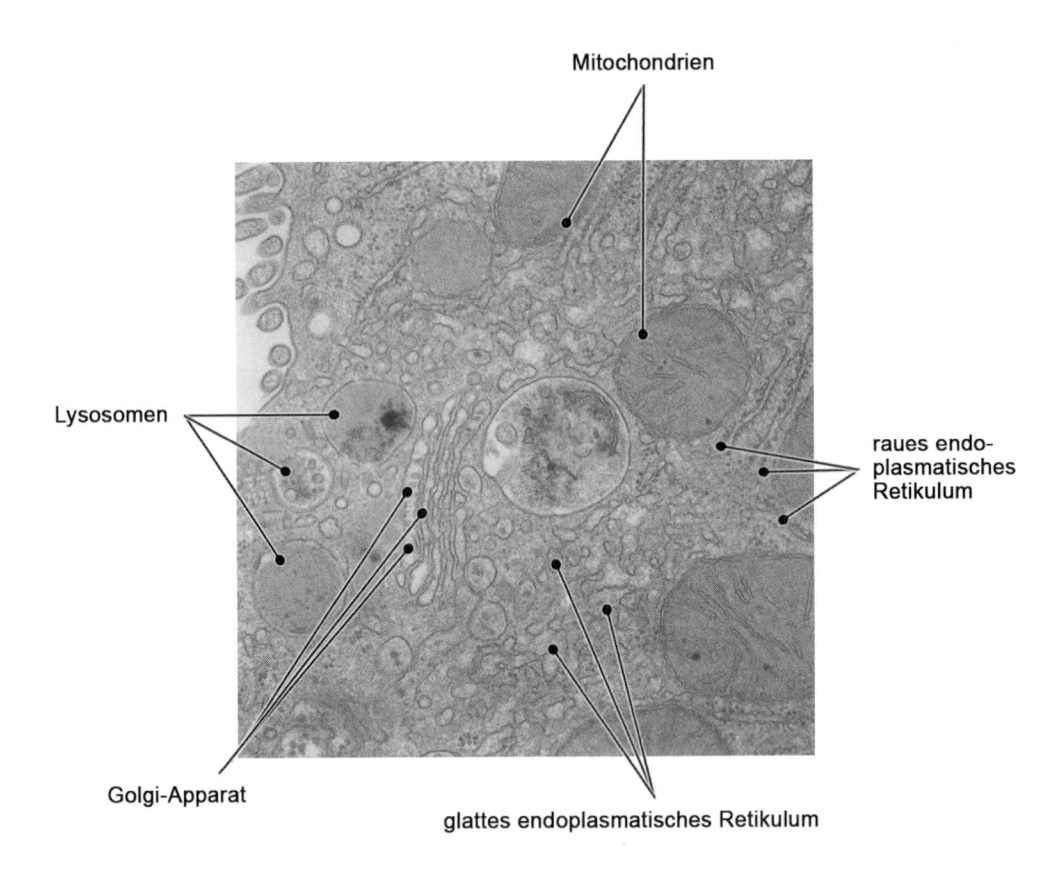

Abb. 1: EM-Bild Zellorganellen   © IMPP
www.medi-learn.de/skrbild048

1.1.8 Zytoskelett

Der Größe nach geordnet, bilden Mikrotubuli, Intermediärfilamente und Mikro- (= Aktin-) filamente zusammen das Zytoskelett der Zelle. Dabei handelt es sich um ein dynamisches, hochstrukturiertes Netzwerk zur **Aufrechterhaltung der Gestalt**, das aber auch wie **Schienenwege** für gerichteten Transport innerhalb der Zelle und für **Bewegungsvorgänge** der Zelle benutzt wird.

Mikrotubuli

Mikrotubuli sind gerade und relativ starre Röhren, die erstaunlich schnell auf- und abgebaut werden können. Dies ist möglich, da sie aus erdnussförmigen **Tubulindimeren** aufgebaut sind, die sich längs- und seitwärts aneinander anlagern und Röhren bilden. Mikrotubuli können einzeln oder zu noch größeren Strukturen zusammengeschlossen vorliegen und sind meistens zu den Zentrosomen (s. S. 5) hin angeordnet. Sie sind wesentlich für

- die Aufrechterhaltung der Gestalt und
- den gerichteten Zelltransport.

Übrigens...

Notwendig für den Transport längs der Mikrotubuli-Schienen - z.B. von Vesikeln beim axolemmalen Transport der Nervenzellen - sind die beiden Proteine **Dynein** und **Kinesin**, die sich ATP-abhängig an ihnen verschieben.

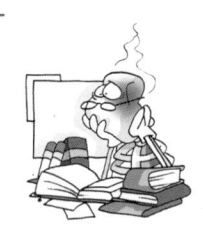

Zentriolen sind zylinderförmige Zellorganellen und gelten als Organisationszentren der Mikrotubuli. Paarweise angeordnet und von dichtem perizentriolärem Material umgeben, heißen sie **Zentrosomen**. In der S-Phase der Interphase verdoppeln sich die Zentriolen und sind Ansatzpunkt der Mitosespindel.

Zilien sind aus Mikrotubuli aufgebaute Zellausstülpungen. Die Mikrotubuli liegen hier in einer typischer Anordnung, nämlich als 9 x 2 + 2-Struktur vor. Das heißt, dass 9 Pärchen aus 2 Mikrotubuliröhren kreisförmig um ein weiteres Pärchen in der Mitte angeordnet sind. Die außenstehenden sind untereinander über Dynein verbunden. Dieses greift zangenförmig von einem Doppeltubuli zum benachbarten Röhrenpärchen, an dem es sich unter ATP-Verbrauch hoch- und runterhangeln kann. Da es aber an einer Seite befestigt ist, verbiegt sich so die gesamte Struktur und das Zilium bewegt sich.

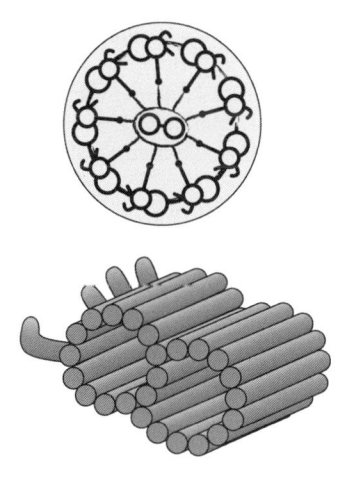

Abb. 2: Mikrotubuli mit 9x2+2 Struktur

Intermediärfilamente

Intermediärfilamente heißen so, weil ihr Durchmesser zwischen dem der großen Mikrotubuli und dem der kleinen Aktinfilamente liegt. Sie sind die stabilsten Komponenten des Zytoskeletts und werden deswegen häufig zur Klassifizierung von Zellen verwendet.

> **Übrigens...**
> Bei der Klassifizierung von Zellen sind die Intermediärfilamente z.B. wichtig zur Beantwortung der Frage nach der Herkunft von Tumorzellen.

Mit großer Regelmäßigkeit wurden im Physikum die verrücktesten Bestandteile der Intermediärfilamente (= IF) gefragt. Hier die wichtigsten:

IF Komponente	Vorkommen	Funktion
Vimentin	mesenchymale Zellen (z.B. Fibrozyten)	Struktur, vorwiegend in der Entwicklung
(Zyto-)keratin	epitheliale Zellen (Haut, Haare, Nägel)	mechanischer Schutz der Epithelien
Desmin	Muskelzellen	verbindet Myofibrillen
GFAP (= saures Gliafibrillenprotein)	Astrozyten	bindet an Intermediärfilamente (Cytoskelett)

Tabelle 1: Wichtige Bestandteile der Intermediärfilamente

> **Übrigens...**
> Besonders nach dem GFAP wird häufig gefragt, vielleicht weil seine Färbung so schöne Bilder von Astrozyten erzeugt (s. Abb. 3, S. 6), nach denen nämlich auch immer wieder gefragt wird (s. Gliazellen, S. 45).

Aktinfilamente = Mikrofilamente

Aktinfilamente sind aus Aktin aufgebaut und häufig mit Myosin assoziiert. In den Muskelzellen liegen sie sehr geordnet vor und sind Bestandteil der Sarkomere (s. S. 34). In vielen anderen Zellen bilden sie ein ungeordnetes Netz, das für eine gewisse Kontraktilität der Zellen sorgt oder sogar bei der amöboiden Bewegung von Zellen mithilft, z.B. bei den Leukozyten oder bei Zellen, die während der Entwicklung wandern.

> **Übrigens...**
> Es gibt auch Aktinfilamente, die nicht oder nur wenig mit Myosin verbunden sind. Sie bilden u.a. das subplasmalemnale Netzwerk, das die Zellmembran stabilisiert und Verankerungspunkt für Desmosomen oder Mikrovilli bildet.

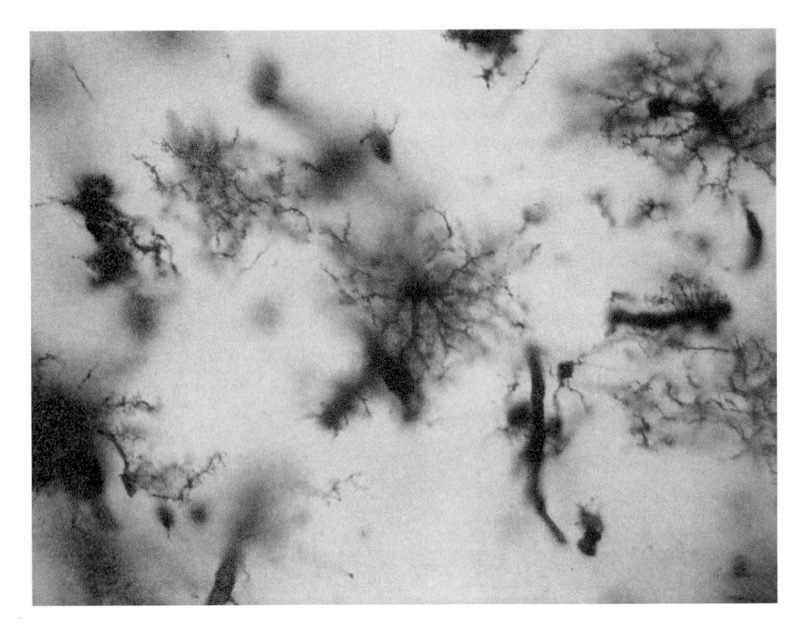

Abb. 3: GFAP-Färbung von Astrozyten an Gehirnkapillaren

1.2 Zellverbindungen

Drei Arten von Zellverbindungen sind für das Physikum elementar wichtig:
1. undurchlässige Verbindungen,
2. Haftverbindungen und
3. kommunizierende Verbindungen.

Auch hier wurde bislang immer wieder gerne nach typischen Proteinen gefragt, die man deswegen unbedingt parat haben sollte. Am besten merkt ihr euch gleich jetzt schon die Integrine, Laminine und Fibronektine, die der Anheftung der Zellmembran an die Basallamina dienen (s. S. 14).

1.2.1 Undurchlässige Verbindungen
   = Tight junctions
   = Zonulae occludentes

Tight junctions entstehen durch eine Verschmelzung der äußeren Schicht der Zellmembran zweier benachbarter Zellen mittels der Membranproteine Occludin und Claudin. Sie kommen im Wesentlichen an Oberflächenepithel z.B. in vielen Blutgefäßen oder der Haut vor und haben zwei wichtige Aufgaben:
1. Sie verhindern den freien Durchtritt von Substanzen zwischen zwei Zellen (= den parazellulären Transport). Damit sind sie ein wesentlicher Bestandteil der Blut-Hirn-Schranke und der Blut-Luft-Schranke.
2. Sie erzeugen zwei verschiedene Zellmembranabschnitte mit verschiedenen Membranproteinen: die apikale und die basolaterale Seite. Die Proteine können zwar auf der einen Seite frei in der Membran herumschwimmen, die Tight junctions können sie aber nicht überwinden.

MERKE:
Claudio (Claudin) und Okka (= ein Mädchenname, hier für Occludin) sind sich sehr nah.

1.2.2 Haftverbindungen = Desmosomen

Desmosomen halten Zellen mechanisch zusammen und sind so vor allem an besonders beanspruchten Stellen zu finden, wie z.B. dem Stratum spinosum der Haut. Charakteristisch sind:
1. Verdichtungen innerhalb der Zelle (mit dem Zytoskelett werden die Fleckdesmosomen über Plakine und die Gürteldesmosomen mittels Catenin und alpha-Aktinin verbunden) und
2. Verdichtungen im Interzellulärraum (hier werden zwei Zellen über Cadherine miteinander verbunden).

Übrigens...
Der Interzellulärraum ist hier nicht nur dichter, sondern auch breiter als normal.

Man unterscheidet vier verschiedene Formen von Desmosomen:
1. **Fleckdesmosomen = Maculae adhaerentes**
   Ein Fleckdesmosom sieht aus, wie zwei Blatt Papier (= Zellmembranen zweier benachbarter Zellen) von zwei Kühlschrankmagneten (= Desmosomen) zusammengehalten. Sie kommen zwischen Herzmuskelzellen und im Epithel vor.
2. **Punktdesmosomen = Puncta adhaerentes**
   Sie kommen ubiquitär (= überall) vor und sind etwas kleiner als Fleckdesmosomen.
3. **Gürteldesmosomen = Zonulae adhaerentes**
   Sie verlaufen unter den Tight junctions gürtelförmig um die Zelle herum und sind typisch für kubisches und hochprismatisches Epithel.
4. **Hemidesmosomen**
   Ein einzelner Kühlschrankmagnet heftet ein Blatt Papier an den Kühlschrank. Hemidesmosomen heften die basale Membran von Epithelzellen an die Basalmembran.
5. **Streifendesmosomen = Fasciae adhaerentes**
   Sie gleichen den Zonulae adhaerentes und kommen nur in den Disci intercalares des Herzen vor.

1.2.3 Kommunizierende Verbindungen = Gap junctions = Nexus

Physikumsliebling sind die Gap junctions, Komplexe aus hunderten von kleinen Tunneln, den Connexonen. Connexone sind Poren aus 6 Proteinuntereinheiten (= Connexine), die zusammen ein Loch in der Zellmembran bilden und mit weiteren 6 Proteinen der benachbarten Zellmembran eine Röhre schaffen, in der das Zytoplasma der einen Zelle direkt mit dem der anderen in Kontakt steht. Das hat zwei wichtige Folgen:
1. Durch den Tunnel können Stoffe diffundieren, es besteht also eine metabolische Kopplung der Zellen.
2. Durch den Tunnel können sich Ionen bewegen, es besteht daher auch eine elektrische Kopplung.

Auf diese Art sorgen Nexus dafür, dass
- ganze Zellverbände gemeinsam funktionieren (= funktionelles Synzytium). Dies ermöglicht z.B. eine schnelle Erregungsausbreitung und die fast gleichzeitige Kontraktion der Herzzellen (s. S. 38).
- eine Zelle ihre Nachbarzelle ernähren kann. So werden z.B. Osteozyten fern des Haverkanals ernährt (s. ab S. 30).

Nexus kommen ubiquitär vor, mit einer wichtigen Ausnahme: Skelettmuskeln besitzen keine Gap junctions, da dort eine genaue Steuerung jeder einzelnen Muskelfaser Voraussetzung für exakte Bewegungsabläufe ist.

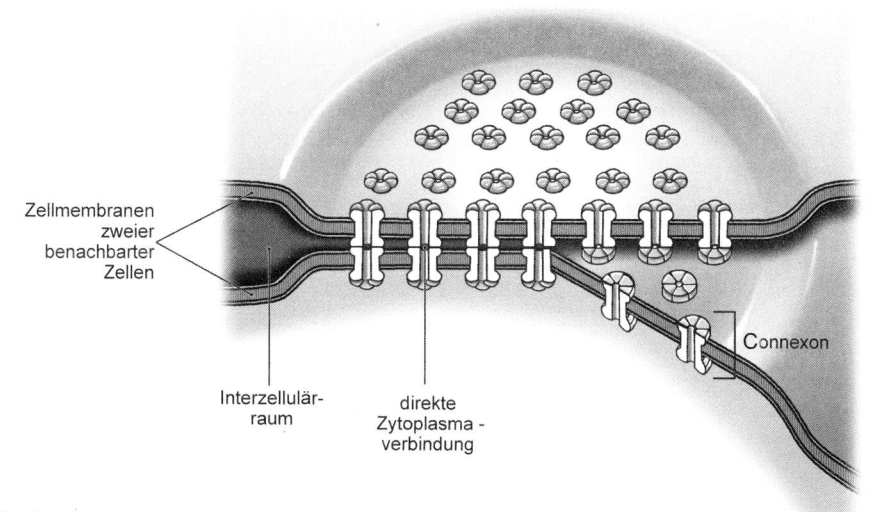

Abb. 4: Gap junctions

Zytologie

1.2.4 Schlussleisten = Haftkomplexe
Zonulae occludentes (= Tight junctions), **Zonulae adhaerentes** (= Gürteldesmosomen) und **Maculae adhaerentes** (= Fleckdesmosomen) bilden die mikroskopisch sichtbare Schlussleiste, die die apikalen Seiten von Epithelzellen verbindet.

1.3 Zelltransport
1. „in die Zelle hinein" = Endozytose:
Hier unterscheidet man zwei wichtige Prozesse: Bei der **Pinozytose** binden integrierte Membranproteine auf der Außenseite die aufzunehmenden Moleküle und öffnen auf der Innenseite der Zelle Bindungsstellen für Clathrin, ein dreiarmiges Molekül. Viele dieser angelagerten Clathrinmoleküle reagieren miteinander und stülpen die Zellmembran ein. Es entsteht ein (von innen) bedecktes Grübchen, oder englisch „coated pit". Diese Einstülpung geht so lange weiter, bis ein von Clathrin bedecktes Bläschen (= ein coated vesicle, oder Stachelsaumbläschen) entstanden ist, in dem sich die aufzunehmende Substanz befindet. Unmittelbar danach lösen sich die Clathrinmoleküle vom Vesikel, um wiederverwendet werden zu können. Die **Phagozytose** entsteht durch Ausstülpungen der Zellmembran um das aufzunehmende Objekt herum, z.B wenn ein Makrophage ein Bakterium frisst.

2. „durch die Zelle hindurch" = Transzytose = Zytopempsis

3. „aus der Zelle heraus" = Exozytose
Spezielle Proteine, die Anexine, helfen bei der Fusion der Organellen- und der Zellmembran, wodurch der Organelleninhalt in den extrazellulären Raum abgegeben wird.

1.4 Gewebeveränderungen
Im Gegensatz zum fixierten Gewebe auf den Objektträgern verändert sich der menschliche Körper ständig: Überflüssiges wird abgebaut, Notwendiges verstärkt gebildet. Um diese Vorgänge sinnvoll beschreiben zu können, müssen ein paar Vokabeln gelernt werden, deren Kenntnis beim mündlichen und beim schriftlichen Teil als Basis der Basis vorausgesetzt werden:

- Bei einer **Hypertrophie** nimmt das Zellvolumen zu, die Zellzahl bleibt gleich. Beispiel: Das Herz vergrößert sich bei körperlichem Training physiologischerweise durch Hypertrophie.
- Bei einer **Hyperplasie** nimmt die Zellzahl zu, so vergrößert sich z. B. die Brustdrüse während der Schwangerschaft.
- Von der **Atrophie** unterscheidet man zwei Arten:
  - Die einfache Atrophie (= Hypotrophie), bei der das Zellvolumen sinkt und die Zellzahl konstant bleibt.
  - Die numerische Atrophie (= Hypoplasie), bei der die Zellzahl abnimmt.
- Bei einer **Metaplasie** wandelt sich ein differenziertes Gewebe in ein anderes um. So kann sich z.B. an der Portio vaginalis einschichtiges Zylinderepithel in mehrschichtig unverhorntes Plattenepithel wandeln. Das veränderte Epithel im Bereich der Metaplasie neigt verstärkt zur malignen Entartung.
- Bei einer **Nekrose** kommt es zum pathologischen, unkontrollierten Absterben von Zellen, z. B. beim Herzinfarkt durch Minderversorgung des Myokards mit Sauerstoff.

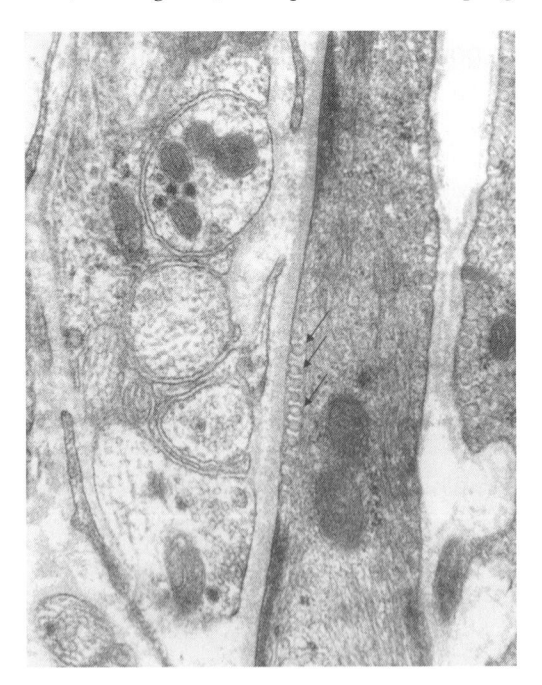

Caveolae (lat. = kleine Höhlen; Marker-Protein = Caveolin), gebildet durch spezialisierte „lipid rafts" (s.S.2) als morphologisches Substrat der Transzytose bei Endothelzellen. Links neben der Endothelzelle erkennt man mehrere durch eine dreischichtige Membran (dunkel, hell, dunkel) abgrenzbare Strukturen, die Nervenfasern entsprechen.

Abb. 5: Caveolae © IMPP
www.medi-learn.de/skrbild049

- Bei einer **Apoptose** stirbt die Zelle physiologisch, auf programmierte Weise. Dies geschieht häufig unter Mitwirkung von Caspasen (= eine Untergruppe der Proteasen = proteinspaltende Enzyme). So verringert sich z.B. das Brustdrüsenepithel nach dem Abstillen.

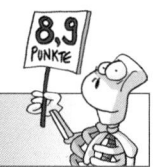

DAS BRINGT PUNKTE

In fast jedem Physikum tauchen Fragen zu den Zellorganellen, Zytoskelettbestandteilen und Zellverbindungen auf. Man sollte
- EM-Bilder von Zellorganellen sowie die immer gleiche Zellskizze (s. Abb. 9, S. 13) erkennen können und etwas über Aufbau und Funktionsweise v.a. von Mitochondrien und Lysosomen wissen,
- wissen, dass Zellen mit Mitochondrien vom Tubulustyp Steroide synthetisieren,
- die Lokalisation der unterschiedlichen Intermediärfilament-Typen in- und auswendig kennen,
- den Aufbau, die charakteristischen Proteine, die Lokalisation und Funktion der Zell-Zellverbindungen kennen, und ganz besonders einfach alles zu den Gap junctions im Kopf haben sowie
- mit den Begriffen Hyper-/Hypotrophie und Hyper-/Hypoplasie spielen können.

BASICS MÜNDLICHE

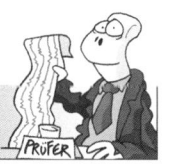

Welche Zellorganellen kennen Sie? Was sind deren wesentliche Aufgaben?
Zellkern:
Organisation und Verarbeitung der genetischen Information der Zelle (= Bibliothek der Zelle).
Mitochondrium:
Ort der Atmungskette, also Produktion der Energieträger (= ATP), Endosymbiontentheorie erläutern.
Endoplasmatisches Retikulum:
- rER: Syntheseort exportabler Proteine
- gER: Speicher und Ort der Biotransformation sowie Gluconeogenese in der Leber.

Lysosom:
Ort des intrazellulären Abbaus von Proteinen.

Peroxisom:
Ort u.a. der Entgiftung und des Fettsäureabbaus mittels Peroxidase und Katalase.

Wie kommt ein intrazellulär synthetisiertes Protein nach draußen?
Synthese an Ribosomen des rER, Transport innerhalb des ER Richtung Golgi, im Vesikel zur Golgi Cis-Seite, Modifikation, Exportvesikel aus Golgi Trans-Seite, Exozytose

Was verbindet Zellen?
Direkte Verbindungen: Tight junctions, Zonulae adhaerentes, Desmosomen, Gap junctions
Indirekt über Basalmembran

Wie funktionieren Gap junctions?
Connexone bilden Tunnel durch die Zellmembran zweier benachbarter Zellen, so dass eine direkte Zytoplasmaverbindung entsteht. Dadurch elektrische und metabolische Kopplung.

Woraus ist das Zytoskelett aufgebaut?
Mikrotubuli, Intermediärfilamente, Mikrofilamente.

UND NUN MACHT EINFACH MAL EINE PAUSE UND LÜFTET EURE GRAUEN ZELLEN MAL GUT DURCH...

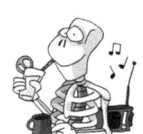

2 Gewebelehre

Nach dem Aufbau der einzelnen Zelle, stehen jetzt die Zusammenschlüsse von Zellen, also die Gewebe auf dem Programm. Histologen betonen häufig, wie einfach der menschliche Körper aufgebaut ist, da er nur aus 4 verschiedenen Grundgeweben besteht:
1. Epithelgewebe,
2. Bindegewebe,
3. Muskelgewebe und
4. Nervengewebe.

Das ist ein bisschen geschummelt, da z. B unter dem Begriff Bindegewebe so unterschiedliche Gewebe wie Knorpel-, Knochen-, Fett- und natürlich das klassische Bindegewebe zusammengefasst werden. Trotzdem erleichtert diese Einteilung und das Wissen über Form, Bestandteile und Eigenschaften der einzelnen Gewebe ungemein den Blick auf den menschlichen Körper und nebenbei auch auf viele Physikumsfragen...

www.medi-learn.de

2.1 Epithelgewebe

Epithelgewebe kleiden innere und äußere Körperoberflächen aus. Deswegen bilden sie so eine Art engen Fliesenteppich aus relativ dicht aneinanderliegenden, hochspezialisierten Zellen, die alle an einer darunter liegenden **Basalmembran** befestigt sind. Zwischen den Zellen liegt der Interzellulärraum, der für den Stofftransport von elementarer Bedeutung ist. Zunächst geht es in diesem Abschnitt um den besonderen **Aufbau der Epithelzellen** und anschließend um die Klassifikation der unterschiedlichen **Epithelarten**. Gegen Ende folgt dann noch ein Exkurs zu den Besonderheiten der Basalmembran, eine wahnwitzig dünne, aber auch wahnwitzig wichtige Struktur.

2.1.1 Aufbau

Denken wir uns eine Epithelzelle als Fliese auf dem Küchenboden, so sind drei verschiedene Seiten unterscheidbar:
1. die nach oben zeigenden, apikale Seite (von Apex = lat.: Spitze),
2. die zu den anderen Fliesen zeigende, laterale Seite und
3. die im Zement befestigte, basale Seite.

Übrigens...
Die apikale Seite ist mit anderen Proteinen als die basolaterale Seite besetzt, da ja die Schlussleiste am oberen Rand eine undurchlässige Grenze bildet.

Apikale Seite

Die apikale Seite einer Epithelzelle besitzt verschiedene Formen von Ausstülpungen, mit denen die Zelle unterschiedlichste Aufgaben erfüllen kann. Man unterscheidet
1. Mikrovilli,
2. Stereozilien und
3. Kinozilien,

die unterschiedlich aufgebaut sind und auch unterschiedliche Aufgaben erfüllen.

Mikrovilli

Mikrovilli sind 2μm lange, fingerförmige Ausstülpungen, die vor allem der Oberflächenvergrößerung dienen. Ihre Struktur wird durch Aktinfilamente vorgegeben, die durch **Fimbrin** und **Villin** vernetzt sind und eine leichte Bewegung ermöglichen. Die Filamente sind im **Terminal web** verankert, einem Teil des Zytoskeletts der Zelle direkt unterhalb der Mikrovilli. Rasenförmig auf der ge-

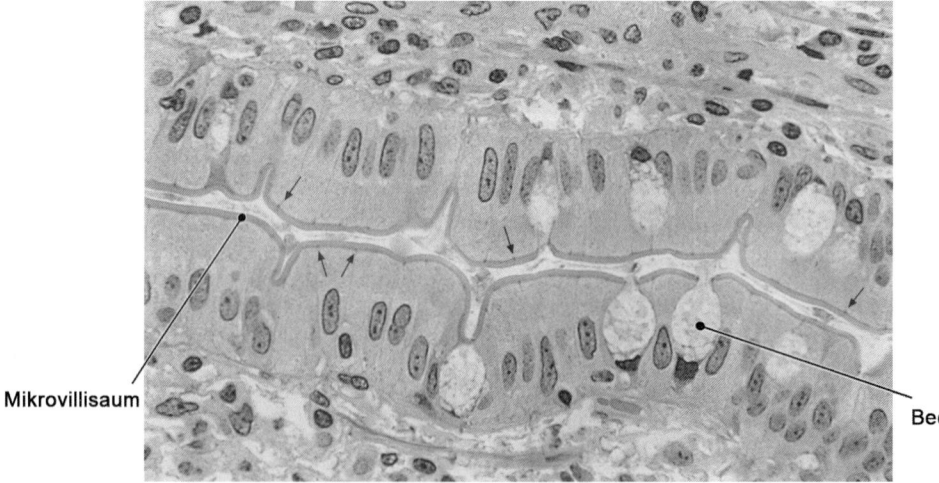

Zwischen den Epithelzellen liegen schleimproduzierende Becherzellen (heller, rundlich).
Cave: Die Pfeile zeigen auf die Schlussleisten (s. S. 8) zwischen den Zellen.

Abb. 6: Bürstensaum aus Mikrovilli auf Duodenalzellen © IMPP

Epithelgewebe | 11

samten apikalen Seite der Zelle angeordnete Mikrovilli bilden den **Bürstensaum**, eine lichtmikroskopisch erkennbare Struktur, die für resorbierendes Epithel typisch ist. Auf den Mikrovilli liegt ein dicker Filz, die **Glykokalix**.

Stereozilien

„Stereo" hat eine griechische Wurzel, die nicht nur „den Raum ausfüllend", sondern auch „starr, fest" bedeuten kann. Stereozilien sehen nämlich aus wie lange Mikrovilli (4-8µm lang), sind aber vollkommen unbeweglich. Sie sind nur an wenigen Stellen im Körper zu finden, und zwar im Innenohr und im Nebenhoden. Stereozilien und die gleich folgenden Kinozilien auseinander zu halten, ist nicht so einfach: Beide sind länger als Mikrovilli und bilden keine so geordnete Struktur wie den Bürstensaum. Im Nebenhoden bilden die Stereozilien einen faserigen Teppich, im Innenohr glücklicherweise unverwechselbare Strukturen (s. Skript Histologie 2).

Kinozilien

Kinozilien sind 5-10µm lange Zellausstülpungen, die aus einem Mikrotubuliskelett in 9 x 2 + 2-Struktur aufgebaut und damit unter ATP-Verbrauch beweglich sind. Sie sind über Kinetosome, einer verdichteten Struktur direkt unter den Zilien, im Zytoskelett verankert und kommen in großen Teilen der Atemwege, in der Tuba Uterina sowie im Innenohr vor. Wenn man mikroskopisch auf die Innenseite unserer Trachea schauen könnte, sähe die gemeinsame Bewegung der Kinozilien aus wie ein Kornfeld, über das der Wind streicht. Hier erzeugen aber die Ähren den Wind, d.h., die Kinozilien verschieben den darüber liegenden Schleim zur Ösophagusöffnung hin.

Übrigens...
Eine besonders lange Form der Kinozilien sind die Geißeln, die im menschlichen Körper nur bei den Spermien vorkommen.

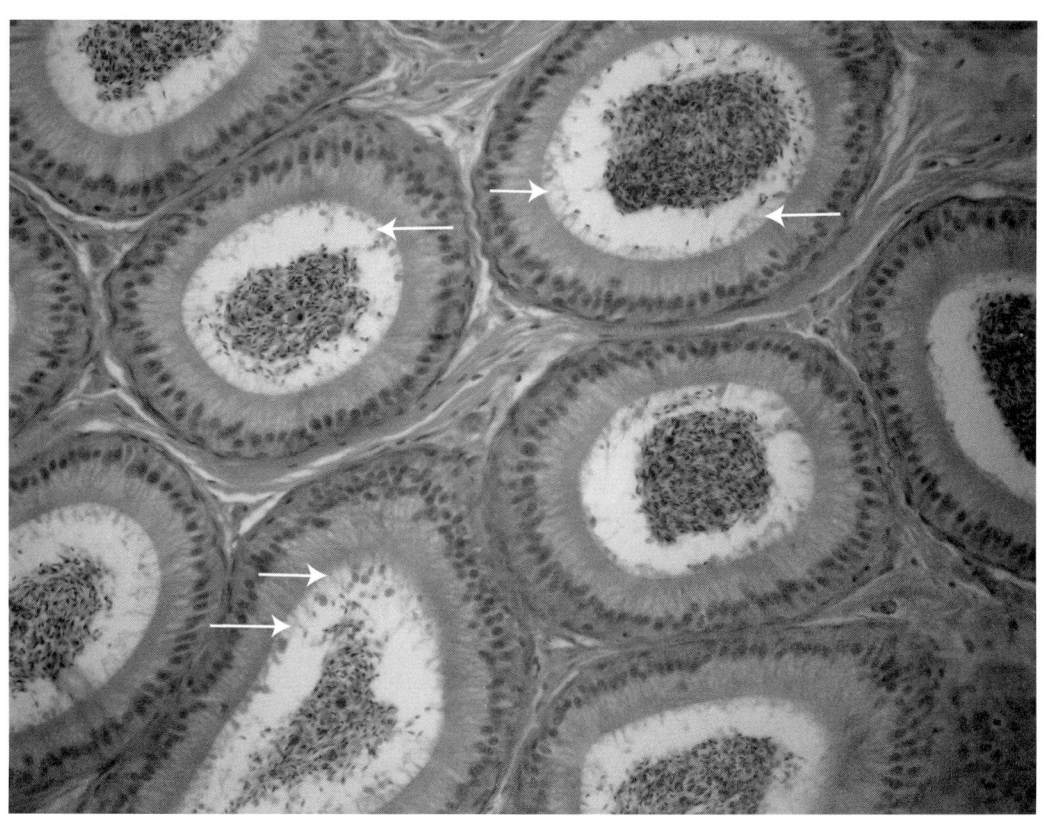

Abb. 7: Stereozilien auf Nebenhodenzellen

www.medi-learn.de

12 | Gewebelehre

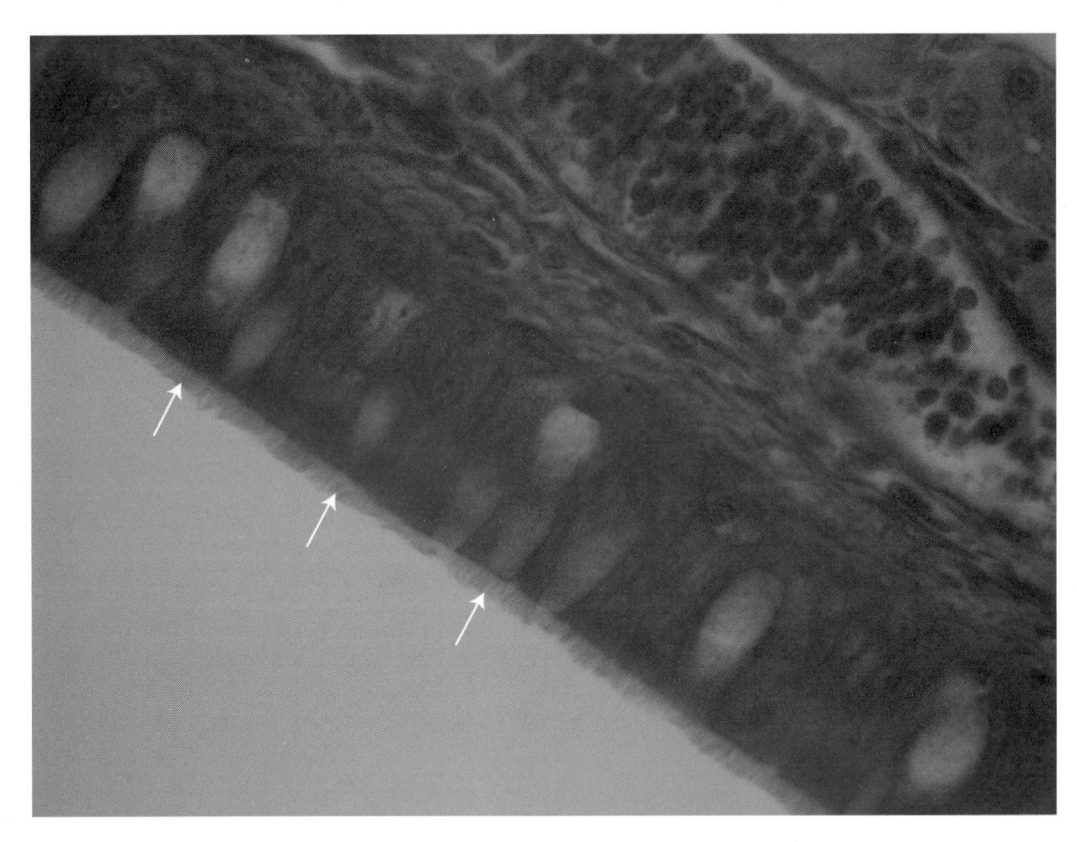

Abb. 8: Kinozilien in der Trachea

Erläuterung: Hier bitte nur die unregelmäßige Struktur auf den Epithelzellen beachten, die wirklich aussieht wie ein Kornfeld, über das ein Sturm gewütet hat. Die Kinozilien sehen ungleichmäßig lang aus und liegen teilweise verklebt auf dem „Boden"...

Laterale Seite

An der lateralen Seite grenzt eine Epithelzelle an die nächste, hier liegen also die **Zell-Zell-Kontakte**, wie Tight junctions, Desmosomen und Gap junctions, die schon besprochen wurden (s. S. 6 und 7).

Basale Seite

Hier ist die Zellmembran mit **Hemidesmosomen** und weiteren Verbindungsproteinen an der Basalmembran befestigt. Die wichtigsten Proteine sind die **Integrine**, **Laminin** und **Fibronektin**, von denen ihr nur den Namen wissen müsst.
Häufig ist die basale Zellseite zur Oberflächenvergrößerung eingefaltet. Wenn dann in den Falten Mitochondrien länglich angeordnet sind, bildet sich die **basale Streifung**, die lichtmikroskopisch erkennbar ist.

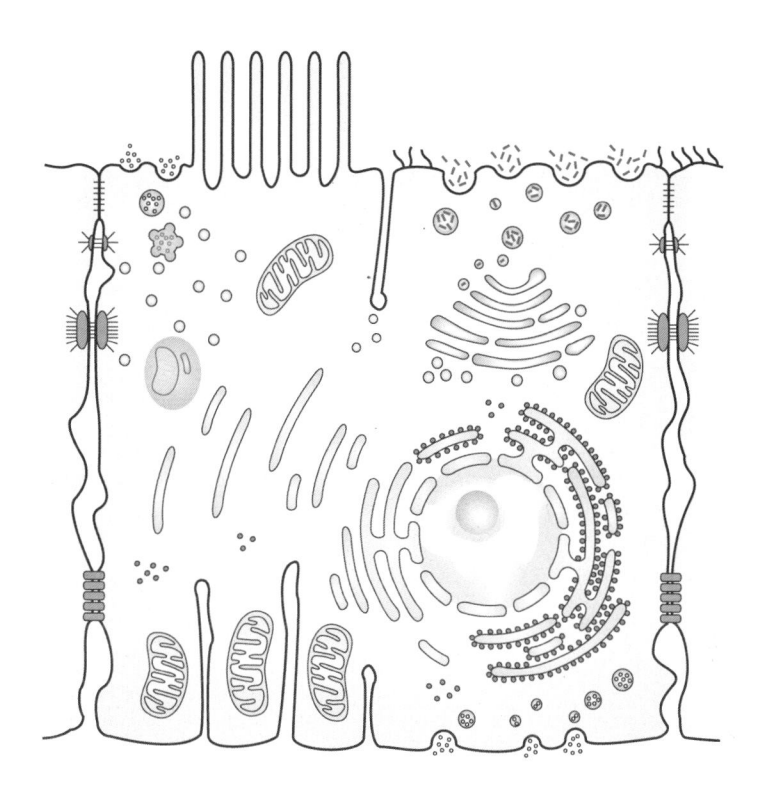

Abb. 9: Oberlieblingszellskizze

Diese große Oberlieblingszellskizze der Physika kennt wahrscheinlich schon jeder. Man sieht darauf eine Epithelzelle mit ihrer luminalen (= oben), basalen (= unten) und lateralen (= links + rechts) Seite. Rechts unten ist der Zellkern mit dem Nukleolus und ihn kreisförmig umgebendes raues ER erkennbar. In den basalen Einfaltungen unten links liegen Mitochondrien. Über ihnen sind die Gänge des glatten endoplasmatischen Retikulums sichtbar. An seiner charakteristischen U-Form ist ein Golgi-Apparat über dem Zellkern zu erkennen. Links im luminalen Zellteil ist schematisch die **Endozytose** dargestellt, aufgenommene Proteine verschmelzen mit einem Primärlysosom, wo sie abgebaut werden. Rechts ist die Exozytose mit Sekretvesikeln zu sehen. An der lateralen Seite ist eine Tight junction, darunter eine Zonula adhaerens und ein Desmosom dargestellt. Weiter unten ist eine Gap junction zu finden. Oben sind noch Zellausläufer, wahrscheinlich Mikrovilli, überdimensional groß dargestellt.

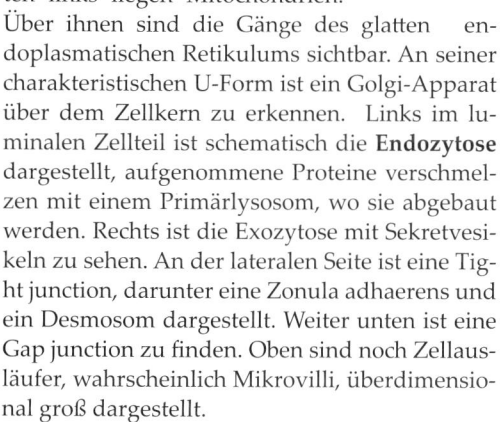

2.1.2 Basalmembran

Die Basalmembran ist Teil der extrazellulären Matrix (= des „Zements"), in der z.B. die Epithelzellen verankert sind. Sie besitzt außerdem eine wesentliche Filterfunktion bei der Herstellung von Primärharn im Nierenglomerulus. Weiterhin bildet sie die wichtigste Barriere gegen Zellinvasionen (z.B. bei Krebs) und kann Zellen auch ganz umschließen, wie z.B Muskel- und Fettzellen. Was man fürs Physikum wissen sollte, sind ihr Aufbau und ihre Funktion.
Die Basalmembran besteht aus vier Schichten (s. Abb. 10, S. 14):
1. Lamina rara externa,
2. Lamina densa (= Basallamina),
3. Lamina rara interna und
4. Lamina fibroretikularis.

Lichtmikroskopie   *Elektronenmikroskopie*

Basalmembran:

Lamina rara externa

Lamina densa
(Basallamina)
[Kollagen Typ IV]

Lamina rara interna

Lamina fibroreticularis
[Kollagen Typ III]

Lamina propria
[Kollagen Typ I]

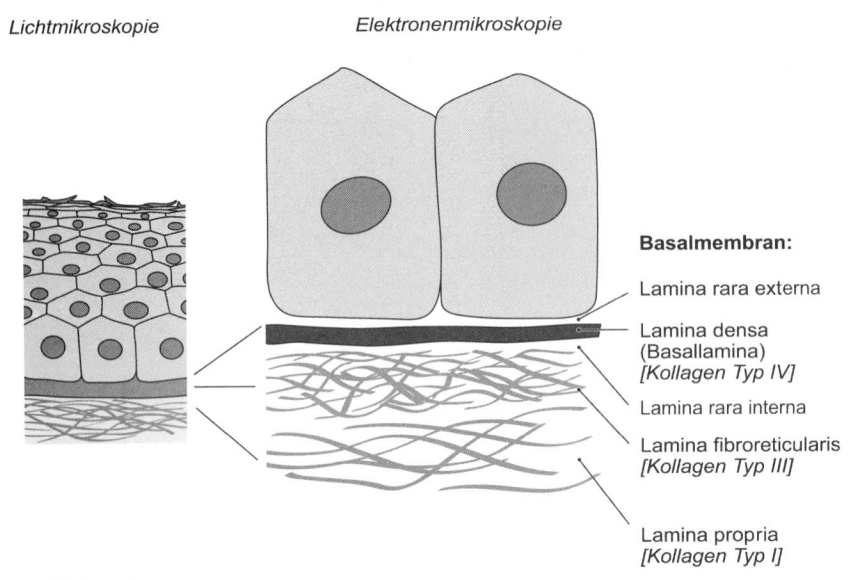

Abb. 10: Basalmembran

Die beiden Laminae rarae sind sehr dünne Strukturen um die Lamina densa oder **Basallamina** herum, eine im EM sehr dicht erscheinende Schicht aus Kollagen Typ IV (bitte unbedingt merken!), Glykoproteinen und Proteoglykanen. Es folgt die dickere, lockere Lamina fibroretikularis mit vielen Kollagen-Typ-III-Fasern, die zu den retikulären Fasern gehören. Unter dieser Schicht fängt dann die Lamina propria mit Kollagen-Typ-I-Fasern an, die aber NICHT mehr Teil der Basalmembran ist.

Auch in diesem Abschnitt geht es einmal mehr um stumpfes Vokabeln lernen: die physikumsrelevanten Glykoproteine, die für die Zellhaftung sorgen, heissen **Laminin** (das an die **Integrine** in der Zellwand bindet) und **Fibronektin**; das wichtigste Proteoglykan, das für die Filtereigenschaften der Basalmembran verantwortlich ist, heißt **Perlecan**.

2.1.3 Klassifikation des Epithels

Jeder ist genervt von der Klassifikation des Epithels: Studenten, Professoren, selbst Busfahrer habe ich schon darüber schimpfen gehört. Das Erlernen ist auch wirklich ein bisschen mühselig, aber so wichtig wie ein Stadtführer für Touristen in Tokyo: ohne ihn versteht man alles falsch. Wie bei fast allem hilft auch hier die Systematik weiter:

Einschichtiges Epithel

Einschichtiges Epithel erfüllt eine Menge an unterschiedlichen Aufgaben und hat dementsprechend auch viele unterschiedliche Formen.

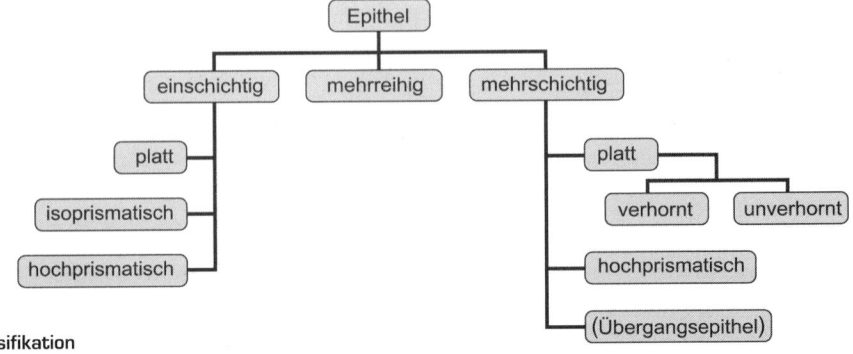

Abb. 11: Epithelklassifikation

Epithelgewebe | 15

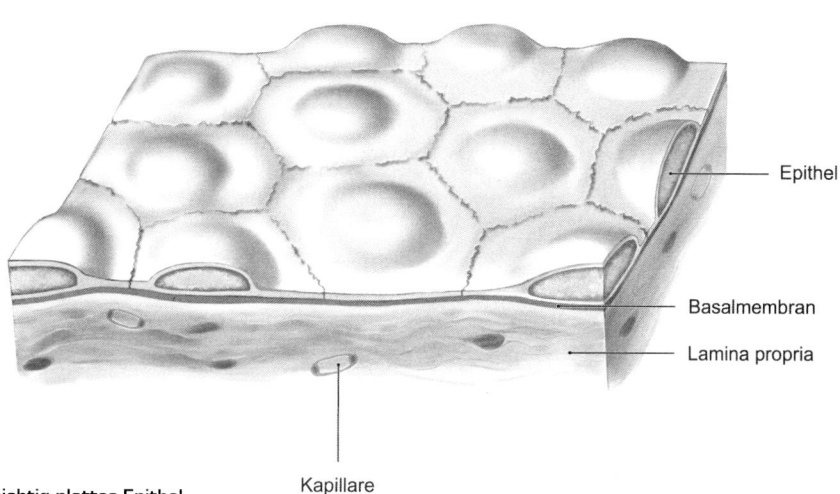

Abb. 12: Einschichtig plattes Epithel

Einschichtig plattes Epithel. Einschichtig plattes Epithel bildet das Alveolarepithel, kleidet Blutgefäße aus (= Endothel) oder bildet eine dünne Gleitschicht zur Auskleidung von Hohlräumen (= Mesothel). Es liegt also dort vor, wo kurze Diffusionsstrecken notwendig sind oder wo Eingeweide aneinander reiben.

Einschichtig isoprismatisches (= kubisches) Epithel. Einschichtig kubisches, also würfelförmiges Epithel gibt es nur an wenigen Stellen im Körper, so z.B. auf der Ovaroberfläche und in den Drüsenausführungsgängen. Seine Funktion sind die Bedeckung und Sekretion.

Einschichtig hochprismatisches Epithel. Einschichtig hochprismatisches Epithel wird häufig auch als palisadenförmig bezeichnet, weil es im Anschnitt wirklich aussieht wie eine Mauer, die aus vielen nebeneinander gestellten Baumstämmen besteht. Es ist auf der Lumenseite häufig mit Zellausstülpungen zur Oberflächenvergrößerung besetzt und kommt dort vor, wo aktive Transportvorgänge zwischen Lumen und Interstitium (Extrazellulärraum des darunterlie-

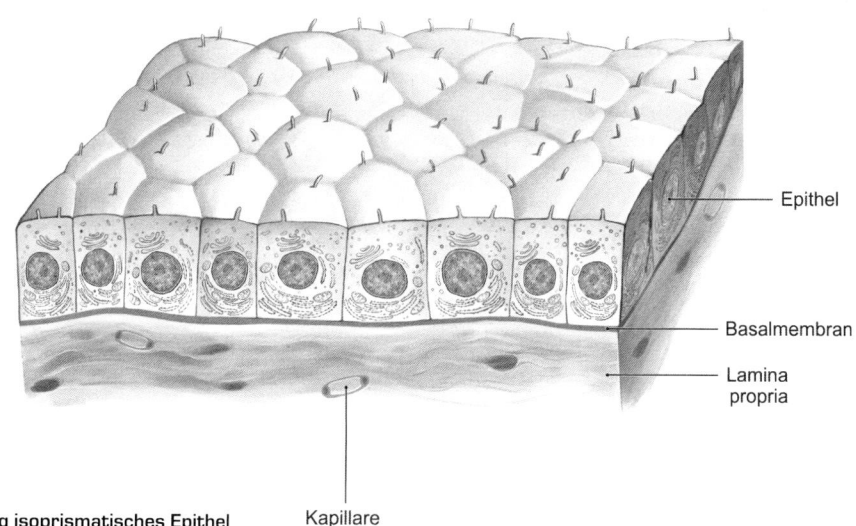

Abb. 13: Einschichtig isoprismatisches Epithel

Gewebelehre

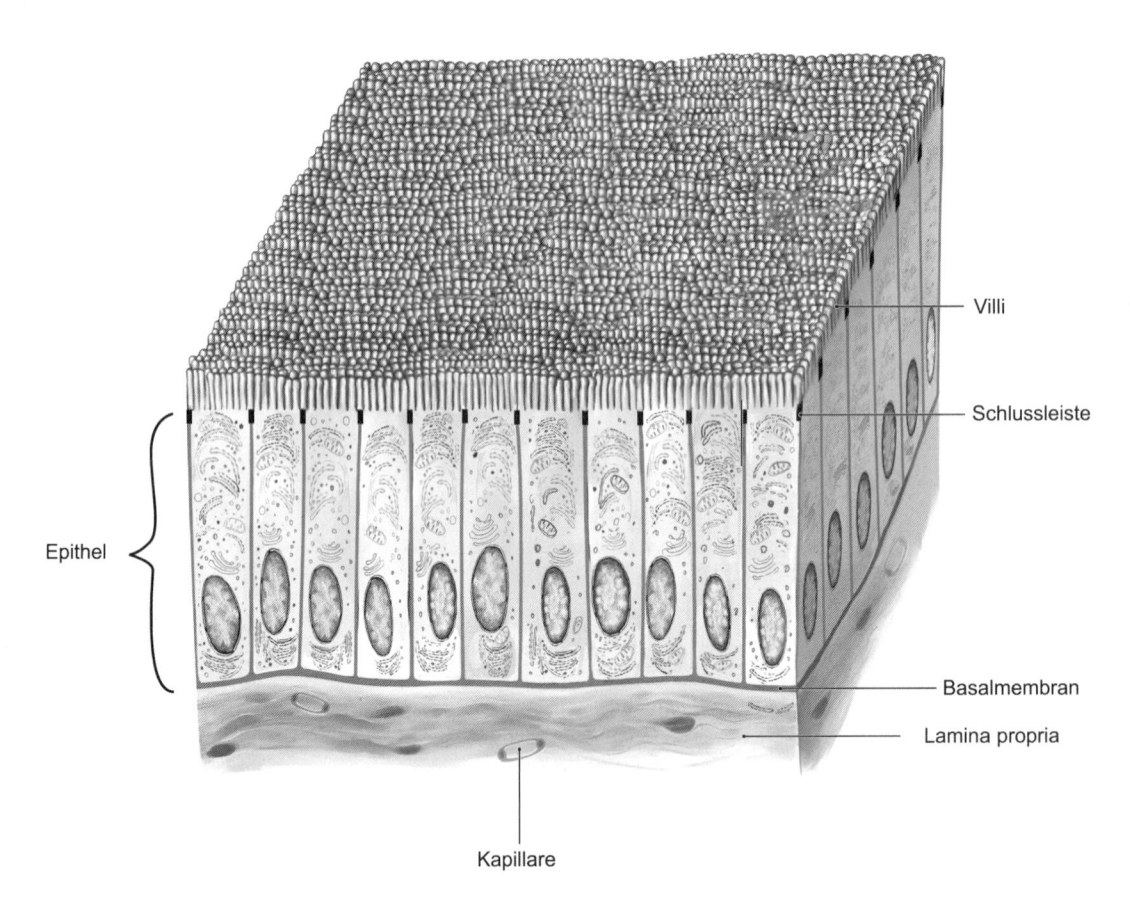

Abb. 14: Einschichtiges hochprismatisches Epithel (vgl. Abb. 6, S. 10)

genden Bindegewebes) stattfinden: so z.B. im Verdauungstrakt oder in der Gallenblase.

Mehrreihiges Epithel

Dieser Begriff ist ein bisschen „tricky": Die Epithelien, deren **Zellen alle Kontakt zur Basalmembran haben, aber nicht alle zur Lumenoberfläche**, heißen mehrreihiges Epithel. Es ähnelt also einschichtig hochprismatischem Epithel, ist aber mit Basalzellen durchsetzt. Dabei handelt es sich um Ersatzzellen, die erst noch an die Oberfläche wachsen müssen. Dadurch liegen die Zellkerne dieses Epithels in unterschiedlichen Ebenen, was ein sehr unregelmäßiges Bild erzeugt. Mehrreihiges Epithel liegt im Respirationstrakt vor und ist dort für Schleimsekretion und -transport sowie Schutz und Befeuchtung der Luft zuständig (s. Abb. 15, S. 19).

Mehrschichtiges Epithel

Mehrschichtiges Epithel bildet – wie der Name vermuten lässt - mehrere Zellschichten, von denen manche entweder mit der Basalmembran oder der Lumenoberfläche, manche auch nur mit darüber- oder darunterliegenden Zellen Kontakt haben, jedoch keine Zelle direkt von der Basalmembran bis zur Oberfläche reicht. **Nach der Form der obersten Zellschicht** unterscheidet man mehrschichtig plattes und mehrschichtig hochprismatisches Epithel. Mehrschichtig plattes Epithel wird noch weiter in verhorntes und unverhorntes Epithel unterteilt.

Mehrschichtig plattes verhorntes Epithel. Verhornt heisst, dass über der letzten Zellschicht noch eine dicke Schicht aus abgestorbenen Zellen liegt. Nach Fixation ist sie meistens von der Zellschicht darunter als Artefakt gelöst. Mehrschichtig plattes verhorntes Epithel bestimmt unser Aussehen mehr als alle anderen Epithelarten,

Auslands-Famulatur-Endoskopie (↑ Länderinformationen) *f*: (engl.) endoscopic external clinical traineeship: Ausleuchtung aller Möglichkeiten für eine Famulatur im Ausland. Bei einer geplanten Auslands-Famulatur verabreicht Ihnen Ihr Spezialist von der Deutschen Ärzte Finanz umfangreiche Informationen über das Land, in dem Sie tätig werden möchten – zuzahlungsfrei.

Nicht alles was für Medizinstudierende und Ärzte wichtig ist, erfährt man aus dem Pschyrembel.

Gut, dass Ihnen die Heilberufe-Spezialisten der Deutschen Ärzte Finanz ein umfangreiches Seminarangebot anbieten können. Hier erfahren Sie alles, was für einen optimalen Berufsstart und eine weitsichtige Karriereplanung wichtig ist. Melden Sie sich gleich im Internet an: www.aerzte-finanz.de. Oder nutzen Sie den Anmeldebogen auf der Rückseite dieser Anzeige.

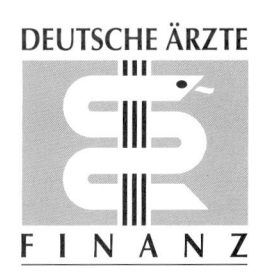

DEUTSCHE ÄRZTE FINANZ

VIP-Faxantwort

Fax-Hotline: 02 21 / 1 48 - 2 14 42

Sie können uns Ihre Antwort auch gerne per E-Mail zusenden: service@aerzte-finanz.de.
Unser aktuelles Seminarangebot finden Sie auch im Internet unter www.aerzte-finanz.de.
Gleich reinschauen und anmelden.

Informieren Sie mich bitte zu folgenden Themen:
Bitte kreuzen Sie an!

☐ **PJ-Info-Treff –** Laden Sie mich zu Ihrem nächsten Info-Treff „rund um das Praktische Jahr" ein.

☐ **Bewerber-Workshop –** Sichern Sie sich den Vorsprung gegenüber Ihren Mitbewerbern. Mit aktueller Chefarztbefragung.

☐ **Famulatur/PJ im Ausland –** Informationen zum Land _____

☐ **Berufs- und Privathaftpflicht –** Empfohlene Konzepte Ihrer Berufsverbände

☐ **Berufsunfähigkeits-Absicherung –** Empfohlene Konzepte Ihrer Berufsverbände mit Preis- und Leistungsvorteilen.

☐ **Services rund um das Thema Bank –** Sichern Sie sich besondere Leistungen wie eine attraktive Studienfinanzierung, eine kostenfreie goldene VISA- und Mastercard oder ein spesenfreies Girokonto.

☐ **MEDI-LEARN Club –** die kostenfreie Unterstützung für Ihr Medizinstudium. Jetzt Mitglied werden und Vorteile sichern. Mehr unter www.medi-learn.de/club

---

Name/Vorname   Straße/Haus-Nr.

PLZ/Ort   Festnetz-Telefon

Mobil-Telefon   E-Mail

Geburtsdatum   Universität/Fachsemester

Einwilligung (bitte ankreuzen)

☐ Ich möchte auch weiterhin für Heilberufe interessante Angebote schriftlich oder per Telefon/E-Mail von der Deutschen Ärzte Finanz erhalten. Diese Einwilligung kann ich jederzeit widerrufen.

☐ Ich bin damit einverstanden, dass die von mir angegebenen Daten für Werbung sowie Zwecke der Kundenzufriedenheit bei der Deutschen Ärzte Finanz gespeichert und genutzt werden. Die Daten werden nicht an Dritte weitergegeben. Diese Einwilligung kann ich jederzeit widerrufen.

Datum/Unterschrift

Deutsche Ärzte Finanz Beratungs- und Vermittlungs-AG
51171 Köln · Telefon: 0221/148-3 23 23 · Fax: 0221/148-2 14 42
E-Mail: service@aerzte-finanz.de · www.aerzte-finanz.de

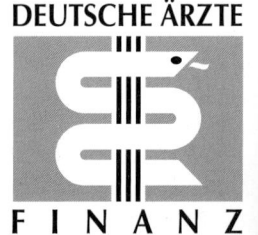

DEUTSCHE ÄRZTE FINANZ

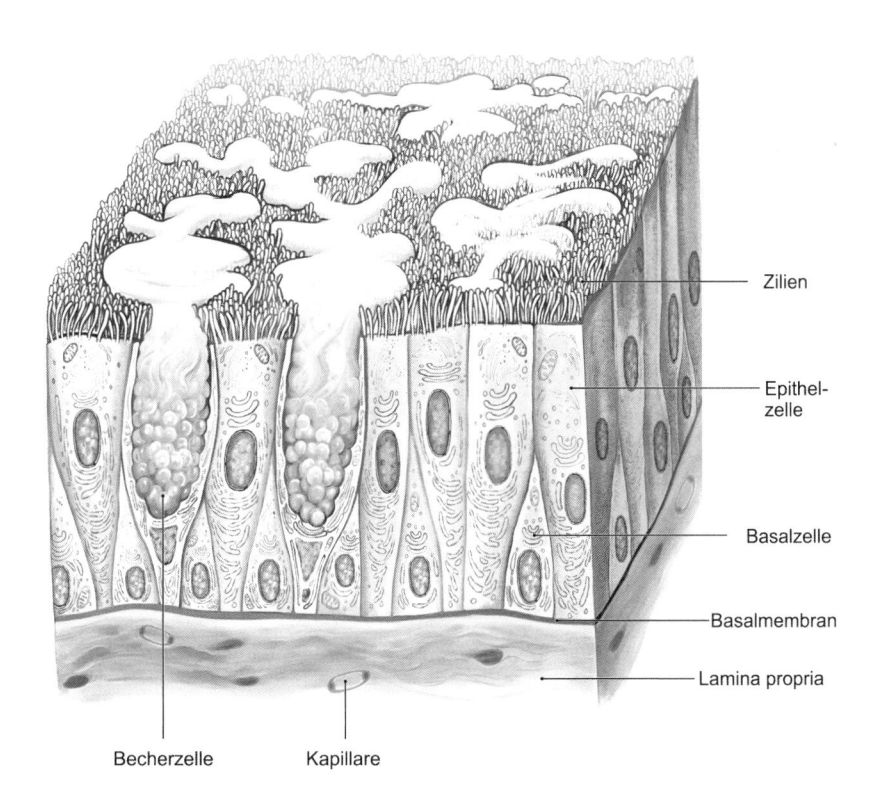

Abb. 15: Mehrreihiges Epithel

da es die Epidermis der Haut bildet. Dementsprechend wird es auch dort noch einmal ausführlich besprochen (s. Skript Histologie 2). **Mehrschichtig plattes unverhorntes Epithel.** Mehrschichtig plattes unverhorntes Epithel kleidet innere Körperoberflächen aus, die vor Reibungen oder Verdunstung geschützt, also ständig feucht gehalten werden müssen: Mund, Ösophagus, Analkanal und Vagina. Es endet auf seiner Lumenseite im Gegensatz zum verhornten Epithel mit einer Zellschicht, in der noch Zellkerne zu erkennen sind (s. Abb. 16, S. 20).

> **Übrigens...**
> Mehrschichtig, hochprismatisches Epithel kommt im menschlichen Körper so selten vor (z.B. in der Fornix conjunctivae), dass selbst die Physikumsmacher es geflissentlich vergessen zu haben scheinen...

Übergangsepithel

Ob Übergangsepithel eher mehrschichtig oder mehrreihig ist, darüber lassen wir die Experten streiten (wahrscheinlich ist es mehrschichtig...). Wichtig für euch ist, dass es in zwei Zustandsformen vorkommen kann: in einem gedehnten und einem entspannten Zustand. Es ist Bestandteil der ableitenden Harnwege, also des Nierenbeckens, Urethers, der Harnblase und des oberen Teils der Harnröhre, wo eine gewisse Dehnbarkeit für jeden Barbesuch unablässige Vorraussetzung ist. Diese Dehnbarkeit wird erreicht durch eine Deckschicht an Zellen, deren Plasmalemm im entspannten Zustand stark gefaltet ist (s. Abb. 17a, S. 20). Außerdem sind in darunterliegenden diskusförmigen Vesikeln Uroplakine (= integrale Membranproteine) gespeichert, die bei Dehnung in die Zellmembran eingebaut werden können (s. Abb. 17b, S. 20).

> **Übrigens...**
> Vor dem Harn sind die Zellen durch eine dichte Glykokalix, die Uroplakine und wirksame Tight junctions geschützt.

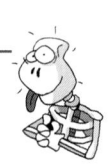

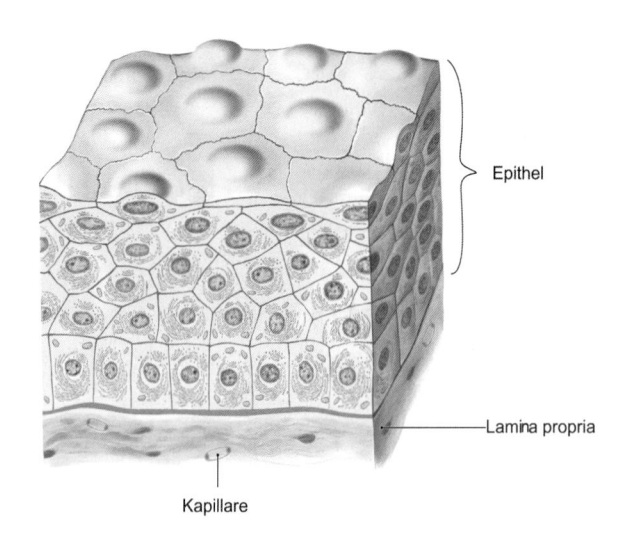

Abb. 16: Mehrschichtig plattes unverhorntes Epithel

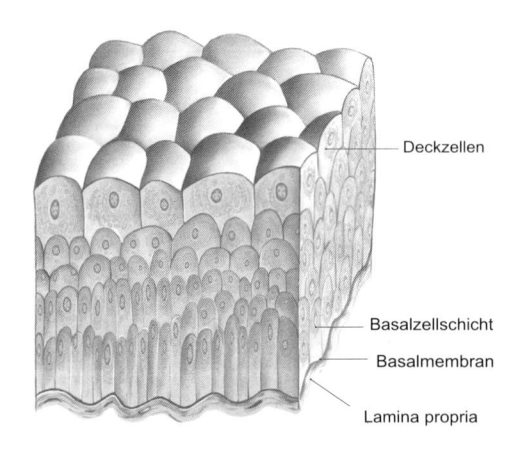

Abb. 17a: Übergangsepithel im entspannten Zustand

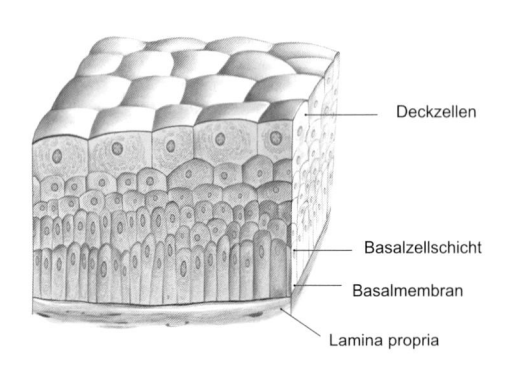

Abb. 17b: Übergangsepithel im gedehnten Zustand

2.1.4 Drüsen

Drüsen sind Zellen oder Zellkomplexe, die die Eigenschaft haben, Sekrete zu bilden und abzugeben, also zu sezernieren. Die allermeisten Drüsen sind spezialisierte Epithelzellen und gehören somit zum Epithelgewebe. Prüfungsrelevant ist vor allem ihre Klassifikation, deren Wissen in der mündlichen Prüfung vorausgesetzt wird, mit dem man aber trotzdem immer wieder Eindruck schinden kann. Im Physikum hilft die Systematik beim Erkennen und Erlernen der Drüsen. So lässt sich eine Drüse meist schon mit wenigen Worten histologisch eindeutig beschreiben, z.B. die Glandula submandibularis als exokrine Drüse, die merokrin ein seromuköses Sekret absondert und eine verzweigt, tubulo-azinöse Form besitzt. Alles klar?!

Man kann Drüsen einteilen nach der
- Art der Sekretion,
- Art der Sekretabgabe,
- Art der Sekrete und
- der Form.

Art der Sekretion

Die meisten Drüsen entstehen aus Einstülpungen des Epithels und einer Umdifferenzierung zu sezernierenden Zellen. Bleibt eine Verbindung zur Oberfläche bestehen, sondert die Drüse also nach „außen" (= an innere oder äußere Körperoberflächen) ab, spricht man von **exokriner** Sekretion. Zu den exokrinen Drüsen zählen z.B. die Speicheldrüsen und die Schweißdrüsen. Drüsen ohne Ausführungsgang, die in sie umgebende Blut- oder Lymphbahnen sezernieren, besitzen eine **endokrine** Sekretion. Die Sekrete endokriner Drüsen erreichen ihre Zielorgane auf humoralem Weg und werden deshalb als Hormone bezeichnet. Zu den endokrinen Drüsen zählen die Schilddrüse und die Nebenniere. Diffundieren die abgegebenen Sekrete durch den Interzellulärraum, spricht man von parakriner Sekretion, wie das bei den endokrinen Drüsen des Magen-Darm-Trakts der Fall ist.

Art der Sekretabgabe

Die meisten Drüsen sammeln ihr Sekret intrazellulär in Sekretvesikeln. Die Natur hat sich aber einiges einfallen lassen, um deren Inhalt an die Zielstellen zu bringen:

Drüsen mit hoher Sekretionsleistung (= mit „mehro" Sekret) stülpen einfach ihre Sekretgranula an der Oberfläche aus und heißen deswegen **merokrin**. Die meisten exokrinen (wie z.B auch die Schweißdrüsen der Haut) und alle endokrinen Drüsen sezernieren merokrin (s. Abb. 18).

Übrigens...

Seit 1980 ist der Begriff „ekkrin" als Synonym für merokrin eigentlich hinfällig. Im Physikum taucht er jedoch immer noch regelmäßig auf.

Aufopferungsvolle Zellen sind die **apokrinen** Zellen, die ihre gesamte Zellspitze (lat. = apex) abstoßen, in der sich die Sekretvesikel befinden (s. Abb. 19, S. 22). Dadurch wird das abgegebene Sekret z.B. besonders nährstoffreich und milchig (= bei den Milchdrüsen), halbfest und fettig (= bei den Ohrschmalzdrüsen), oder gar mehr oder weniger gut duftend (= bei den Duftdrüsen der Haut).

Die Lemminge unter den Drüsenzellen sind aber die **holokrinen** Drüsen, deren Zellen immer mehr Sekret in sich ansammeln, bis sie komplett damit ausgefüllt sind und zugrunde gehen (schon ein bisschen „hohl", oder?). In holokrinen Drüsen werden daher ständig neue Drüsenzellen gebildet, die die absterbenden Zellen zur Oberfläche drücken. Zu diesem Drüsentyp zählen die Talgdrüsen der Haut.

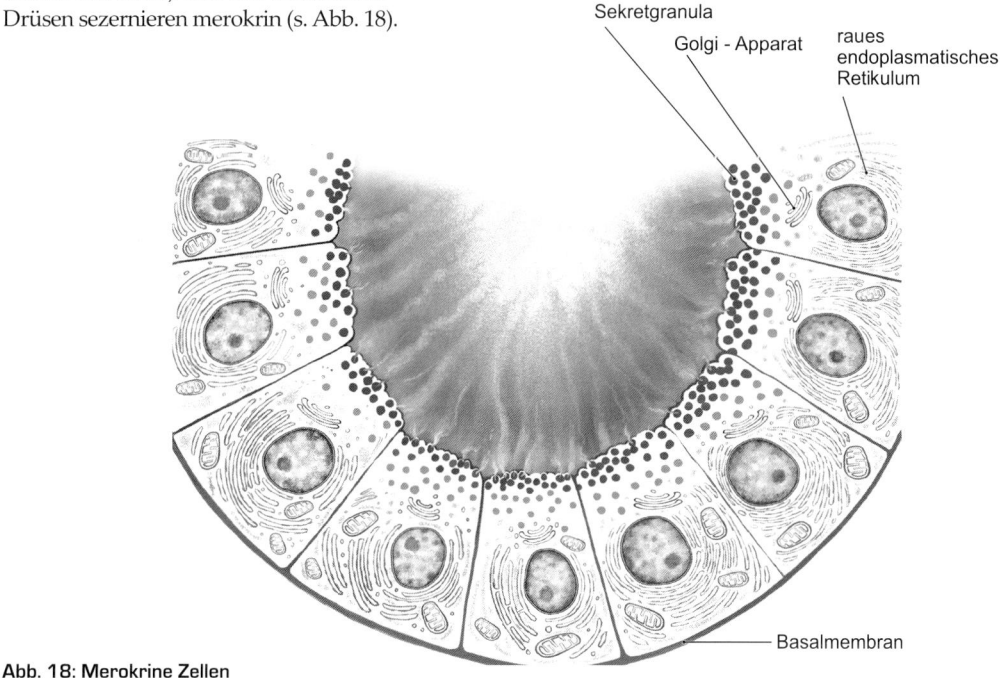

Abb. 18: Merokrine Zellen

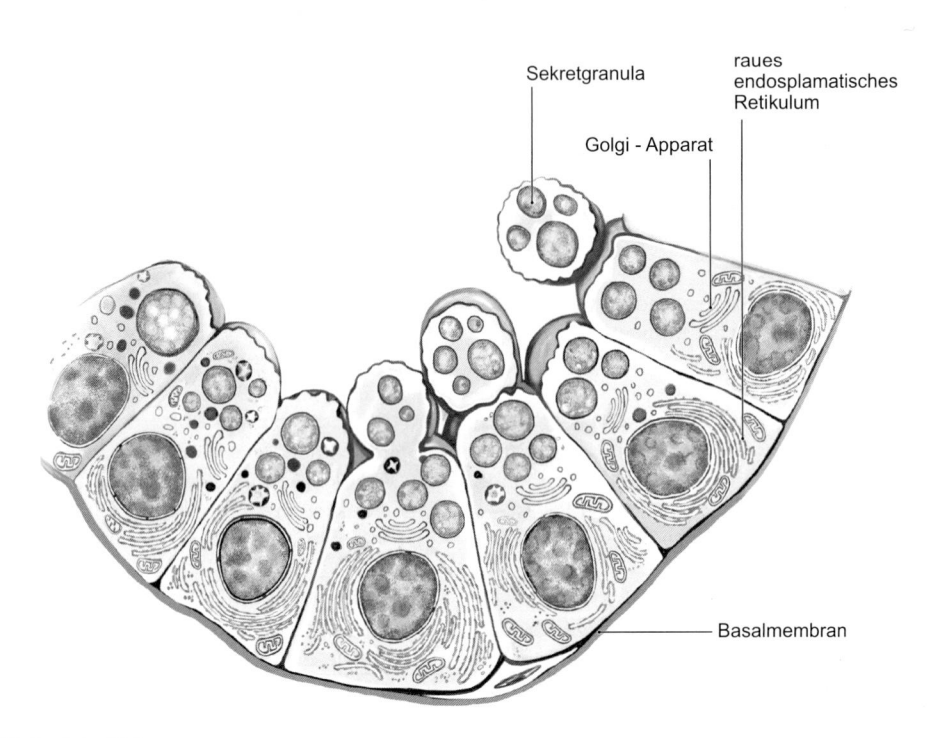

Abb. 19: Apokrine Zellen

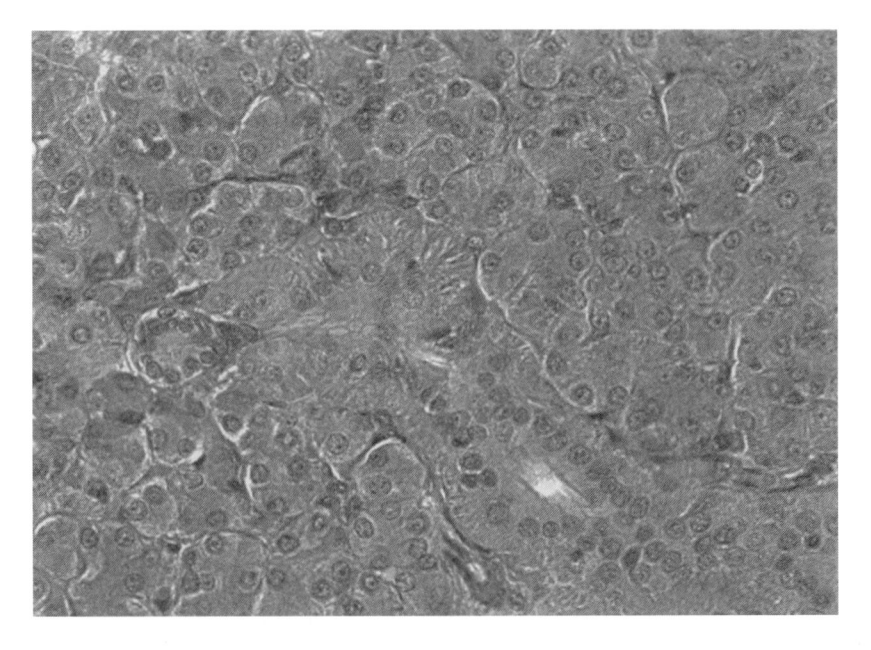

(Labels: Sekretgranula, Golgi - Apparat, raues endoplasmatisches Retikulum, Basalmembran)

Rein seröse Drüse (runde Zellkerne im basalen Drittel) bitte beachten: Von der Bildmitte schlängelt sich ein Ausführungsgang nach rechts unten. Dort kann man eine basale Streifung erkennen, hervorgerufen durch aneinandergereihte Mitochondrien (s. a. Abb. 8).

Abb. 20: Holokrine Zellen © **IMPP**

Erratum

Auf S. 22 des Histologieskriptes Band 1 sind uns leider folgende Fehler unterlaufen:

Im Anschluss an Abb. 19: Apokrine Zellen fehlt im Skript die Abb. 19b: Holokrine Zellen.

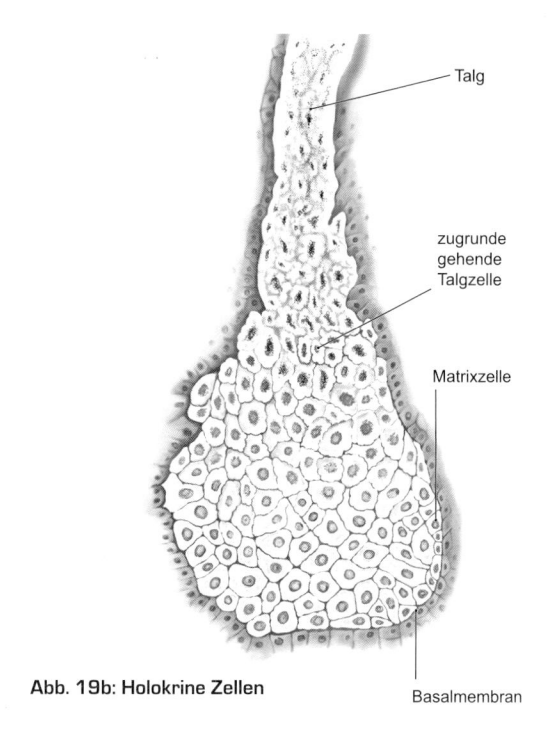

Abb. 19b: Holokrine Zellen

(Beschriftungen: Talg, zugrunde gehende Talgzelle, Matrixzelle, Basalmembran)

Erst darauf folgt Abb. 20, die eine (merokrine) **seröse Drüse** zeigt.

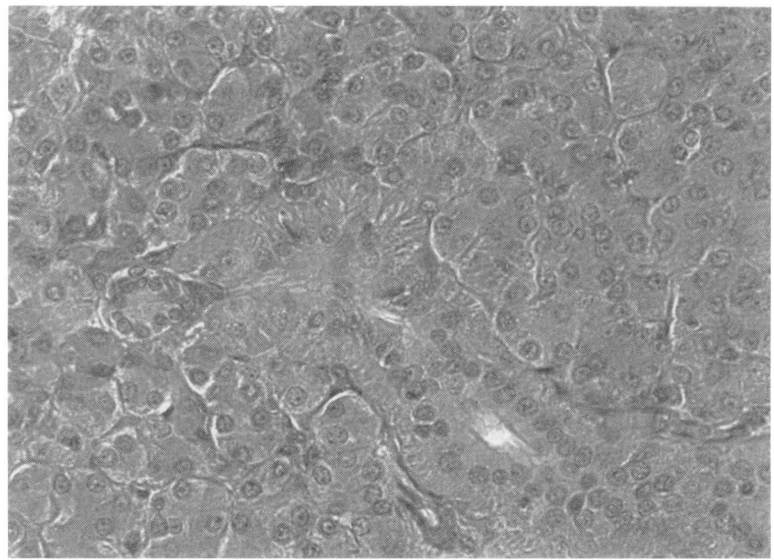

Rein seröse Drüse (runde Zellkerne im basalen Drittel) bitte beachten: Von der Bildmitte schlängelt sich ein Ausführungsgang nach rechts unten. Dort kann man eine basale Streifung erkennen, hervorgerufen durch aneinandergereihte Mitochondrien (s. a. Abb. 9, S.13).

Abb. 20: Seröse Drüse

www.medi-learn.de

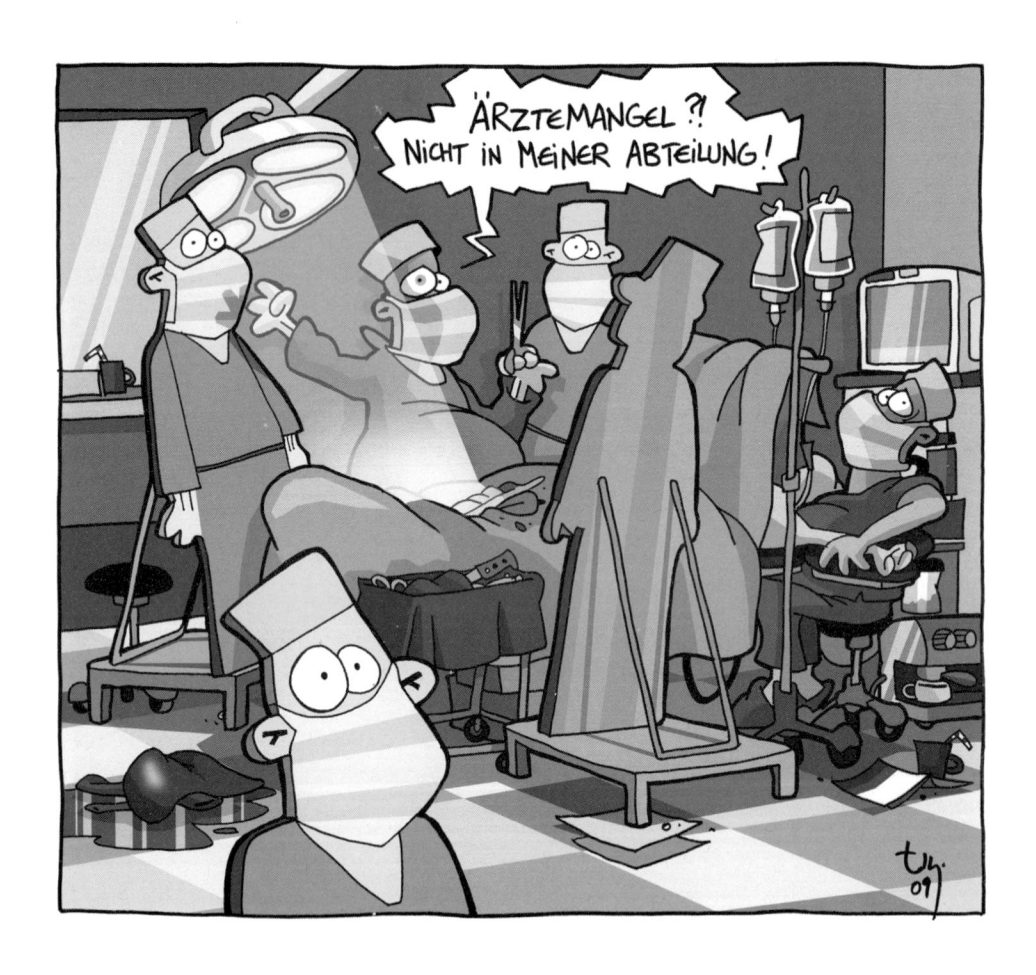

Erratum

Epithelgewebe

Art der Sekrete

Merokrine Drüsen kann man je nach Art der gebildeten Sekrete in seröse, muköse oder gemischte Drüsen einteilen. Jede einzelne Drüsenzelle jedoch sezerniert entweder serös oder mukös.

Als **serös** bezeichnet man ein Sekret, dass dünnflüssig und reich an Enzymen ist. In serösen Drüsen liegt ein runder Zellkern im basalen Drittel der Zelle, das ihn umgebende Zytoplasma zeigt eine kräftige Basophilie. Im apikalen Teil der Zelle liegen deutlich sichtbare Sekretgranula. Rein seröse Drüsen sind die Parotis, das Pankreas und die Tränendrüse.

MERKE:
„Papageientränen sind serös" für die serösen Drüsen: Parotis, Pankreas und Tränendrüse.

Muköse Drüsen sondern einen zähflüssigen, enzymarmen Schleim ab. Der Zellkern erscheint auf der basale Seite plattgedrückt von großen, hellen Sekretgranula, die der Zelle ein helles, wabiges Aussehen geben. Dies führt leicht zu Verwechslungen mit Fettzellen. Rein muköse Drüsen sind sehr selten. Ein Beispiel dafür sind die hinteren Zungendrüsen.

In **gemischten** Drüsen wird das Sekret sowohl von serösen als auch mukösen Zellen hergestellt. Hier liegen also seröse Drüsenendstücke neben mukösen. Sitzen die serösen Drüsenzellen kappenförmig um muköse Endstücke, nennt man sie **von Ebner-Halbmonde**. Nach Vorherrschen der Sekretart bezeichnet man gemischte Drüsen als seromukös (= mehr seröse Anteile) oder mukoserös (= mehr muköse Anteile). Diese Unterscheidung hilft z.B. bei der Differenzialdiagnose zwischen Glandula **S**ub**M**andibularis (= **S**ero**M**ukös) und Glandula sublingualis (= mukoserös).

Form

Wer noch immer nicht genug hat von der Klassifizierung der Drüsen, kann diese auch noch in **einfach** (= mit einem unverzweigten Ausführungsgang) oder **zusammengesetzt** (= mit verzweigten Ausführungsgängen), oder in **tubulös** (= mit einem schlauchförmigen Endstück), **alveolär** (= rund, großes Drüsenlumen) oder **azinär** (= rund, kleines Drüsenlumen, von azinus lat. = Weinbeere) einteilen.

DAS BRINGT PUNKTE

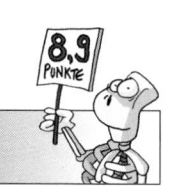

Die Klassifikation der Epithelien und Drüsen wird selten direkt gefragt, hilft aber beim Bildererkennen, da in fast jedem Bild irgendein Epithel zu sehen ist. Deswegen unbedingt merken, wo welches Epithel vorherrscht und natürlich, wie man es erkennt. Außerdem solltet ihr wissen, dass
- Mikrovilli als besondere Proteine Fimbrin und Villin besitzen,
- Kinozilien ein Mikrotubuliskelett mit einer 9x2+2 Struktur haben und
- mehrreihiges Epithel Ersatzzellen besitzt, die man Basalzellen nennt und die nicht an die Lumenoberfläche reichen.

Weiterhin solltet ihr fürs Schriftliche unbedingt den Aufbau der Basalmembran drauf haben und wissen, dass in der Basallamina das Kollagen Typ IV vorkommt.

BASICS MÜNDLICHE

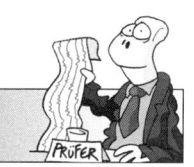

Erklären Sie bitte die Unterschiede in Aufbau und Funktion von einschichtigem, mehrreihigem und mehrschichtigem Epithel.

einschichtiges Epithel:
Eine Zelllage mit Zellkernen in einer Ebene. Funktion: erleichterte Diffusion (= platt), Bedeckung (= kubisch), hochspezialisiert auf Resorptions- oder Sekretionsaufgaben (= hochprismatisch)

mehrreihiges Epithel:
Zellkerne in verschiedenen Ebenen, nicht alle Zellen erreichen die Lumenoberfläche, Funktion: Epithel für Schleimsekretion und –transport

mehrschichtiges Epithel:
Zellkerne in verschiedenen Ebenen, keine Zelle reicht von der Basalmembran bis zum Lumen, Schutz vor Reibung und Verdunstung

Was zeichnet Übergangsepithel aus und wo kommt es vor?
- Starke Dehnfähigkeit der Deckzellen, dichte Glykokalix + Tight junctions.

www.medi-learn.de

- Kommt in harnleitenden Abschnitten vor.

Wie können sich Epithelzellen auf hohe Resorptions- und Sekretionsleistungen spezialisieren?
Durch Oberflächenvergrößerung:
- Mikrovilli (= apikal),
- basale Membraninvaginationen.

Durch viele Mitochondrien, viel rER (= Sekretion), Schlussleisten (um unkontrollierten parazellulären Transport zu vermeiden).

Wie unterscheiden sich endo-, exo- und parakrine Drüsen?
- Exokrine Drüsen haben einen Ausführungsgang an eine innere oder äußere Oberfläche,
- endokrine Drüsen sezernieren in Blut- oder Lymphbahn und
- parakrine Drüsen in den Extrazellulärraum.

Welche Drüsentypen kennen Sie an/in der Haut?
- merokrine Schweißdrüsen,
- apokrine Duftdrüsen und
- holokrine Talgdrüsen.

Welches sind die Aufgaben der Basalmembran?
Die Basalmembran bildet eine
- Permeabilitätsgrenze,
- Haftstruktur und
- Zellinvasionsgrenze.

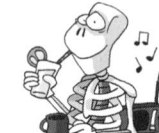

ZEIT ZUM EPITHEL- UND DRÜSENLÜFTEN - PAUSE!

2.2 Bindegewebe

Das Bindegewebe zählt zu den am meisten unterschätzten Geweben im menschlichen Körper. Dieser Abschnitt kümmert sich daher um seine Rettung und Rehabilitation.

Ohne Bindegewebe sähen wir - im wahrsten Sinne des Wortes - ganz schön alt aus. Es ist ein vielfältiges und auf den zweiten Blick auch ganz schön aufregendes Gewebe. Das Bindegewebe sorgt für wesentliche Gestaltunterschiede zwischen Mann und Frau, für die Form von Organen, es hilft beim Stoffaustausch, bei der Speicherung von Fett und ist ganz nebenbei ein wesentlicher Ort der Immunabwehr. In diesem Abschnitt wird es um seinen Aufbau, seine Bestandteile und sein Aussehen gehen. Da es ubiquitär im Körper vorkommt, kann man mit dem folgenden Wissen in den meisten mündlichen Prüfungen Punkte sammeln. Außerdem gehören Fragen nach den Fasertypen zur Routine in fast jedem schriftlichen Physikum.

> **Übrigens...**
> Wir waren ganz am Anfang unseres Lebens fast nur Bindegewebe, nämlich mesenchymales, also embryonales Bindegewebe. Als solches verdichteten wir uns zu Blastemen (= undifferenziertem Keimgewebe), aus denen sich dann unsere Organe entwickelten.

2.2.1 Zelluläre Bestandteile

Wesentlich an der Definition von Bindegewebe ist eine große Menge an Interzellulärsubstanz. Wir werden uns trotzdem erst den zellulären Bestandteilen zuwenden, da diese die Interzellulärsubstanz produzieren und „mit Leben füllen". Man unterscheidet **ortsständige** von **beweglichen** Bindegewebszellen. Die ortsständigen Zellen produzieren und unterhalten die Interzellulärsubstanz und heißen **Fibroblasten** und **Fibrozyten**. Wie überall im Körper sind Blasten die jungen, aufstrebenden Zellen, die Substanz bilden (hier v.a. das Tropokollagen, s. S. 26), wogegen mit Zyten (Merkhilfe: Z steht am Ende des Alphabets) die älteren, ruhenden Zellen bezeichnet werden, die nicht mehr synthetisch aktiv sind.

Bindegewebe | 25

Übrigens...
Fibroblasten stellen auch die Kollagenase her, ein lysosomales Enzym, das Kollagen abbaut. Praktische Bedeutung hat dies beim Follikelsprung und bei der Involution des Uterus in der Postmenopause.

Übrigens...
Als Basophilie wird die Anfärbbarkeit durch basische, kationische Farbstoffe bezeichnet. Basophil sind z.B. die DNS und die RNS. Azidophil sind z.B. zytoplasmatische Proteine, Hämoglobin und die Mitochondrien, die von sauren, anionischen Farbstoffen angefärbt werden.

Charakteristisch für die beweglichen Bindegewebszellen ist ihre zumindest zeitweise vorhandene Fähigkeit, sich zu bewegen. Zu ihnen zählen z.B. die Mastzellen, Leukozyten, Plasmazellen und die Histiozyten (= Makrophagen im Bindegewebe). Hier steht ein kurzer Exkurs über Mastzellen, weil uns Mastzellen nicht nur bei allergischen Reaktionen, sondern auch im Physikum ganz schön auf die Nerven gehen können:

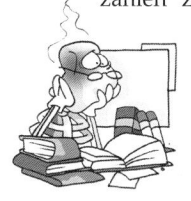

Mastzellen werden häufig als „Basophile des Gewebes" bezeichnet, sind aber nicht mit den basophilen Zellen im Blut identisch. Beide besitzen aber – wie sollte es anders sein - kräftig anfärbbare basophile Granula.

Mastzellen besitzen auf der Membran Fc-Rezeptoren für das - von den Plasmazellen hergestellte - IgE. Bindet nun ein passendes Antigen an ein schon an den Fc-Rezeptor gebundenes IgE, wird die Mastzelle aktiviert und stößt ihre Granula aus (= Degranulation). Diese sind mit Histamin, Heparin, Leukotrienen und Bradykinin, also mit Entzündungsmediatoren, gefüllt. Sind viele Mastzellen besonders sensibel und reagieren auch auf eigentlich nicht pathologische Reize (= setzen übermäßig viele Granula frei), kommt es zur allergischen Sofortreaktion und im schlimmsten Fall zum allergischen Schock. Man kann sich also Mastzellen als kleine Alarmanlagen vorstellen, die manchmal so laut klingeln, dass das ganze Haus am Wackeln ist.

Bitte beachtet die unregelmäßige Zellform, und die vielen, im EM-Bild fast schwarzen Granula.

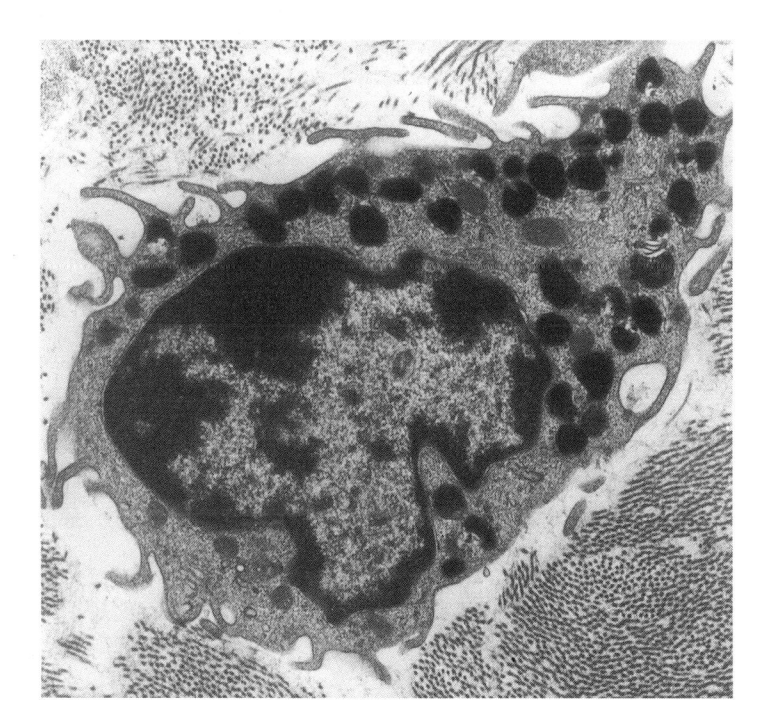

Abb. 21: Mastzelle in der Lamina propria der Trachea © IMPP
www.medi-learn.de/skrbild052

Übrigens...

Für die Spezialisten unter euch: Einige Granula der Mastzellen sind außerdem metachromatisch, was bedeutet, dass sie die Farbe einiger Farbstoffe, mit denen sie angefärbt werden, ändern.

2.2.2 Interzellulärsubstanz

Bei der Interzellulärsubstanz des Bindegewebes muss man die **amorphe Grundsubstanz aus Proteoglykanen**, die für eine **hohe Wasserbindungsfähigkeit** verantwortlich sind, und die **Glykoproteine** kennen, die **strukturgebend** wirken. Ein weiterer Bestandteil der Interzellulärsubstanz des Bindegewebes sind die **Fasern**, die so wichtig sind, dass ihnen hier eigene Abschnitte gewidmet werden.

Man unterscheidet drei Faserarten:
1. die kollagenen Fasern,
2. die retikulären Fasern und
3. die elastischen Fasern.

Kollagene Fasern

Kollagene Fasern bestehen aus 3 helikal umeinander gewundenen Polypeptidketten, dem Tropokollagen, das seitlich und vor allem längs aneinandergelegt Kollagenfibrillen bildet. Bündel von Kollagenfibrillen ergeben dann kollagene Fasern. Durch die regelmäßige Anordnung des Tropokollagens ist im Elektronenmikroskop eine periodische Hell/Dunkel-Streifung der Kollagenfibrillen sichtbar. Seine molekulare Struktur sorgt auch dafür, dass Kollagen eine größere Zugfestigkeit als Stahl besitzt. Wesentliche Bestandteile sind **Glycin, Prolin und Hydroxyprolin**.

Kollagen ist das häufigste Protein im menschlichen Körper und musste deswegen noch ein bisschen unterteilt werden: 11 verschiedene Kollagentypen stehen auf der Histologenliste, von denen hier die vier wichtigsten vorgestellt werden:

Kollagentyp	Vorkommen	Funktion
I	Haut, Sehnen, Knochen, Dentin, Faserknorpel	Zugfestigkeit
II	Knorpel (= hyalin und elastisch)	Widerstand gegen abwechselnde Drücke
III	retikuläre Fasern, Basalmembran (= Lamina fibroretikularis)	Strukturerhalt in sich ausdehnenden Organen
IV	Lamina densa der Basalmembran (= Basallamina)	Zellhaftung, Permeabilitätsbarriere

Tabelle 2: Wichtige Kollagentypen

Retikuläre Fasern

Retikuläre Fasern sind zugelastisch und damit bedingt dehnbar, besitzen aber eher eine strukturerhaltende Aufgabe. Sie bilden in lymphatischen und hämatopoetischen Organen, also z.B in der Milz und im Knochenmark, weite Netzchen, durch die Blut- und Lymphzellen wandern können. Bitte nicht vergessen: Auch in der Lamina fibroretikularis der Basalmembran (s. S. 14) kommen retikuläre Fasern vor.

Elastische Fasern

Elastische Fasern besitzen die erstaunliche Eigenschaft, immer wieder über Jahrzehnte bis auf das 2,5fache gedehnt zu werden und dabei kaum „auszuleiern". Ihr wesentlicher Bestandteil ist das Elastin, was ihnen ungefärbt eine gelbliche Farbe verleiht. Elektronenmikroskopisch kann neben dem amorphen Zentrum (= Elastin) noch eine schmale Randzone aus Fibrillin unterschieden werden. Eine Mutation des Fibrillin-Gens verursacht vermutlich das **Marfan-Syndrom.** Elastische Fasern kommen z.B. schichtförmig in der Aorta und anderen großen venösen und arteriellen Gefäßen vor.

Übrigens...

Die elastischen Fasern der Aorta sind entscheidend für deren Windkesselfunktion. Was ein Windkessel ist, weiß aber nicht einmal mehr mein Geschichtslehrer. Ein Dudelsack hat die gleichen Eigenschaften: ein rhythmischer Druckstoß wird in einen gleichmäßigen Fluss verwandelt.

Bindegewebe | 27

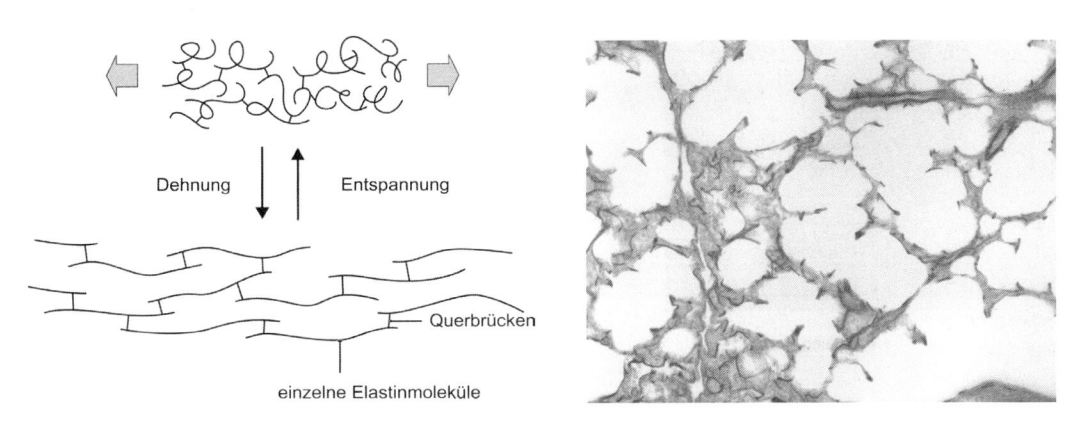

Abb. 22: Elastische Fasern der Lunge (verstärken die Retraktion der Lunge und sind im Präparat re. dunkel gefärbt)
© IMPP
www.medi-learn.de/skrbild053

2.2.3 Bindegewebsarten

Lockeres Bindegewebe bildet das Stroma, also das Stützgewebe vieler Organe. Als besonders ausgefallenes Beispiel merkt euch bitte das spinozelluläre Bindegewebe im Ovar, das sich durch einen starken Zellreichtum auszeichnet. Gallertartiges Bindegewebe begegnet uns in Form der Wharton-Sulze in der Nabelschnur. Retikuläres Bindegewebe wird von den Retikulumzellen produziert und bildet die schon beschriebenen Netze in lymphatischen und hämatopoetischen Organen, durch die sich die freien Zellen bewegen können.

> **Übrigens...**
> Das Gegenstück zum Stroma - also das funktionelle Gewebe eines Organs - nennt man Parenchym (= Grundgerüst).

Dichtes Bindegewebe bildet die Sehnen und Kapseln im menschlichen Körper. Sehnen bestehen aus parallel angeordneten Kollagenfasern, zwischen denen Fibrozyten liegen (= Sehnenzellen oder Flügelzellen, weil die Zellen flügelförmige Ausstülpungen zwischen den Fasern besitzen). Eine Sehne im Querschnitt erkennt man an eben diesen, nicht ganz runden, ziemlich häufig vorkommenden, dunkleren Zellen innerhalb von bündelförmig eingefassten runden Faseranschnitten. Die Bündel

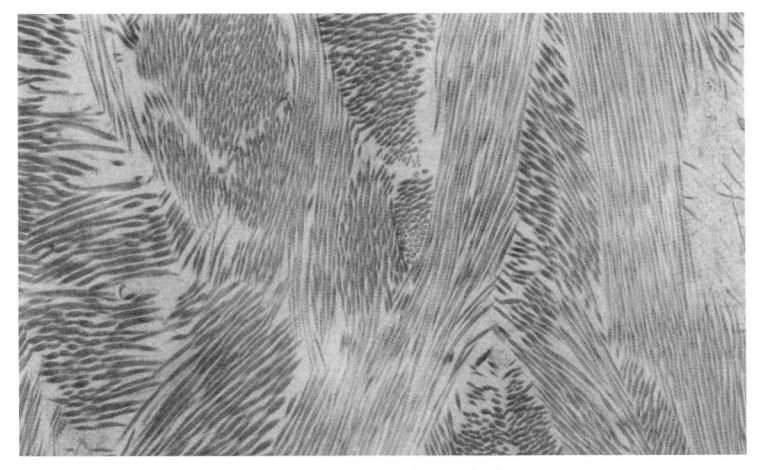

Bitte beachtet die Hell/Dunkel-Streifung der Kollagenfibrillen.

Abb. 23: EM-Bild von geflechtartigem kollagenen Bindegewebe © IMPP
www.medi-learn.de/skrbild054

werden von lockerem Bindegewebe eingefasst, dem Peritendineum, von dem interessanterweise auch die Regeneration der Sehnen ausgeht. Im Längsschnitt liegen die Kollagenfasern in einem leicht gewellten Zustand vor.

2.2.4 Fett

Würden wir so viel Wissen über Fettgewebe wie Gewicht an demselben herumtragen, könnten wir diesen Abschnitt einfach aussparen. Mit 25 Jahren besteht das Gewicht eines Mannes zu ca. 15%, das einer Frau zu ca. 25% aus Fett, was rein rechnerisch einen Energievorrat von über einem Monat ergibt. Fettzellen sind spezialisierte Bindegewebszellen, die sich aus mesenchymalem Bindegewebe weiterentwickelt haben. Sie sind von retikulären Fasern und einer Basalmembran umgeben. Kollagene Fasern fassen die Zellen zu Fettläppchen zusammen, an die sich wahrscheinlich jeder noch leidvoll vom Präp-Unterricht erinnert. Man unterscheidet zwei verschiedene Fettsorten:
1. das weiße oder univakuoläre Fett und
2. das braune oder multivakuoläre Fett.

Weißes Fettgewebe

Hier sind die Zellen durch einen großen Fetttropfen im Zytoplasma gekennzeichnet, der die gesamte Zelle ausfüllt und sogar den Zellkern an den Rand drückt. Bei den allermeisten Fixierungen wird das Fett gelöst, so dass man nur noch die Zellmembran mit dem Zellkern in der typischen **Siegelring-Form** erkennt. Fettzellen sind reichlich von Blutkapillaren umgeben und von Nervenfasern innerviert. Im Physikum wird mit Freuden nach der Histophysiologie des Fettes gefragt, weshalb hier deren kurze Zusammenfassung folgt:
1. Im Blut sind Triacylgceride (= Neutralfette) in Chylomikronen und Lipoproteinen verpackt.
2. In den Kapillaren des Fettgewebes werden die Triacylgceride von der Lipoproteinlipase des Endothels zu freien Fettsäuren und Glycerin gespalten.
3. In die Fettzellen aufgenommen werden nur die freien Fettsäuren, das Glycerin schwimmt zurück zur Leber.
4. Die Fettzellen synthetisieren aus den freien Fettsäuren wieder Triacylgceride und speichern sie als Fetttropfen.
5. Diese Speicherung wird durch Insulin angeregt (= einziges antilipolytisches Hormon unseres Körpers), Katecholamine und Glykogen wirken dagegen lipolytisch (= fettabbauend).
6. Fettzellen sondern nicht nur Fettsäuren, sondern auch **Leptin** ab, ein Hormon, das appetit- und gewichtsregulierende Wirkung besitzen soll.

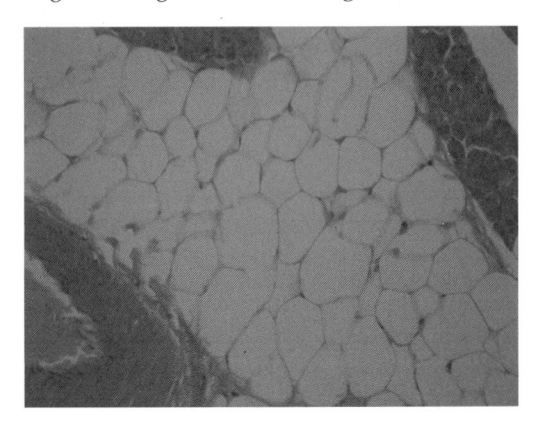

Abb. 24: Weißes Fettgewebe

Braunes Fettgewebe

Um braunes Fettgewebe wird immer viel Trara gemacht, dabei ist es beim erwachsenen Menschen in nur rudimentärem Ausmaß vorhanden und spielt nur eine geringe funktionelle Rolle. In geringem Maße hilft es dem Neugeborenen zur zitterfreien Wärmebildung. Es wird auch als multivakuoläres Fettgewebe bezeichnet, da dass Fett innerhalb einer Zelle in vielen kleinen Vakuolen gespeichert ist. Die Zellen besitzen einen runden, mittigen Zellkern.

Übrigens...
Bis jetzt gab es noch kein Bild zu braunem Fettgewebe im Physikum, es taucht aber häufig einmal als Falschantwort auf.

2.2.5 Knorpel

Knorpel ist kein schöner Name, sieht unter dem Mikroskop aber häufig beeindruckend aus. Knorpel zeichnet sich durch Druckelastizität und die Fähigkeit aus, Gewicht zu tragen und Gleiten zu ermöglichen. Wie viele von uns aus der Küche wissen, ist Knorpel schneidbar. Knorpel gehört zu den wenigen gefäßfreien Geweben im menschlichen Körper und wird rein durch Diffusion aus dem umgebenden Perichondrium oder aus der Gelenkflüssigkeit ernährt.

Unbedingt merken sollte man sich, wo die unterschiedlichen Knorpelsorten vorkommen.

Man unterscheidet drei Knorpelarten:
1. hyaliner Knorpel,
2. elastischer Knorpel und
3. Faserknorpel.

Hyaliner Knorpel

Mehrere Klone einer Knorpelzelle (= Chondrozyt) liegen in der Knorpelhofhöhle, dem **Territorium** oder **Chondron**. Das **Interterritorium** ist die Knorpelgrundsubstanz, die größtenteils aus Wasser, aber auch aus Glykanen, Kollagen II-Fasern und Mineralien besteht. Es besitzt keine Gefäße oder Nerven. Zu den Glykanen solltet ihr euch für das Physikum zwei Namen merken: den der Hyaluronsäure und des flaschenbürstenartigen Aggrecans, das Wassermoleküle anzieht, die bei Druck zur Seite weichen und so für die Elastizität des Knorpels sorgen.

Hyaliner Knorpel kommt im Kehlkopf, in den Gelenkoberflächen, im Nasenknorpel und in den Rippenansätzen vor.

Übrigens...

In den Gelenkoberflächen ist der Knorpel NICHT von Perichondrium umgeben, hier wird er von der Synovia aus ernährt.

Elastischer Knorpel

Elastischer Knorpel zeichnet sich dadurch aus, dass seine Grundsubstanz neben Kollagen-II-Fasern auch viel **Elastin** besitzt, was ihn sehr elastisch macht und makroskopisch seine gelbe Farbe verleiht. Die Chondrone bestehen aus 1 bis maximal 3 Zellen.

Er kommt in der Ohrmuschel und im äußeren Gehörgang, in der Tuba auditiva und in der Epiglottis vor.

Faserknorpel

Faserknorpel ist von vielen kollagenen Typ-I-Fasern durchsetzt, die ein fischgrätartiges Muster erzeugen. Die Knorpelzellen liegen häufig einzeln oder in kleinen isogenen Gruppen. Er besitzt kein Perichondrium steht aber eng mit dem umgebenden Bindegewebe in Verbindung, und kommt in den Menisci und in den Disci intervertebralis vor.

zweischichtiger Aufbau:

links (intensiver gefärbt) hyaliner Knorpel (= Kollagen Typ II) des Nucleus pulposus

rechts der Anulus fibrosus mit Faserknorpel (= Kollagen Typ I, Fischgrätmuster)

Abb. 25: Bandscheibe (= Discus intervertebralis)
© IMPP   www.medi-learn.de/skrbild055

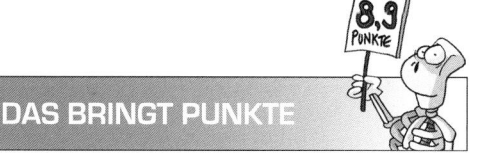

DAS BRINGT PUNKTE

Im Physikum wurde bislang häufig auf dem so banal erscheinenden Unterschied zwischen straffem und lockerem Bindegewebe herumgeritten. Punkte absahnen kann man, wenn man weiß, dass
- Mastzellen mittels gebundenem IgE bei der allergischen Sofortreaktion aktiviert werden und dann ihre mit Histamin, Heparin, Leukotrienen und Bradykinin gefüllten Granula freisetzen,
- Kollagen Typ II v.a. in hyalinem und elastischem Knorpel vorkommt,
- Kollagen Typ III typisch für retikuläre Fasern ist,
- hyaliner Knorpel aus Kollagen Typ II besteht und

v.a. im Kehlkopf, Gelenkflächen und Nasenknorpel vorkommt,
- Fettzellen durch Insulin angeregt Fett speichern und unter Katecholamin-/Glykogeneinfluss Fettsäuren absondern sowie
- Fettzellen Leptin produzieren.

BASICS MÜNDLICHE

Wofür ist Bindegewebe eigentlich gut?
- Zur Form- und Strukturgebung,
- als Ort der Immunabwehr und
- als Stützgewebe vieler Organe.

Was für Zellen finden Sie im Bindegewebe?
Fibroblasten und –zyten, häufig noch Mastzellen, Plasmazellen und Makrophagen.

Was ist der Unterschied zwischen Stroma und Parenchym?
- Stroma: Stützgewebe eines Organs,
- Parenchym: funktionelles Gewebe.

Warum gibt es unterschiedliche Bindegewebsfasern?
Weil es im Körper unterschiedliche Aufgaben zu erfüllen gilt:
- kollagene Fasern dienen zum Strukturerhalt (z.B Sehnen),
- elastische Fasern dienen z.B zur Windkesselfunktion der Aorta und
- retikuläre Fasern zur Formgebung lymphatischer Organe.

Was machen Fettzellen?
- Aufnahme freier Fettsäuren,
- Synthese und Speicherung von Triacylglyzeriden (= insulingesteuert),
- Lipolyse durch Katecholamine und Glukagon und
- Abgabe von Leptin.

Welche Knorpelarten kennen Sie?
- Hyalinen Knorpel z.B im Kehlkopf,
- elastischen Knorpel in der Ohrmuschel und
- Faserknorpel in den Bandscheiben.

2.2.6 Knochen

Ohne Knochen wären wir nur eine schleimige Masse, die sich wie eine Amöbe über den Boden bewegt. Knochen ist fest gegen Zug, Druck, Biegung und Drehung, er gehört zu den härtesten Geweben des menschlichen Körpers (nur Zahnschmelz ist härter) und ist nebenbei auch noch der wichtigste Kalziumspeicher. Dementsprechend werden immer wieder Fragen zu seinen Bestandteilen, seiner Einteilung und seiner Entwicklung gestellt.

Knochenbestandteile

Knochen besteht aus Knochenzellen und Interzellulärsubstanz (= Matrix oder Osteoid). Die Interzellulärsubstanz wiederum besteht v.a. aus Phosphat und Kalzium in Form von Apatikristallen, kollagenen Fasern und Wasser (und Proteinen wie das Osteonektin, -calcin, und -pontin). Drei wichtige Zellarten solltet ihr euch merken:

1. Die **Osteoblasten** sind einkernige Zellen am Rande der Knochenbälkchen, die die noch unverkalkte Knochengrundsubstanz produzieren. Osteoblasten, die sich rundherum eingemauert haben, stoppen die Produktion von Knochensubstanz und heißen dann Osteozyten.
2. Die **Osteozyten** liegen in Knochenhöhlen - den Lakunen - und stehen über Zytoplasmaausläufer in den Canaliculi ossei (= Knochenkanälchen) untereinander in Verbindung. Gap junctions verbinden die Zellen miteinander und ermöglichen so die Ernährung der Osteozyten, die keinen direkten Kontakt zu Blutgefäßen haben.
3. Die **Osteoklasten** sind die Gegenspieler der Osteoblasten (= sie „klauen" Knochen) und außerdem große Physikumslieblinge. Sie sind mehrkernige Riesenzellen mit bis zu 50 Zellkernen, die die Eigenschaft besitzen, Knochengrundsubstanz abzubauen. Die der Grundsubstanz zugewandte Oberfläche ist unregelmäßig aufgefaltet (= ruffled border) und so erheblich vergrößert. Eine intrazelluläre Carboanhydrase stellt H^+-Ionen bereit, die von einer Membran-ATPase nach außen geschleust werden. Das damit entstehende saure Milieu zusammen mit lysosomalen Enzymen ermöglicht

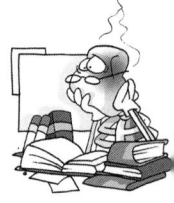

Bindegewebe

es den Osteoklasten, die Knochensubstanz und insbesondere Calcium zu resorbieren. Somit „fressen" sich Osteoklasten in den Knochen ein und bilden die Howship-Lakunen, die Höhlen, in denen sie liegen. Sie arbeiten dabei so effizient, dass sie pro Zeiteinheit die gleiche Knochenmenge abbauen, die 150 Osteoblasten aufbauen. Ihre Aktivität wird hormonell gesteuert: sie werden durch einen, von Parathormon (= stellt Kalzium parat) in Gang gesetzten Mechanismus aktiviert und durch Kalzitonin und Östrogene gehemmt (deswegen die verstärkte Osteoporose bei Frauen in der Postmenopause). Man nimmt an, dass Osteoklasten Nachfolger der Monozyten des Blutes sind und damit zum mononukleären Phagozytosesystem gehören (s. Skript Histologie 2). Ihr Bild im Schriftlichen zu erkennen, schenkt beinahe jedes Mal Punkte.

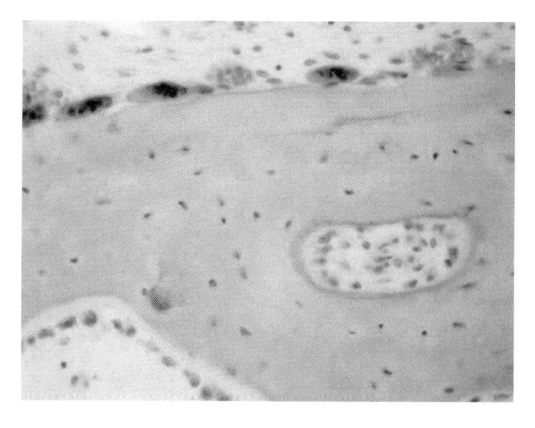

Abb. 26: Knochenbälkchen

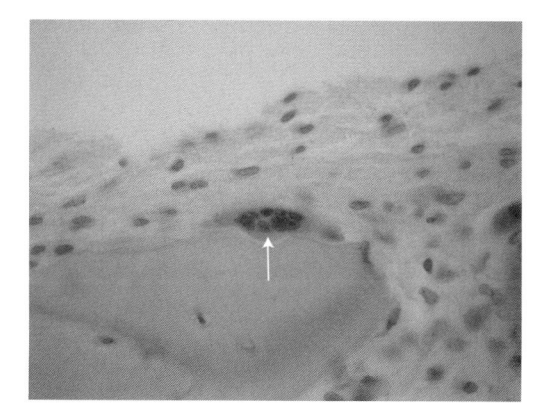

Abb. 27: Osteoklast

Histologischer Aufbau

Der histologische Aufbau von Knochen ist an und für sich gar nicht kompliziert. Zum Verstehen ist aber zusätzlich noch eine Menge an Vokabellernen notwendig.

Knochen kann makroskopisch in lange, kurze und platte Knochen eingeteilt werden. In jedem Knochen umgibt eine äußere, kompakte Schicht, die Substantia compacta, ein schwammartiges Balkenwerk, die Substantia spongiosa. Die langen oder Röhrenknochen bestehen aus einem Knochenschaft, der Diaphyse, auf der an beiden Enden eine Epiphyse sitzt. Die Epiphyse ist teilweise überknorpelt und bildet die Gelenkfläche. Zwischen Dia- und Epiphyse liegt die Metaphyse, die uns bei der Knochenentwicklung noch einiges Kopfzerbrechen bereiten wird (s. S. 33).

Schließlich gehören noch zwei Bindegewebsschichten zum Knochen: das Periost, das den größten Teil des Knochens von außen umgibt, reichlich mit Nerven versorgt ist (nicht das Schienbein tut uns weh, sondern dessen Periost) und Blutgefäße zur Ernährung des Knochens führt, und zweitens das Endost, das der Substantia compacta von innen anliegt.

Platte Knochen wie z.B das Schulterblatt und viele Schädelknochen, werden von zwei dünnen Kompaktaschichten (= Lamina externa und interna) und einer dazwischenliegenden Spongiosaschicht, der Diploë, gebildet.

Mikroskopisch kann man zwei wesentliche Knochenarten unterscheiden: den Geflechtknochen und den Lamellenknochen. Geflechtknochen entsteht bei der Knochenneubildung, wenn die kollagenen Fasern der Grundsubstanz ungeordnet vorliegen. In der Regel wird er durch Lamellenknochen ersetzt; aber auch bei Erwachsenen liegt Geflechtknochen noch an wenigen Stellen vor, wie z.B. in der Pars petrosa des Os temporale und an einzelnen Sehnenansätzen. Lamellenknochen besteht aus Lamellen - also deutlich voneinander abgesetzten Knochenschichten -, die durch Kollagen-I-Fasern und Osteozyten gekennzeichnet sind. Der grundlegende Aufbau von Lamellenknochen ist am einleuchtendsten an der Substantia compacta in den Diaphysen langer Röhrenknochen zu erklären (s. Abb. 29, S. 32). Die wesentlichen Baueinheiten von Lamellenknochen sind die Osteone. Sie bestehen aus einem in ihrer Mitte parallel zu

www.medi-learn.de

Knochenoberfläche verlaufenden Zentralkanal, dem Havers-Kanal, und 3-20 Lamellen, die mit ihren Osteozyten konzentrisch um den Zentralkanal herum angeordnet sind. Die Lamellen eines Osteons nennt man Speziallamellen. Da Knochen ständig den statischen Gegebenheiten angepasst und somit non-stop umgebaut wird, werden schon vorhandene Osteone um- oder gar abgebaut. Die Reste alter Speziallamellen nennt man Schaltlamellen. Sie bilden Kreisteile ohne innen liegenden Havers-Kanal. Als dritte Lamellenart sind noch die Generallamellen erwähnenswert, die an der inneren und äußeren Oberfläche der Diaphysenröhre kreisförmig um den ganzen Knochen herum angeordnet sind. Damit die Blutgefäße in den Havers-Kanal kommen können, gibt es noch die Volkmann-Kanäle, die senkrecht von der Oberfläche in den Knochen eintreten und mit den Havers-Kanälen kommunizieren.

Übrigens...
In den Markhöhlen vieler Knochen liegt zwischen der Substantia spongiosa das Knochenmark, das als gelbes Knochenmark zum Speichern von Fett dient, und als rotes Knochenmark zur Erythro- und Leukopoese.

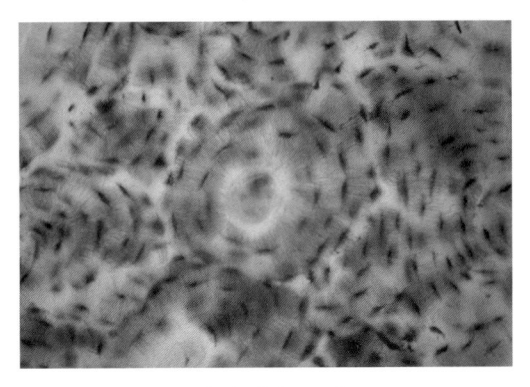

Abb. 30: Schnitt durch die Substantia compacta. Mittig ist ein Osteon zu sehen mit kreisförmig angeordneten Osteozyten.

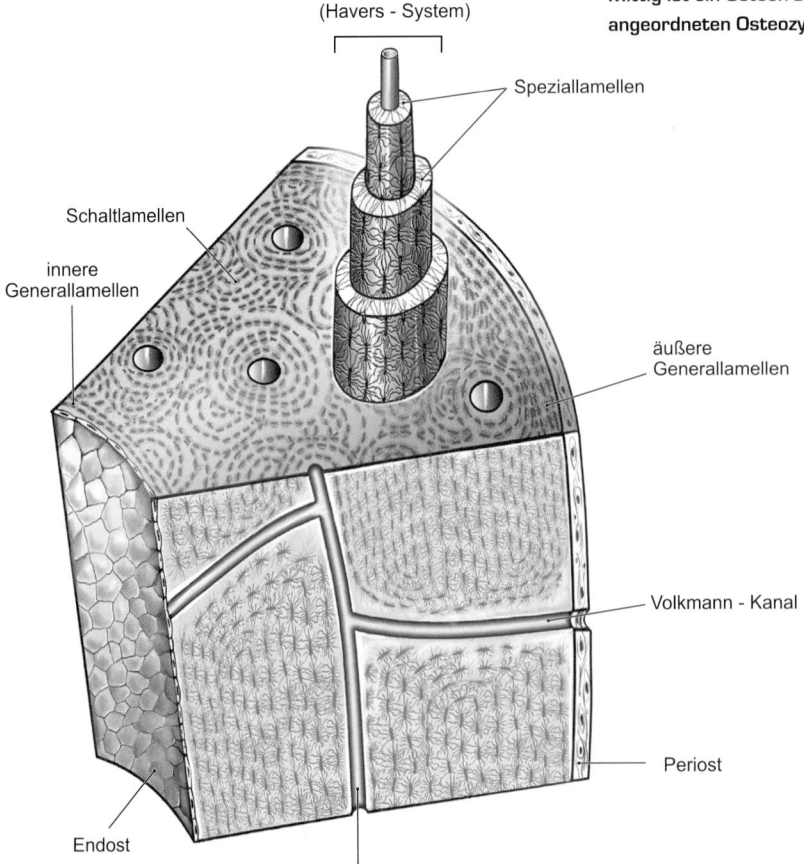

Abb. 29: Lamellenknochen

Knochenentwicklung

Die Knochenentwicklung oder **Ossifikation** beginnt in der Fetalzeit mit der direkten Umwandlung von mesenchymalem Bindegewebe in Knochen, der **desmalen Ossifikation**. So bilden sich z. B. die Klavikula und die Belegknochen des Schädels.

Das Gegenstück bezeichnet man als **chondrale Ossifikation**, bei der Röhrenknochen um und in groben Knorpelmodellen gebildet werden, die als Vorlage dienen. Sie verläuft in zwei Phasen. Zuerst wird dabei in der perichondralen Ossifikation der Diaphysenschaft um das Knorpelmodell herum gebildet, und zwar - verwirrenderweise - nach Art der desmalen Ossifikation, es wird also Bindegewebe in Knochen umgewandelt. Darauf folgt die enchondrale Ossifikation, bei der im Knorpelmodell selbst Knochen gebildet werden. Sie geht von der Grenze zwischen Metaphyse und Epiphyse, also der Epiphysenfuge aus. Hier muss man ein bisschen genauer hinsehen, da im Mikroskop deutlich ein Schichtaufbau zu erkennen ist, nach dem im Physikum häufig gefragt wird. In der **Reservezone** liegt hyaliner Knorpel mit morphologisch unveränderten Zellen vor. Sie füllt anfangs die gesamte Epiphyse aus, schrumpft aber nach deren Verknöcherung auf einen zur Epiphysenfuge hin gerichteten Streifen zusammen. In der darunter liegenden **Proliferationszone** teilen sich die Knorpelzellen lebhaft und bilden Säulen, die sich in Längsrichtung anordnen. Deswegen wird auch von Säulenknorpel gesprochen. In der **Resorptionszone** (= Zone des Blasenknor-

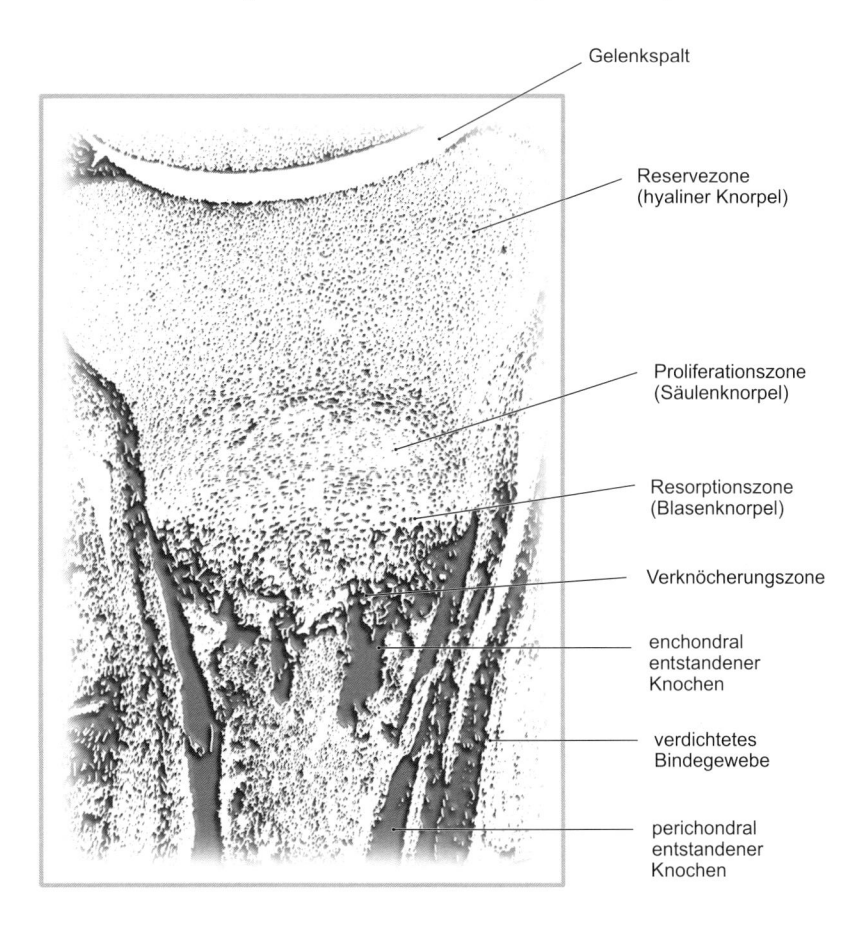

Abb. 31: Enchondrale Verknöcherung

pels) ist offensichtlich die Ernährung des Knorpels gestört: es kommt zu einer Kalzifizierung des Knorpels und die Knorpelzellen vergrößern sich. Darunter liegt die **Verknöcherungszone**, in der die Knorpelzellen zugrunde gehen und die Knorpelhöhlen durch Chondroklasten eröffnet werden (daher auch Eröffnungszone genannt). Mit den Blutgefäßen einspießende undifferenzierte Zellen wandeln sich in Osteoblasten um, die neuen Geflechtknochen bilden, der dann im letzten Schritt durch Lamellenknochen ersetzt wird. Die enchondrale Verknöcherung ist für das Längenwachstum verantwortlich, das normalerweise in der Fetalperiode beginnt und bis zum 15.-20. Lebensjahr anhält.

Übrigens...
- Die Verknöcherung der Epiphyse selbst verläuft ähnlich wie die in der Epiphysenfuge nach einem enchondralen Muster, aber radial um einen Knochenkern in der Epiphyse herum.
- Die Heilung nach einem Knochenbruch beginnt mit dem Einspießen von Blutgefäßen und Bindegewebszellen in den Frakturspalt. Osteogene Zellen beginnen hyalinen Knorpel zu bilden. Nach Art der enchondralen Ossifikation wird dann Knochen gebildet (s. S. 33), d.h., man findet im Frakturgebiet hyalinen Knorpel, der durch Knochengewebe ersetzt wird (= chondrale Ossifikation) und Bindegewebe, das in Knochen umgewandelt wird (= desmale Ossifikation). Es wird fast immer mehr Gewebe gebildet als vorher vorhanden war. Das überschüssige Gewebe bezeichnet man als Kallus.

2.3 Muskelgewebe

Nach dem zugegebenermaßen etwas anstrengenden Thema Knochen dürft ihr euch jetzt ein wenig mit den Muskeln entspannen. Hier lässt sich nämlich mit ein paar Basisinformationen der größte Teil der Physikumsfragen beantworten:

2.3.1 Quergestreifte Skelettmuskulatur

Dass ihr - so wie ihr seid - am Schreibtisch sitzen könnt, ja, es überhaupt auf den Stuhl geschafft habt, liegt am genialen Aufbau eurer Skelettmuskulatur, der auch auf die Physikumsmacher viel Eindruck gemacht zu haben scheint, denn eine Frage zu Sarkomeren in jedem Physikum ist fast so sicher wie das Amen in der Kirche.
Muskeln bestehen aus **Muskelfasern**, die durch das Verschmelzen vieler Muskelstammzellen zu einer einzigen, bis zu 20 cm langen, vielkernigen Riesenzelle entstehen. Die randständigen Zellkerne und eine lichtmikroskopisch deutlich erkennbare Querstreifung sollten ein Skelettmuskelbild immer zu einem Physikumsjoker machen. Bevor wir uns jetzt gleich über den Aufbau unterhalten, noch einige wichtige Fakten:

- Skelettmuskulatur besitzt KEINE Gap junctions. Es soll ja jede motorische Einheit getrennt innerviert werden und daher eben kein funktionelles Synzytium bilden, um z.B. so diffizile Aufgaben wie Kreuzchen machen auch in aller Perfektion ausführen zu können.
- Eine einzelne Nervenfaser kann eine oder ganz viele Muskelfasern innervieren. Alle Muskelfasern, die zu einer Nervenfaser gehören, nennt man **motorische Einheit**. In den äußeren Augenmuskeln besteht diese aus einer einzelnen Muskelfaser, im Oberschenkel aus über 100 Fasern. Motorische Einheiten funktionieren nach dem Alles-oder-Nichts-Prinzip: entweder alle ihre Muskelfasern werden erregt und kontrahieren sich oder keine einzige.
- Auch Skelettmuskeln können regenerieren. Zwischen den Muskelfasern liegende Satellitenzellen besitzen nämlich die Fähigkeit, sich zu teilen und mit schon vorhandenen Muskelfasern zu verschmelzen.

Sarkomer

Die Querstreifung der Muskelzellen entsteht durch den regelmäßigen Aufbau der **Myofibrillen**. Das sind die eigentlich kontraktilen Elemente innerhalb der Zelle, mit denen ihr euch nun ein bisschen genauer beschäftigen solltet: Myofibrillen sind aus **Sarkomeren** aufgebaut, den kleinsten funktionellen Einheiten einer Muskelzelle. Schon lichtmikroskopisch - aber noch viel klarer im Elektronenmikroskop - erkennt man helle und dunkle Banden: Eine dunkle Querlinie inglmitten eines relativ hellen Abschnitts bildet den Z-Streifen. Der helle Abschnitt wird als I-Bande bezeichnet (= isotrop, im polarisierenden Licht einfach lichtbrechend). In einem größeren, dunklen Abschnitt, der A-Bande (= anoisotrop, im polarisierenden Licht doppelbrechend) erkennt man mittig einen etwas helleren Abschnitt, den H-Streifen (= Hensen-Streifen), in dessen Mitte wiederum ein dünner, schwarzer Strich zu sehen ist, der M-Streifen

(= Mittelstreifen). So, und was soll das alles? Die Muskelkontraktion entsteht durch das Aneinandergleiten von zueinander parallelen relativ dünnen Aktin- und relativ dicken Myosinfilamenten. Die Aktinfasern sind untereinander über den Z-Streifen verbunden und reichen bis zum H-Streifen. Die helle Zone links und rechts um den Z-Streifen ist die I-Bande, eine Zone, in der nur Aktinfilamente vorkommen. Die A-Bande ist durch die unveränderliche Länge der Myosinfilamente definiert und deswegen so dunkel, weil hier sowohl Aktin- als auch Myosinfilamente nebeneinander liegen (Achtung: Mit Ausnahme des H-Streifens, wo nur Myosinfilamente liegen). Der M-Streifen in der Mitte verbindet die Myosinfilamente untereinander. Bei der Muskelkontraktion verkürzen sich I-Banden und H-Streifen, weil die Aktinfilamente sich einander nähern. Die A-Bande bleibt immer gleich lang.

Ein Sarkomer reicht von einem Z-Streifen zum nächsten, die Reihenfolge der Streifen lautet: Z-I-A-H-M und wieder zurück. Durch eine leichte Vordehnung wird eine optimale Überlappung der Aktin- und Myosinfilamente und damit eine stärkere Kraftentwicklung erreicht.

Übrigens...
Ein ziemlich langes Molekül namens Titin verbindet den Z-Streifen mit dem M-Streifen und ist für die Längsstabilisierung der Myofibrillen da. Diese Tatsache ist vielleicht ein bisschen verwirrend, weil Titin eigentlich deutlich voneinander abgegrenzte Abschnitte verbindet, weswegen es natürlich auch im Physikum auftauchen muss.

MERKE:
„Zieh Immer Am Hellen Muskel" für die Reihenfolge der Streifen: Z-I-A-H-M.

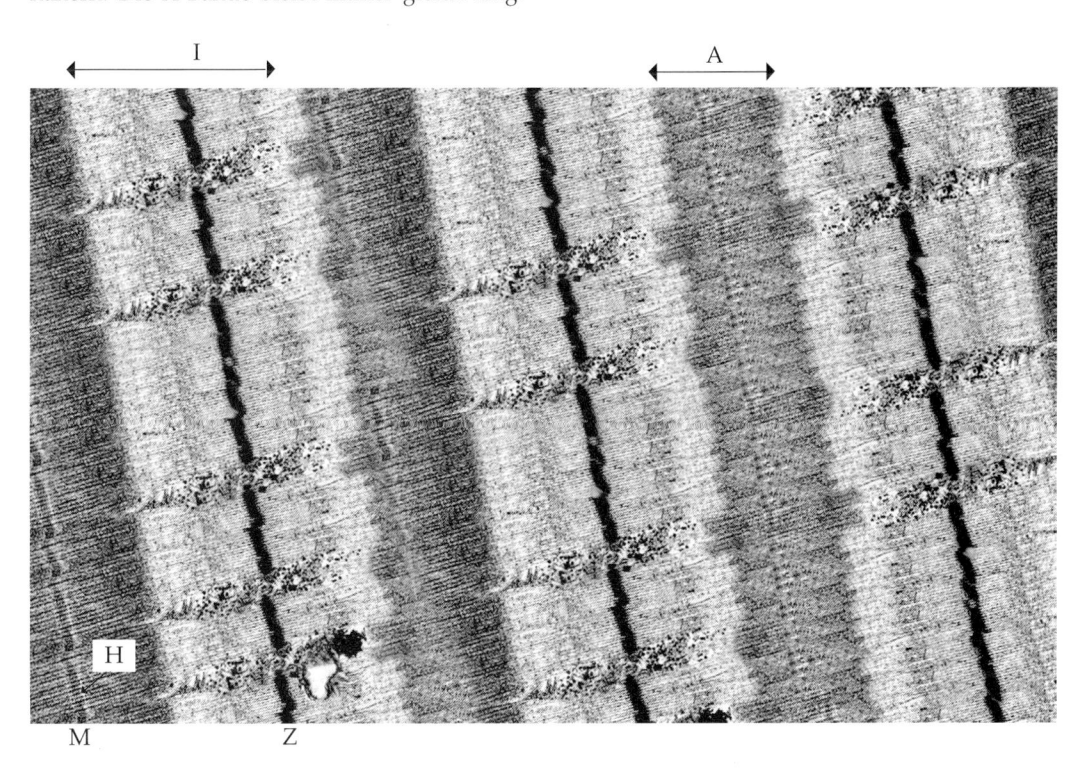

Abb. 31: EM-Bild einer Muskelzelle

Als drei schwarze, dünne Streifen sind die Z-Streifen erkennbar, die in der hellen I-Zone liegen. Die längeren dunklen Abschnitte sind die A-Zonen, in deren Mitte ein dunkler Streifen (M-Streifen) in einer hellen Zone (H-Streifen) sichtbar ist.

Sarkolemm

Als Sarkolemm wird die Gesamtheit der Plasmamembranen der Muskelzellen bezeichnet. Wie alle Zellen ist auch die Muskelzelle von einer Plasmamembran umgeben, die allerdings röhrenförmige Einstülpungen quer durch die Zelle besitzt, die **T-Tubuli** (T von transversal). Bei Erregung der Zelle wandern die Aktionspotenziale an den T-Tubuli entlang ins Innere und damit in die Nähe des sarkoplasmatischen Retikulums (= das gER des Muskels), die auch **L-Tubuli** genannt werden (L von longitudinal) und als Kalziumspeicher dienen. An den **Triaden** liegen die L-Tubuli in direkter Nachbarschaft zu den T-Tubuli. Kommt nun ein Aktionspotenzial die T-Tubuli entlang geschossen, verändert sich ein spannungsabhängiger Calciumkanal (= Dihydropyridin-Rezeptor). Dies aktiviert Calciumkänale in den L-Tubuli (= Ryanodin-Rezeptoren). Kalzium strömt in Sekundenbruchteilen kaskadenartig aus der gesamten Länge der L-Tubuli ins Zytoplasma und löst damit die Kontraktion der Myofibrillen aus. Die Triaden sind also der Ort, wo ein elektrischer Reiz in chemische Veränderungen umgeformt wird, die dann an den Myofibrillen zur mechanischen Kontraktion führen = **elektromechanische Kopplung.**

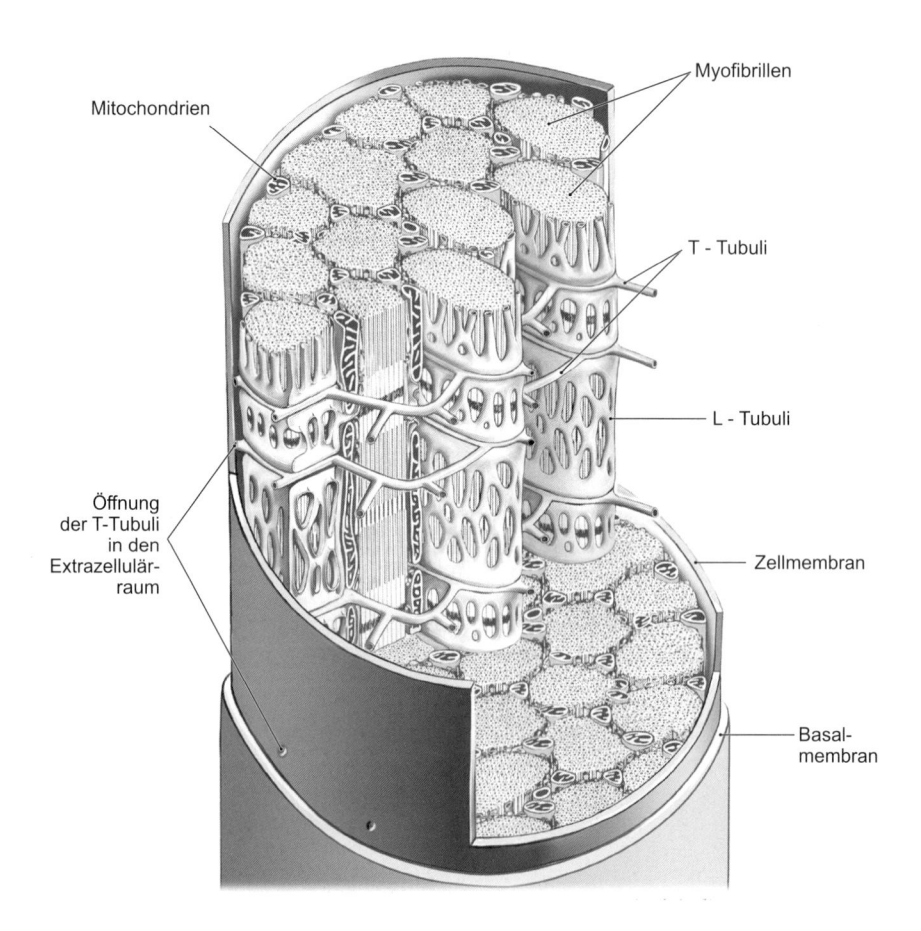

Abb. 33: Plasmalemm einer Muskelzelle = Sarkolemm

Muskelgewebe | 37

Muskelspindel

Muskelspindeln sind ein Beispiel für die vielen kleinen und fisseligen Sachen, die für das Funktionieren unseres Körpers unerlässlich sind, aber andererseits auch so klein, dass man sie leicht übersieht. Darauf baut – wie sollte es anders sein - das Physikum mit immer genauer werdenden Fragen.

Muskelspindeln sind propriozeptive Dehnungsrezeptoren des Skelettmuskels. Sie melden also dem Gehirn, wie stark unsere Muskeln angespannt sind. Durch die Meldung aller Muskelspindeln kann das Gehirn dann die Lage der Extremitäten zueinander errechnen. Ohne sie könnten wir uns nur schwer auf die Stirn klopfen, wenn wir wieder einmal vor einer völlig blödsinnigen Physikumsfrage stehen. Muskelspindeln bestehen aus spezialisierter quergestreifter Muskulatur, die als **Kernsack- und Kernkettenfasern** oder als **intrafusale Fasern** (fusus lat. = Spindel) bezeichnet werden. Sie sind sowohl afferent als auch efferent innerviert und melden daher nicht nur den Dehnungszustand, sondern können schon im Voraus auf eine bestimmte Länge geeicht werden.

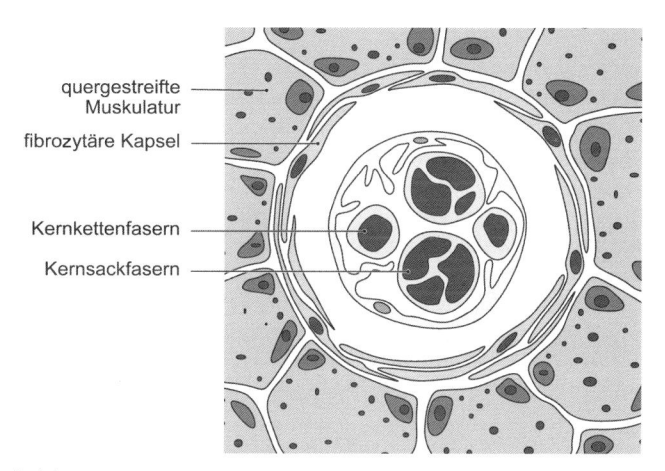

Abb. 34a: Muskelspindel quer

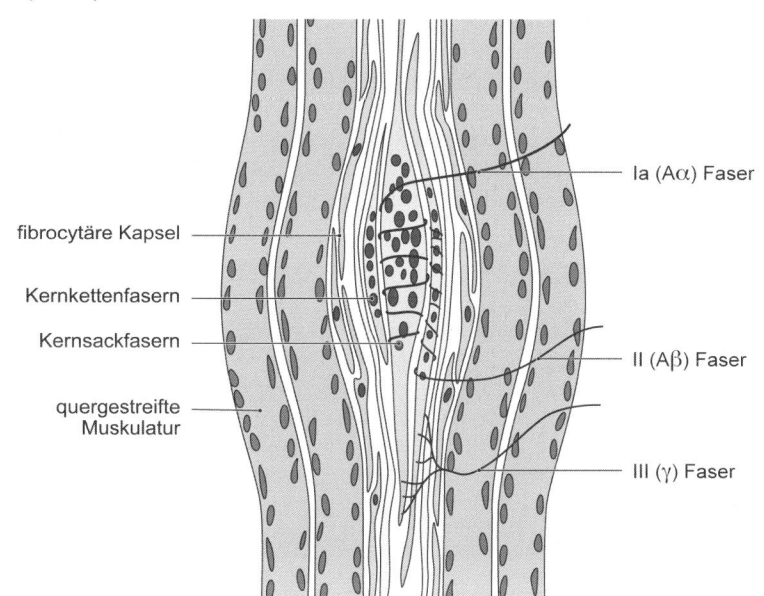

Abb. 34b: Muskelspindel längs

2.3.2 Herzmuskulatur

Auch Herzmuskulatur besteht prinzipiell aus quergestreifter Muskulatur. Sie weist aber einige entscheidende Unterschiede auf, die es dem Herz ermöglichen, unser immer länger werdendes Leben über ununterbrochen zu schlagen, selbst wenn es ab und an vor Freude zu zerspringen scheint.

> **Übrigens...**
> Sollten wirklich einmal Herzmuskeln absterben, z. B. bei einem Infarkt, ist das besonders tragisch, weil sie keine Fähigkeit zur Regeneration besitzen.

Auch Herzmuskelzellen entstehen durch das Verschmelzen von Myoblasten. Reife Zellen besitzen aber nur 1 oder 2 Zellkerne, die mittig in der Zelle liegen. Herzmuskelzellen sind häufig Y-förmig aufgezweigt, so dass viele Verbindungen zwischen den Zellen entstehen. Sie müssen nämlich besonders gut miteinander verbunden sein, um den beständigen mechanischen Anforderungen gerecht zu werden. Das sichtbare Ergebnis sind deutlich erkennbare schwarze Streifen zwischen den Zellen, die **Glanzstreifen oder Disci intercalares**. Sie weisen folgende Zell-Zellverbindungen auf:
- **Fasciae adhaerentes**, die der Verankerung der Aktinfilamente dienen,
- **Maculae adhaerentes**, die die Muskelzellen untereinander verbinden und
- die funktionell äußerst wichtigen **Gap junctions**, durch die alle Herzmuskelzellen elektrisch miteinander verkuppelt sind und so ein **funktionelles Synzytium** bilden. (Wer noch Lust auf komische Physikums-Proteine hat, kann sich hier das Connexin 43 als herzspezifisches Nexusprotein merken).

Außerdem fallen viele Mitochondrien und reichlich Glykogenablagerungen auf, die den verstärkten Energiebedarf der Zellen befriedigen.
Funktionell bedeutend sind auch am Herzmuskel die Sarkomere, die identisch wie im Skelettmuskel aufgebaut sind. Auch hier bewirkt eine leichte Dehnung, z.B. bei verstärkter diastolischer Füllung, eine größere Kraftentwicklung = Frank-Starling-Mechanismus. Die Zellen im Herzvorhof besitzen außerdem auch noch die Fähigkeit zur Bildung und Sekretion zweier Hormone:
- Cardionatrin (= ANF = atrial natriuretic factor), das diuretisch wirkt (der „Hilfeschrei" des Herzens) und
- Cardiodilatin, das eine Vasodilatation hervorruft.

2.3.3 Glatte Muskulatur

Glatte Muskulatur, das sind spindelförmige, relativ dünne Zellen ohne erkennbare Querstreifung mit einem mittigen, länglichen Zellkern. Auch hier ist die Fähigkeit zur Kontraktion an **Aktin- und Myosinfilamente** gebunden, die aber netzartig vorliegen. Eingearbeitet in das Aktinnetzwerk sind Verdichtungen (= Areae densae oder Anheftungsplaques), die der Verbindung der Aktinfilamente dienen und den Z-Streifen der Skelettmuskulatur entsprechen. Glatte Muskeln kontrahieren sich zwar langsamer als Skelettmuskulatur, sie können aber pro Fläche eine größere Kraft entwickeln und im kontrahierten Zustand verharren, ohne zu ermüden. Sie unterliegen KEINEM Alles-oder-Nichts-Gesetz und benötigen wegen ihres geringen Durchmessers und der langsamen Kontraktion KEINE T-Tubuli. Glatte Muskulatur kommt z.B. in den Eingeweiden und den Blutgefäßen vor. Sie bildet kleine Einheiten, die uns die Haare zu Berge stehen lassen (= Mm. arrectores pilorum), oder sogar ganze Organe, wie den Uterus.

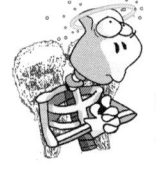

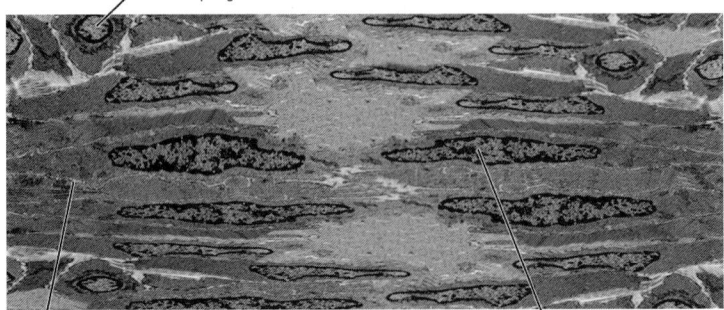

Abb. 35: Glatte Muskelzellen (Zellkern quergeschnitten, Zellgrenze, Zellkern längsgeschnitten)

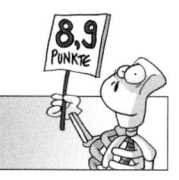

DAS BRINGT PUNKTE

Viele Knochenfragen kann man beantworten, wenn man weiß, dass
- die Knochensubstanz von Osteoblasten erbaut, von Osteozyten erhalten und von Osteoklasten zerstört wird,
- Parathormon die mehrkernigen Osteoklasten aktiviert, die beim Knochenabbau Calcium freisetzen,
- Lamellenknochen als wesentliche Baueinheiten Osteone besitzen, in denen das Kollagen Typ I in Speziallamellen um einen Havers-Kanal herum angeordnet ist,
- Schaltlamellen der Lamellenknochen Überreste teilweise abgebauter Osteone sind,
- bei der Entstehung langer Röhrenknochen erst um ein Knorpelmodell perichondral ein knöcherner Schaft gebildet wird, an dessen Ende – also an den Epiphysenfugen - enchondral das Längenwachstum stattfindet und
- diese Zone der enchondralen Verknöcherung morphologisch in eine Reserve-, Proliferations-, Resorptions- und eine Verknöcherungszone aufgeteilt ist.

Zu den Muskeln solltet ihr wissen, dass
- Muskeln aus Myofibrillen aufgebaut sind, deren kleinste Einheit das Sarkomer darstellt (= parallel aneinandergelagerte Aktin- und Myosinfilamente, deren regelmäßiger Aufbau Z-,I-,A-,H- und M-Streifen bildet),
- der A-Streifen durch die unveränderliche Länge der Myosinfilamente definiert ist,
- Muskelspindeln afferent und efferent innerviert sind und aus intrafusalen Fasern, also den Kernsack- sowie den Kernkettenfasern bestehen und
- Herzmuskelzellen mittels Glanzstreifen miteinander verbunden sind, in denen Gap junctions für die Bildung eines funktionellen Synzytiums sorgen und Fasziae und Maculae adhaerentes für die Festigkeit der Verbindung zuständig sind.

BASICS MÜNDLICHE

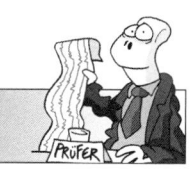

Woraus ist Knochen aufgebaut?
Zellen:
- Osteoblasten,
- Osteozyten und
- Osteoklasten.

Interzellulärsubstanz:
- Apatitkristalle und
- Kollagen Typ I.

Was ist der Unterschied zwischen Lamellen- und Geflechtknochen, wo kommen die beiden vor?
Geflechtknochen:
- Kollagenfasern ungeordnet (z.B Os temporale pars petrosa).

Lamellenknochen:
- Kollagenfasern schichtartig in Spezial-, Schalt- und Generallamellen aufgebaut (z.B. Diaphyse langer Röhrenknochen).

Was ist ein Osteon?
Eine Baueinheit des Knochengewebes:
- konzentrische Speziallamellen mit dazwischenliegenden Osteozyten liegen um einen Havers-Kanal herum.

Erklären Sie bitte den Aufbau eines Sarkomers?
In einem Sarkomer liegen Aktin- und Myosinfilamente parallel zueinander verschieblich. Unterschiedliche Überschneidungsorte und Verbindungslinien bilden: Z-, I-, A-, H- und M-Streifen.

Was ist das Besondere an Herzmuskelzellen?
Herzmuskelzellen
- haben eine Y-förmige Zellgestalt,
- haben eine Querstreifung wie die Skelettmuskelzellen,
- sind unermüdlich am arbeiten,
- haben viele Mitochondrien,
- haben Glanzstreifen,
- besitzen keine Regenerationsfähigkeit und
- produzieren Hormone.

Was ist das Besondere an glatter Muskulatur und wo kommt sie vor?
Glatte Muskulatur
- hat keine Streifung wegen der ungeordneten Filamentanordnung,

www.medi-learn.de

- hat einkernige Zellen,
- hat keine T-Tubuli,
- kennt kein Alles-oder-Nichts,
- hat eine effizientere Kraftentwicklung als die quergestreifte Muskulatur und
- kommt im Darm sowie den Gefäßen vor.

Welches sind die Stationen der elektromechanischen Koppelung?
- Synapse,
- Zellmembran,
- T-Tubuli,
- L-Tubuli,
- Zytoplasma und
- Aktin- und Myosinfilamente.

2.4 Nervengewebe

Das Nervengewebe bildet sicherlich den komplexesten und bis jetzt am wenigsten verstandenen Teil unseres Körpers: das zentrale und das periphere Nervensystem. Wir dürfen in diesem Abschnitt endlich einmal auch ein wenig philosophisch werden, wenn wir uns überlegen, was für eine aufregende, einzigartige Aufgabe uns hier ansteht: Eine Struktur versucht sich selbst ansatzweise zu verstehen, sich selbst (auch mittels anderer Lebewesen, z.B. Versuchstieren) auf den Grund zu gehen und ihre ihr selbst innewohnende Funktionsweise zu entschlüsseln. Das gibt es vielleicht sonst nirgendwo im Universum. Dass uns ausgerechnet das Physikum vor diese eventuell unlösbare Aufgabe setzt, zeigt, wie anmaßend Wissenschaft manchmal ist...

Im Nervengewebe kann man zwei Zellgruppen unterscheiden:
- die funktionellen Nervenzellen oder Neurone und
- die Stütz- und Helferzellen, die Gliazellen.

Dieses Kapitel wird sich größtenteils mit den Neuronen beschäftigen, ihre Morphologie, ihre Klassifikation und ihre Verbindungen, die Synapsen betrachten, um dann - von klein auf groß - erst den Aufbau der Nervenfasern und dann den der makroskopisch sichtbaren Nerven zu behandeln.

Die Gliazellen werden hier nur kurz angesprochen, obwohl ohne sie keine Nervenzelle lange überleben, geschweige denn funktionieren könnte und beide entwicklungsgeschichtlich aus dem gleichen Gewebe hervorgehen, dem Neuroektoderm.

Den Abschluss bildet ein kurzer Abschnitt über die Ganglien, da sie immer wieder im Physikum gefragt werden und der Großteil der Fragen mit einigen wenigen Begriffen souverän beantwortet werden kann.

2.4.1 Nervenzellen = Neurone

Man streitet sich noch über die Anzahl der Nervenzellen in unserem Körper, die Angaben schwanken zwischen 10 und 30 Milliarden. Sie sind unsere informationsverarbeitenden und -speichernden Einheiten mit Fähigkeiten, die jeden Computer mit den Ohren schlackern lassen.

Morphologie

Neurone sind mit einem empfangenden, einem verarbeitenden und einem sendenden Abschnitt ausgestattet (s. Abb. 37, S. 42). Der empfangende Abschnitt wird von den baumartigen **Dendriten** gebildet, den Zellausläufern, an die die Synapsen anderer Zellen andocken. Zahlreiche Dendriten haben Dornen (spines). Dabei handelt es sich um bis zu 2μm große Vorwölbungen, an die in der Regel andere Axone mit Synapsen herantreten. Die Information sammelt sich auf der Membran des **Perikaryons**, des zytoplasmareichen Abschnitts um den Zellkern herum. Hier liegt das trophische Zentrum der Zelle: Im Zytoplasma und den Organellen werden die meisten metabolischen Aufgaben der Zelle gemeistert und hier werden auch die Informationen in Form veränderter Membranpotentiale gesammelt sowie verarbeitet. Am großen Zellkern fällt vor allem sein deutlicher Nukleolus und fein verteiltes Chromatin auf. Franz Nissl entwickelte als 24-jähriger Medizinstudent im Jahre 1884 eine bis heute benutzte Färbung, mit der sich grobschollige Organellen im Zytoplasma von Nervenzellen darstellen lassen. Das endoplasmatische Retikulum des Nerven war gefunden (= die Nissl-Substanz). Hier werden alle erforderlichen Proteine der Zelle synthetisiert. Das Zytoskelett wird hauptsächlich von Neurofilamenten und Mikrotubuli gebildet.

An einem besonderen Abschnitt des Perikaryons ohne Nissl-Substanz - dem Ursprungskegel oder Axonhügel - beginnt der sendende Abschnitt der Zelle, das **Axon**. Jede Nervenzelle besitzt nur ein Axon, das aber bis zu 1m lang werden kann (Nervenfasern, die die Fußmuskulatur innervieren). Am Ursprungskegel kann man das Axon von den Dendriten unterscheiden. Das Axon besteht aus einem Anfangssegment ohne Axonscheide, der Hauptverlaufsstrecke, die meistens ummantelt (= myelinisiert) ist, und Endauftreibungen, den Boutons, an denen die Synapsen liegen. In den Axonen liegen - neben Mitochondrien - vor allem Mikrotubuli, die die Schienenwege für den axonalen Transport bilden. Hierbei schiebt Kinesin weg vom Zellkern und Dynein dazu hin.

MERKE:
„Nerv, bin weg zum Kino und komme dynamisch zurück" für den axonalen Transport über Kinesin weg vom Zellkern und Dynein hin zum Zellkern.

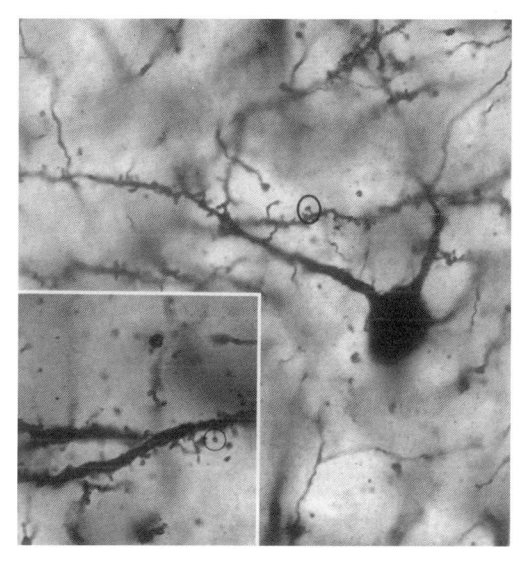

Abb. 36: Spines an den Dendriten eines Neurons
© IMPP   www.medi-learn.de/skrbild056

Klassifikation

Auch Nervenzellen kann man dem Aussehen nach klassifizieren (s. Abb. 38, S. 42). In diesem Fall mit nur geringem praktischen Nutzen für das wirkliche Leben, aber von herausragender Bedeutung für die Beantwortung der Physikumsfragen. Ganz besonders prüfungsrelevant ist, wo welche Nervenzellen vorkommen:

- **Bipolare Nervenzellen** sind äußerst selten und kommen z.B. in der Retina vor. Ihr Perikaryon besitzt zwei Pole: auf der einen Seite erreicht ein einziger Fortsatz, der sich in der Peripherie aufzweigen kann, das Perikaryon, auf der gegenüberliegenden Seite sprießt ein weiterer Fortsatz aus.
- In **pseudounipolaren Nervenzellen** durchlaufen die Erregungen das Perikayon nicht. Es besitzt nur einen Fortsatz, der sich aber in einen Dendriten- und einen Axonteil aufspaltet. Von essentieller Bedeutung für das Physikum ist ihr Vorkommen: Pseudounipolare Nervenzellen kommen vor allem in **sensiblen Spinalganglien** und in **sensiblen Hirnnervenganglien**, wie z.B. im Ganglion trigeminale vor.
- **Multipolare Nervenzellen** besitzen mehrere Dendriten und ein Axon. Die meisten Nervenzellen sind multipolare Nervenzellen. Sie kommen in den vegetativen Ganglien - z.B. den Grenzstrangganglien und dem Ganglion ciliare - sowie überall im Gehirn vor. Multipolare Nervenzellen haben häufig sehr auffällige Formen, die dann besonders bezeichnet werden: Motoneurone, Purkinje-Zellen, Pyramidenzellen usw.

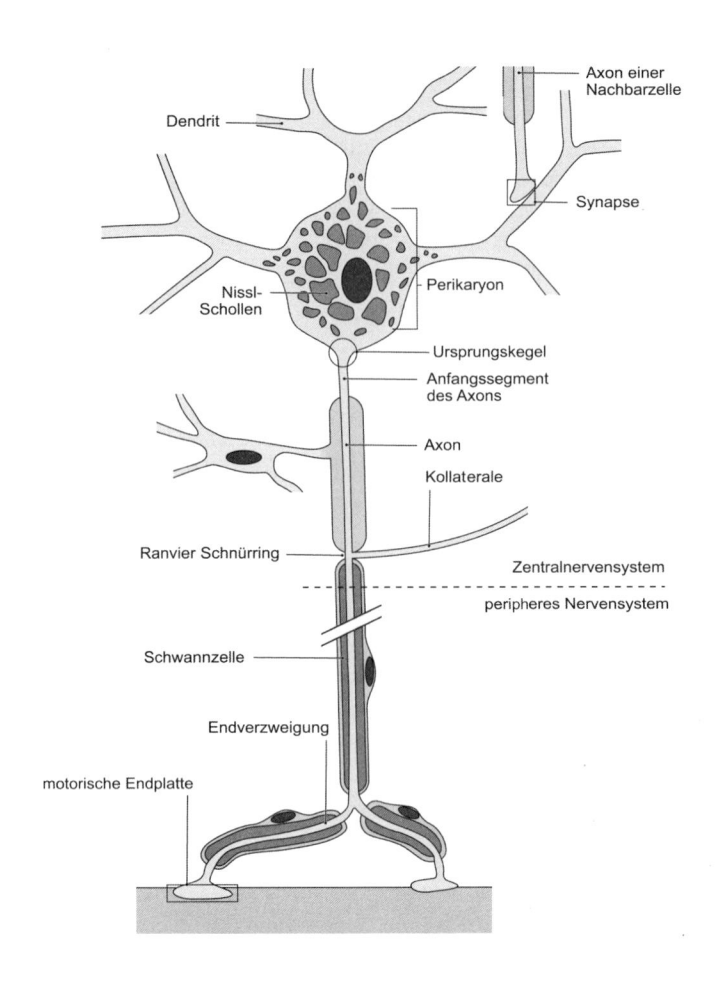

Abb. 37: Aufbau einer Nervenzelle

A: Multipolare Nervenzelle im Gehirn (= Interneuron),
B: Motoneuron mit langem, myelinisiertem Axon,
C: pseudounipolare Nervenzelle, ihr Perikaryon sitzt im Spinalganglion (nicht eingezeichnet),
D: bipolare Nervenzelle (wahrscheinlich im Hirnnerv VIII);
E: primäre Sinneszelle in der Regio olfactoria (= Zelle, die direkt Sinnesreize wahrnimmt und diese ins Gehirn weiterleitet, also histologisch zwischen Sinnes- und Nervenzellen einzuordnen ist).

Achtung: Die Proportionen sind grotesk verschoben, das Interneuron ist stark vergrößert dargestellt, das Axon bei B kann sehr lang sein, und die bipolare Nervenzelle sehr kurz.

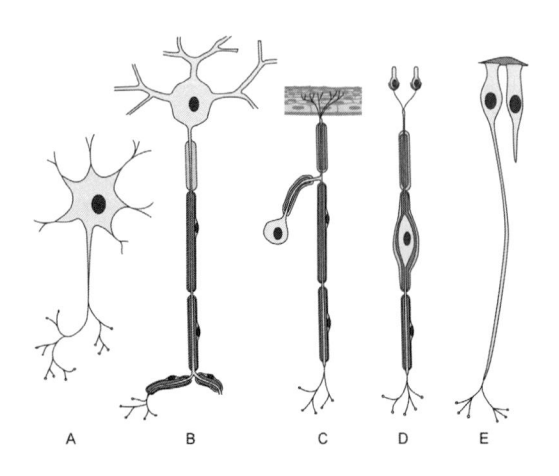

Abb. 38: Klassifikation von Nervenzellen

Synapsen

Synapsen sind Orte, an denen eine elektrische Erregung von einer Zelle in eine chemische Form übertragen wird, so die folgende Zelle erreicht und dort weiterverarbeitet wird: z.B. erneut in eine elektrische Erregung umgewandelt wird. Die zwei Partnerzellen können zwei Nervenzellen, eine Nerven- und eine Muskelzelle, eine Nerven- und eine Drüsenzelle oder auch eine Sinnes- und eine Nervenzelle sein. Man unterscheidet drei wesentliche Abschnitte:
- den präsynaptischen Abschnitt mit der präsynaptischen Membran, Bläschen und Zellorganellen,
- den synaptischen Spalt und
- den postsynaptischen Abschnitt.

Im **präsynaptischen Abschnitt** werden die präsynaptischen Bläschen entweder über den axolemnalen Transportweg in die Boutons transportiert oder im hier vorhandenen endoplasmatischen Retikulum synthetisiert und sind von einem Protein, dem **Synapsin** umgeben, das sie am Zytoskelett befestigt. Weiterhin liegen im Bouton auch noch Mitochondrien und Neurofilamente und natürlich die präsynaptische Membran. Erreicht ein Aktionspotential den Bouton, öffnen sich spannungsabhängige Ca^{2+}-Kanäle, was zu einem Ca^{2+}-Einstrom in die Zelle führt. Dadurch löst sich das Synapsin von den Bläschen, die dann mit der präsynaptischen Membran verschmelzen und die Transmitter in den synaptischen Spalt freisetzen. Sowohl die Bläschenmembran als auch die Transmitter können recycelt werden: die Membran über Mikropinozytose (als coated vesicle), die Transmitter über Wiederaufnahme in die präsynaptische Zelle. Der **synaptische Spalt** ist meistens 20 nm breit (Ausnahmen: Synapsen „en distance", die z.B. die glatte Muskulatur innervieren und deren synaptischer Spalt bis zu 500 nm breit ist) und mit einer dichten Schicht aus Glykoproteinen ausgefüllt, die die Zellen aneinander befestigen. Die Transmitter diffundieren durch diesen Spalt, binden an einem postsynaptischen Rezeptor und werden nach ihrer Wirkungsentfaltung abgebaut oder diffundieren weg.

Der **postsynaptische Abschnitt** besteht aus einer Membran mit Rezeptorproteinen, an die die Transmitter andocken. Ist die postsynaptische Zelle eine Nervenzelle, wird hier das chemische Signal wieder in ein elektrisches (= Änderung des Membranpotenzials) umgewandelt.

Axonscheide

Wie in der Elektrotechnik, sind auch im Nervensystem elektrische Leitungen ohne Isolation nur in Ausnahmen etwas wert. Die Isolationsschicht um die Axone - die Axonscheide - wird im peripheren Nervensystem von den **Schwannzellen** gebildet. Sie können viele Membranschichten (= Lamellen) bilden, die als **Mark** oder **Myelin** bezeichnet werden. Je nach Vorkommen der Lamellen unterscheidet man markhaltige und marklose Nervenzellen.

Bei der Entwicklung der **markhaltigen Nervenzellen** stülpen sich die Hüllzellen um die Axone. Treffen die beiden Zytoplasmaausläufer zum ersten Mal auf der anderen Seite zusammen, liegen zwei Membranschichten ein und derselben Hüllzelle aneinander. Diese Doppelschicht nennt man **Mesaxon**. Ein Ausläufer stülpt sich zungenartig unter den anderen und wickelt sich immer weiter um das Axon, bis viele Membranabschnitte (mit fast keinem Zytoplasma dazwischen) übereinander liegen und das Myelin bilden. Ein (äußeres und ein inneres) Mesaxon bleibt aber immer vorhanden.

Gewebelehre

Abb. 39: Axonscheide

— äußeres Mesaxon
— inneres Mesaxon

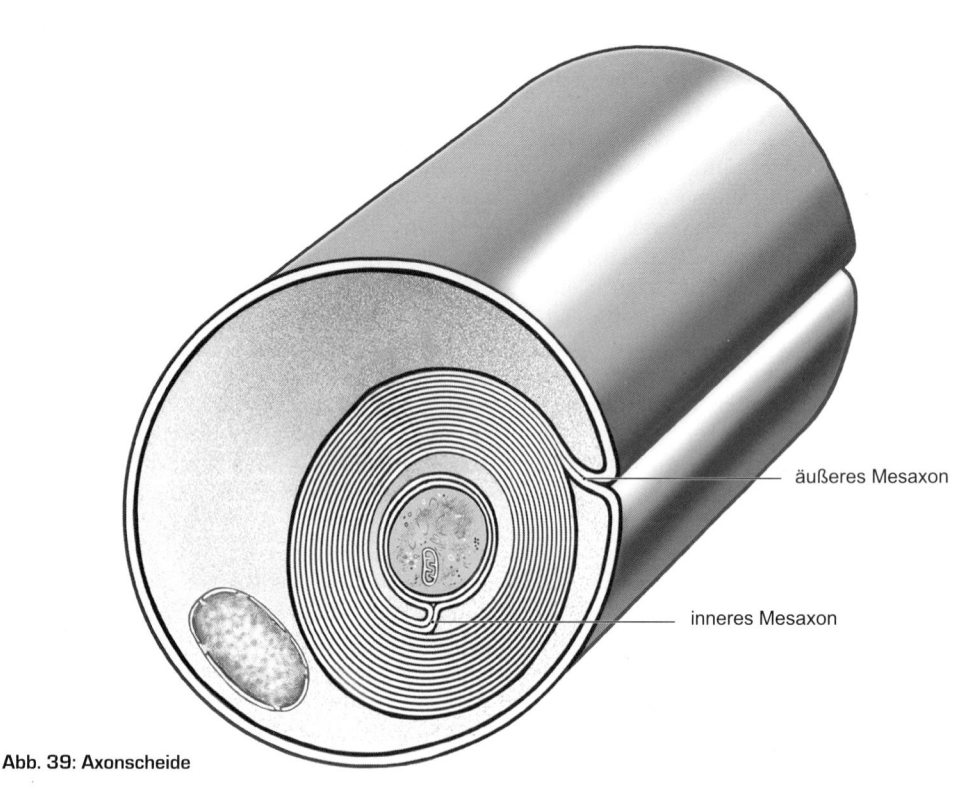

Im Längsschnitt einer markhaltigen peripheren Nervenfaser sind mehrere Strukturen erkennbar:
- Ein **Ranvier-Schnürring** liegt zwischen zwei hintereinander an dem Axon liegenden Schwannzellen. Hier kann eine Depolarisation der Axonmembran erfolgen, da diese hier nicht isoliert ist. Die Basalmembran, die den Hüllzellen außen anliegt, ist übrigens auch hier nicht unterbrochen, was man sich fürs Physikum merken sollte.
- Der Abstand zwischen zwei Ranvier-Ringen wird als **Internodium** bezeichnet und entspricht damit genau der Länge einer Schwannzelle.

Schmidt-Lanterman-Einkerbungen
Ranvier-Schnürring
Axon
Basalmembran
Lamellen einer Schwann-Zelle

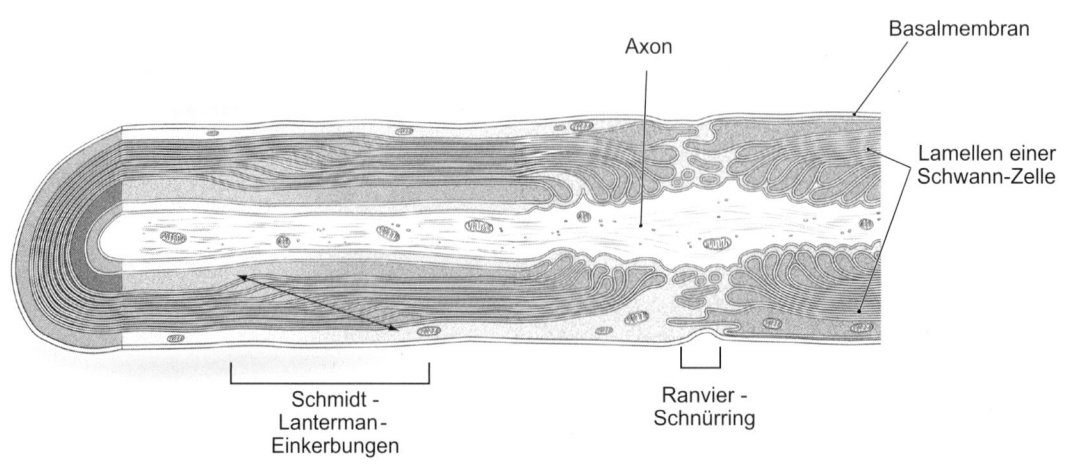

Abb. 40: Markhaltige periphere Nervenfaser, Längsschnitt

Nervengewebe | 45

- **Schmidt-Lanterman-Einkerbungen** sind gar keine Einkerbungen, sondern kurze Abschnitte innerhalb eines Internodiums, in denen das Zytoplasma zwischen den Membranen erhalten geblieben ist. Sie stellen also im Gegenteil eine Erweiterung (= Ausbuchtung) der Membranschichten dar und sind für den erleichterten Stoffaustausch zwischen den außen- und den innenliegenden Schichten mit Gap junctions ausgestattet.

Marklose Nervenfasern sind auch von Hüllzellen umgeben, die sich allerdings nur um die Axone gestülpt haben - sie bilden ein Mesaxon, wickeln sich aber nicht weiter herum. Eine Hüllzelle kann eine einzelne Nervenfaser, aber auch mehrere marklose Nervenfasern gemeinsam umhüllen, die sich dann ein **Mesaxon** teilen.

2.4.2 Nerven

Nerven sind von Bindegewebe zusammengefasste Nervenfasern (= Axon + Schwannzelle) peripherer Nerven. Um das einmal von klein nach groß aufzuzählen:
1. Um ein Axon gewickelt liegt die **Schwannzelle**,
2. die Schwannzelle ist von Bindegewebe umgeben = das **Endoneurium**,
3. das Endoneurium ist von **Perineurium** umgeben,
4. das Perineurium fasst die Nervenfasern bündelartig zusammen und
5. diese Bündel werden wiederum vom **Epineurium** als **Nerv** zusammengehalten.

2.4.3 Neuroglia

Neurogliazellen kommen sowohl im peripheren Nervensystem als auch im ZNS vor. Die Gliazellen im peripheren Nervensystem sind die **Schwannzellen**, die größtenteils schon besprochen wurden. Sie umhüllen die peripheren Nervenfasern und bilden obendrein auch noch wesentliche Leitschienen bei der Regeneration verletzter Nervenfasern (= Büngener-Bänder).

Im Gehirn sind die Gliazellen die eigentlich spannenden Zellen. Um ein ganz weites Beispiel heranzuholen: wäre das Gehirn ein Krankenhaus und die Ärzte die Informationsverarbeiter, also die Nervenzellen, erschienen die Gliazellen als die Personen, die den ganzen Betrieb im Gange halten, also die Krankenschwestern, Putzfrauen und Sekretäre, ohne die die Ärzte keinen Tag auch nur ansatzweise etwas zustande brächten...

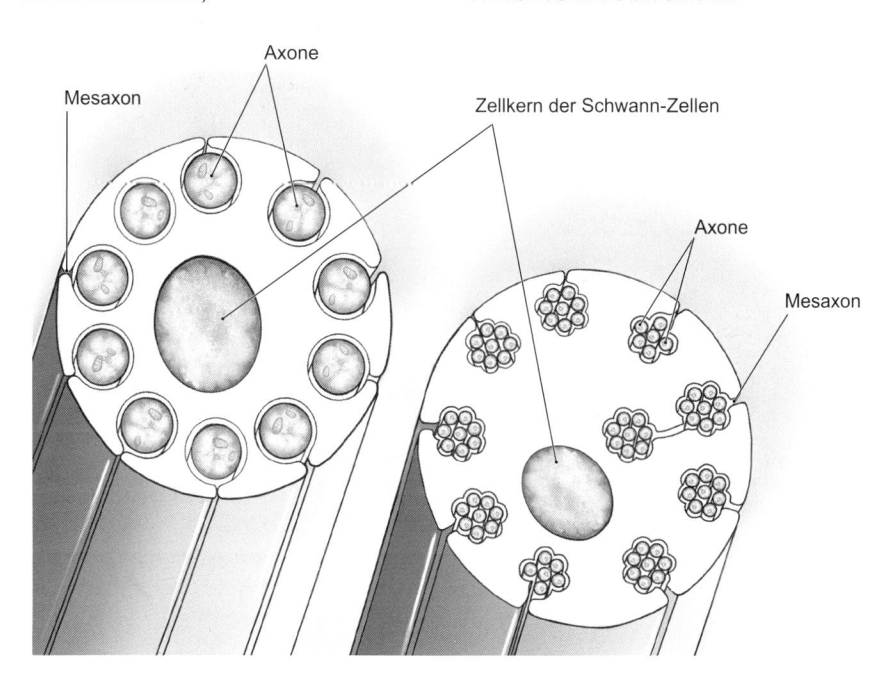

Abb. 41: Marklose periphere Nervenfaser, Querschnitt

An dieser Stelle werden nur die **Astrozyten** und die **Oligodendrozyten** besprochen. Es gibt aber noch einen Haufen anderer Gliazellen, wie die Mikrogliazellen, die Makrophagenäquivalente des Gehirns, oder auch die Tanyzyten, Pituizyten und Ependymzellen, von deren Existenz ihr wenigstens schon einmal gehört haben solltet. Gemein ist allen Gliazellen, dass sie – im Gegensatz zu den meisten Nervenzellen - zeitlebens teilungsfähig bleiben (womit der Krankenhausvergleich schon ein wenig ins Hinken gerät).

Astrozyten heißen so, weil sie wunderschön sternförmig aussehen, was man - wie ihr euch hoffentlich gemerkt habt - am besten mit der **GFAP-Färbung** darstellen kann (s. Abb. 3, S. 6). Sie erfüllen vielfältige Aufgaben:
- Sie „füttern" die Nervenzellen mit Metaboliten und
- kontrollieren den Ionenhaushalt, vor allem den Kaliumhaushalt an den Synapsen.
- Wird das ZNS verletzt, vergrößern sich die Astrozyten, teilen sich und bilden Narben.

Untereinander stehen Astrozyten durch Gap junctions in Verbindung.

Oligodendrozyten sind die Hüllzellen des Gehirns und erfüllen die Aufgabe der peripheren Schwannzellen. Sie isolieren Axone im ZNS - inkl. Rückenmark und Nervus opticus, nicht jedoch den peripheren Verlauf der restlichen Hirnnerven, die von Schwannzellen umgeben sind. Im Unterschied zu ihren peripheren Verwandten umhüllt ein Oligodendrozyt viele Axone mit seinen Ausläufern, so dass in den Axonscheiden im ZNS die Zellkerne fehlen. Außerdem sind Oligodendrozyten NICHT von einer Basalmembran umgeben.

2.4.4 Ganglien

Ganglien sind ovale, von Bindegewebe umhüllte Ansammlungen der Perikarya peripherer Nerven. Die Perikarya werden von einer Schicht flacher Mantelzellen, den **Satellitenzellen**, umgeben. Man unterscheidet die kraniospinalen und die vegetativen Ganglien:
- Die **kraniospinalen sensiblen Ganglien** liegen in den dorsalen Wurzeln der Spinalnerven im Rückenmark (= Spinalganglien) und im Verlauf einiger Hirnnerven und enthalten hauptsächlich pseudounipolare Nervenzellen. Mit

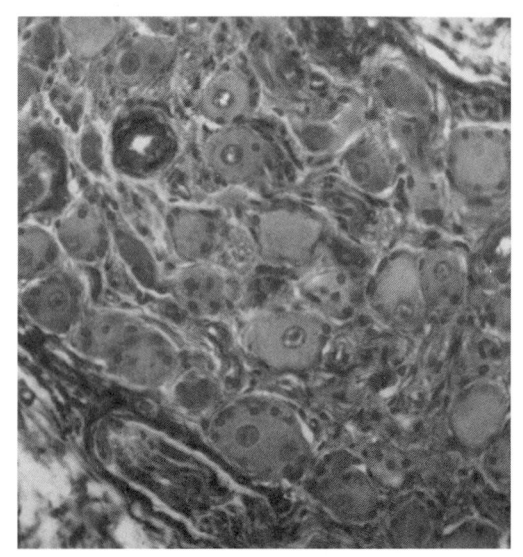

> **Übrigens...**
> Die Astrozyten sind die Lieblinge eines jeden Krankenhauses und außerdem auch noch des schriftlichen Physikums, weshalb ihr sie euch unbedingt merken solltet.

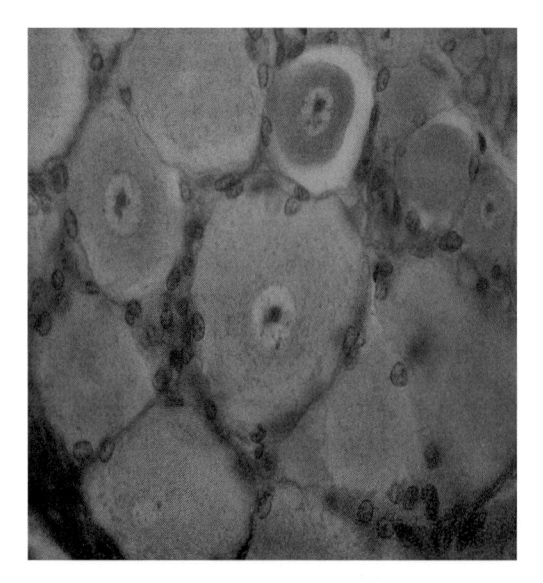

Abb. 42: Pseudounipolare Nervenzellen im Spinalganglion

Auch hier erkennt man viele kleine Zellen (oder besser deren Kerne) um große Zellen mit einem mittigen Zellkern herum. Weiterhin ist viel Bindegewebe und ungefähr auf 11 Uhr eine Arteriole zu sehen.

Abb. 43: Autonomes Ganglion © IMPP
www.medi-learn.de/skrbild057

der Verknüpfung „pseudounipolare Nervenzellen" und „Spinalganglion" findet man übrigens erstaunlich viele Physikumsantworten...
- **Vegetative Ganglien** sind Bestandteile des vegetativen Nervensystems, also des Sympatikus oder Parasympatikus. In den vegetativen Ganglien erfolgt die Verschaltung des Axons eines präganglionären Neurons mit dem Perikaryon eines postganglionären Neurons. Wichtig zu merken ist, dass hier besonders viele **multipolare Nervenzellen** vorhanden sind.

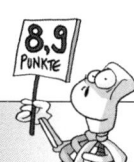

DAS BRINGT PUNKTE

Zu den Nerven solltet ihr euch merken, dass
- beim axonalen Transport Kinesin weg vom Zellkern und Dynein hin zum Zellkern transportiert,
- pseudounipolare Nervenzellen v.a. in den sensiblen Kopf- und in den Spinalganglien vorkommen,
- periphere markhaltige Axone von Schwannzellen umgeben sind, deren Membranschichten lamellenartig umeinander gewickelt sind und ein äußeres sowie ein inneres Mesaxon bilden,
- periphere marklose Fasern sehr wohl auch ein Mesaxon besitzen, das sich auch mehrere Fasern teilen können,
- Astrozyten GFAP-positiv sind und die Neurone metabolisch versorgen, den zentralnervösen Ionenhaushalt konrollieren sowie nach Hirnverletzungen Narben bilden können und
- Oligodendrozyten die Hüllzellen der zentralnervösen Axone sind.

Hilfreich ist daneben noch das Wissen um die Klassifikation und den Aufbau von Nervenzellen sowie über den Sinn und Unsinn von Ranvier-Schnürringen und Schmidt-Lanterman-Einkerbungen.

BASICS MÜNDLICHE

Wie ist ein Neuron aufgebaut?
Ein Neuron besteht aus
- Dendriten,
- Perikaryon mit Zellkern und Nisslsubstanz,
- Axon mit Mikrotubuli und Boutons.

Was sind Gliazellen und wofür sind sie gut?
Gliazellen sind die Stütz-, Isolations- und Hilfszellen des Nervengewebes. Oligodendrozyten (= zentral) und Schwannzellen (= peripher) isolieren, Astrozyten regulieren den Ionenhaushalt, versorgen Neurone und bilden Narben, Mikroglia wirken bei der Immunabwehr mit.

Erklären Sie bitte den Aufbau einer Schwann-Scheide
Schwannzellen bilden Zellmembran-Lamellen um das Axon herum (mit Zytoplasmaverdickungen, den Schmidt-Lanterman-Einkerbungen).
Zwischen zwei Zellen liegt der Ranvier-Schnürring zur saltatorischen Erregungsweiterleitung.

Was ist ein Mesaxon?
Ein Mesaxon ist eine Doppellamelle, die innere und äußere Verbindung zwischen umgebender Zellmembran und Lamellenwickelung.

Histologische Färbungen

Färbung	Farbe der Zellkerne	Farbe des Zytoplasma	Farbe der Kollagenfasern
H.E. (= Hämatoxylin-Eosin)	Blau	Rot	Rot
Azan (= Azokarmin, Anilin, Orange G)	Rot	Blassrot	Rot
Van Gieson (= Eisenhämatoxylin, Pikrinsäure, Säurefuchsin)	Braunschwarz	Gelb	Rot
Goldner (= Eisenhämatoxylin, Azophloxin, Lichtgrün)	Braunschwarz	Rot	Grün
PAS (= Period-Acid-Schiff)	Färbt Magentarot u.a. Glykogen, Cellulose und neutralen Schleim, z.B. von Becherzellen.		

Übrigens...
- Saure Farbstoffe (z.B. Eosin) binden an basische Strukturen (z.B. Mitochondrien, Plasmaproteine), die dementsprechend als azidophil bezeichnet werden.
- Basische Farbstoffe (z.B. Hämatoxylin) binden an saure Strukturen (z.B. DNA, RNA), die dementsprechend als basophil bezeichnet werden.

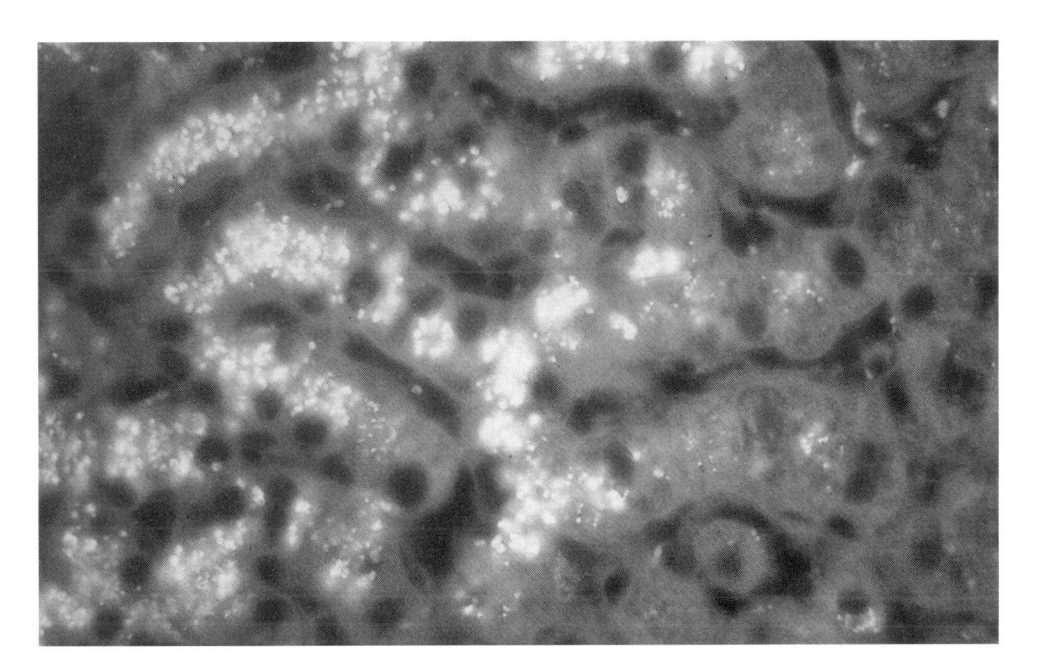

IMPP-Bild 1: Lipofuszin in der Leber
www.medi-learn.de/skrbild012
© IMPP

Lebergewebe unter UV-Licht fotografiert, so dass intrazelluläre Lysosomen durch Eigenfluoreszenz farblich anders sichtbar werden. Was da leuchtet, ist eingelagertes Lipofuszin, das man nur bei älterem Lebergewebe findet.

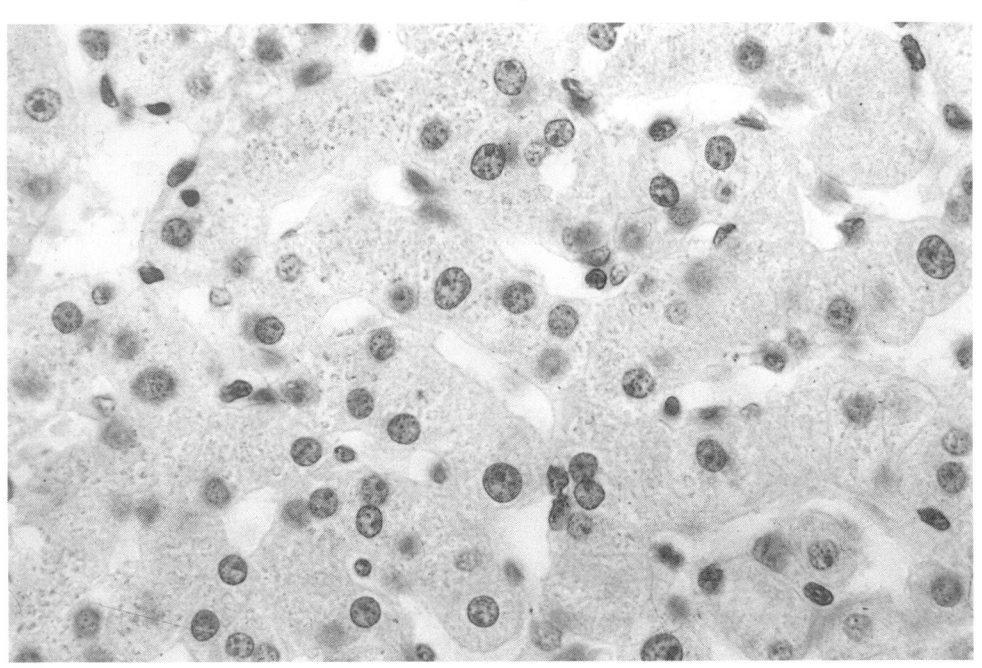

IMPP-Bild 2: Lipofuszin in der Leber
www.medi-learn.de/skrbild013
© IMPP

Mit Hämatoxylin gefärbtes Lebergewebe. Das Lipofuszin in den gealterten Leberzellen ist gelb gefärbt (hier als graue Körnung zu erkennen).

Index

Symbole
9 x 2 + 2-Struktur 5, 11

A
Aggrecans 29
Aktin 5
Aktinfilamente 5, 35
apokrin 21
Apoptose 9
Astrozyten 46
Atrophie 8
Autolysosom 3
Axon 40
Axonhügel 40
Axonscheide 43
azidophil 25

B
basale Streifung 12
Basallamina 14
Basalzellen 16
Basophilie 25
Bindegewebe 24, 27
- dichtes 27
- lockeres 27
- mesenchymales 24
- spinozelluläres 27
Blastem 24
braune oder multivakuoläre Fett 28
Büngener-Bänder 45

C
Cadherine 6
Cardiodilatin 38
Cardiolipin 2
Cardionatrin 38
chondrale Ossifikation 33
Chondron 29
Chondrozyt 29
Clathrin 8
Claudin 6
coated vesicle 8
Connexin 7
- Connexin 43 38
Connexon 7
Cristae 2

D
Dendriten 40
Desmin 5
Desmosom 7
- Fleckdesmosom 7
- Gürteldesmosom 7
- Hemidesmosom 7
- Punktdesmosom 7
- Streifendesmosom 7
Diaphyse 31
Diploë 31
Disci intercalares 38
Dornen s. Spines 40
Drüse 20
Duftdrüsen 21
Dynein 4, 5, 41

E
Einheit, motorische 34
ekkrin s. merokrin 21
Elastin 26, 29
Endoneurium 45
Endoplasmatisches Retikulum 2, 36
- glattes 3
- raues 2
Endost 31
Endosymbiontentheorie 2
Endothel 15
Epineurium 45
Epiphyse 31
Epiphysenfuge 33
Epithel 14
- einschichtiges 14
  - hochprismatisches 15
  - isoprismatisches 15
  - plattes 15
- mehrreihiges 16
- mehrschichtiges 16
  - hochprismatisches 19
  - plattes unverhorntes 19
  - plattes verhorntes 16
Exozytose 8

F

Fasciae adhaerentes s. Streifendesmosom 7, 38
Fasern 26, 37
- elastisch 26
- intrafusal 37
- kollagen 26
- retikulär 26
Fasern, intrafusale s. Kernsack/Kettenfasern 37
Fett 28
- braunes o. multivakuoläres 28
- weißes o. univakuoläres 28
Fibronektin 12, 14
Fibrozyten 27
Flügelzellen 27
Frank-Starling-Mechanismus 38
funktionelles Synzytium 7

G

Ganglien 46, 47
- kraniospinal 46
- vegetativ 47
Gap junctions 34, 38, 45, 46
Geflechtknochen 31
Geißeln 11
Generallamellen 32
GFAP 5
GFAP-Färbung 46
Glanzstreifen 38
Glatte Muskulatur 38
Glycin 26
Glykokalix 2
Golgi-Apparat 3

H

Havers-Kanal 32
Heterolysosom 3
Histone 2
holokrin 21
Howship-Lakunen 31
Hyaluronsäure 29
Hydroxyprolin 26
Hyperplasie 8
Hypertrophie 8

I

integrale Membranproteine 2
Integrine 12, 14
Intermediärfilamente 5

Internodium 44
Interstitium 15
Interterritorium 29

K

Karyolemm 2
Katalase 3
Keratin 5
Kernkettenfasern 37
Kernsackfasern 37
Kinesin 4, 41
Kinetosome 11
Kinozilien 11
Knochenmark 32
Knorpel 29
- elastischer 29
- Faserknorpel 29
- hyaliner 29
Kollagen 26
- Typ I 26
- Typ II 26
- Typ III 26
- Typ IV 26
Kopplung 7
- elektromechanische 36
- ionische 7
- metabolische 7

L

Laminae rarae 14
L-Tubuli 36
Lamellen 31, 43
Lamellenknochen 31
Laminin 12, 14
Leptin 28
Lipofuszin 3
Lysosom 3

M

Maculae adhaerentes s. Fleckdesmosom 7, 8, 38
Mastzellen 25
merokrin 21
Mesaxon 43, 45
Mesothel 15
Metaphyse 31
Metaplasie 8
Mikrogliazellen 46

Mikrotubuli 4
Mikrovilli 10
Milchdrüsen 21
Mitochondrien 2
Muskelfasern 34
Muskelspindel 37
Muskulatur 34
- glatt 38
- Herzmuskulatur 38
- quergestreift 34
Myelin 43
Myofibrillen 34
Myosinfilamente 35

N
Nekrose 8
Nervenzellen 41, 46, 47
- bipolare 41
- markhaltige 43
- marklose 45
- multipolare 47
- pseudounipolare 41, 46
Neurofilamente 40
Nukleolus 2
Nukleoplasma 2
Nukleosom 2

O
Occludin 6
Oligodendrozyten 46
Ossifikation 33
- chondral 33
- desmal 33
- enchondral 33
- perichondral 33
Osteoblasten 30
Osteocalcin 30
Osteoid 30
Osteoklasten 30
Osteone 31
Osteonektin 30
Osteopontin 30
Osteozyten 30

P
parazellulärer Transport 6
Parenchym 27
Perikaryon 40

Perineurium 45
Periost 31
Peritendineum 28
Perlecan 14
Peroxidase 3
Peroxisom 3
Phagozytose 8
Pinozytose 8
Proliferationszone 33
Prolin 26
Puncta adhaerentes s. Punktdesmosom 7

R
Ranvier-Schnürring 44
raue endoplasmatische Retikulum 2
Reservezone 33
Residualkörperchen 3
Resorptionszone 33

S
Sarkolemm 36
Sarkomere 34
Satellitenzellen 34, 46
Schaltlamellen 32
Schmidt-Lanterman-Einkerbungen 45
Schwannzellen 43, 45
Sehnen 27
Sekrete 20
- mukös 23
- serös 23
Sekretion 20
- endokrin 21
- exokrin 21
- serös 23
Siegelring-Form 28
Speziallamellen 32
Spines 40
Stachelsaumbläschen 8
Stereozilien 11
Stroma 27
Substantia compacta 31
Substantia spongiosa 31
Synapse 43
Synapsin 43

T
Talgdrüsen 21
Territorium s. Chondron 29
tight junctions s. Zonulae occludentes 7
T-Tubuli 36
Titin 35
Transmembranprotein 2
Triaden 36

U
Übergangsepithel 19
Uroplakine 19
Ursprungskegel 40

V
Verknöcherungszone 34
Vimentin 5
Volkmann-Kanäle 32
von Ebner-Halbmonde 23

W
weiße oder univakuoläre Fett 28
Wharton-Sulze 27
 - Bindegewebe 27
Windkesselfunktion 26

Z
Zellkern 2
Zentriol 5
Zentrosom 5
Zilien 5
Zonulae adhaerentes s. Gürteldesmosom 7, 8
Zonulae occludentes 8
Zytoskelett 4

MEDI-LEARN *KaLEARNder*

„Lernen nach Maß!"

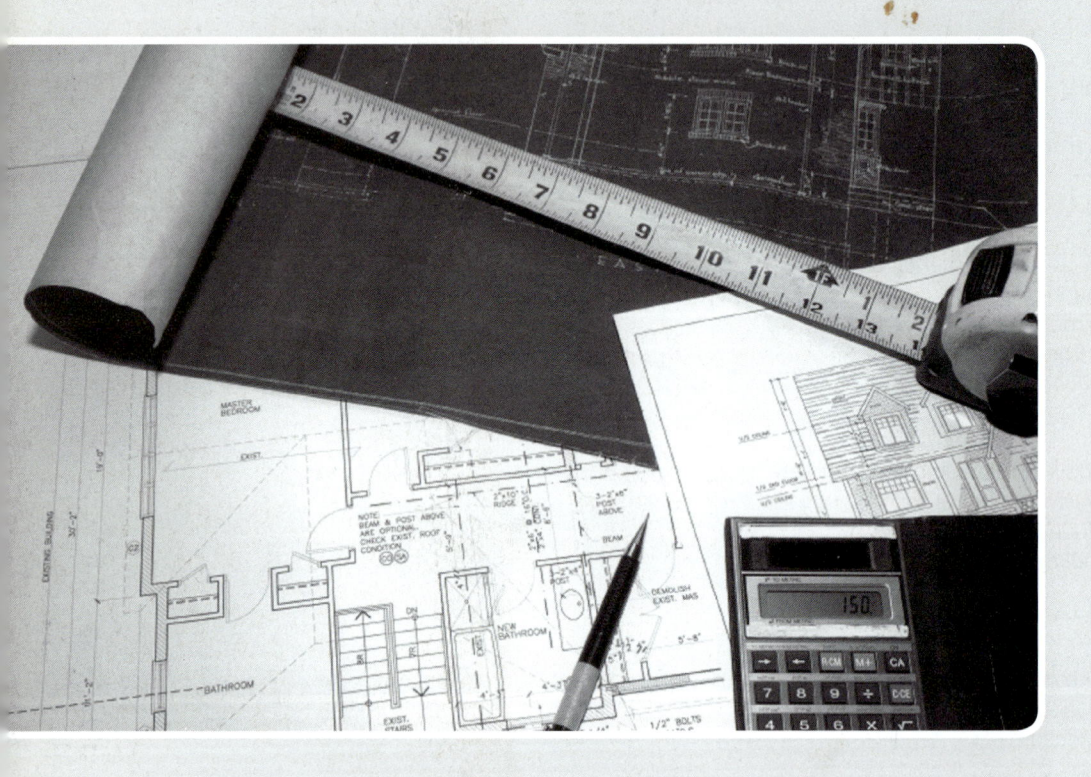

Der MEDI-LEARN KaLEARNder ist ideal zur Erstellung deines eigenen Lernplans für das Sommer- und Wintersemester.

www.medi-learn.de/kalearnder

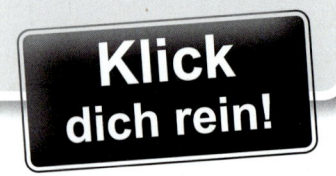

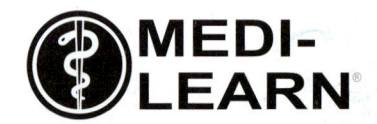

Klick dich rein!

MEDI-LEARN®

www.medi-learn.de